LES MALADIES ÉPIDÉMIQUES DE L'ESPRIT

SORCELLERIE

MAGNÉTISME, MORPHINISME

DÉLIRE DES GRANDEURS

Le Dʳ Paul REGNARD

PROFESSEUR DE PHYSIOLOGIE GÉNÉRALE A L'INSTITUT NATIONAL AGRONOMIQUE
DIRECTEUR ADJOINT A L'ÉCOLE DES HAUTES ÉTUDES
ANCIEN INTERNE DES HÔPITAUX DE PARIS

OUVRAGE ILLUSTRÉ DE CENT VINGT GRAVURES

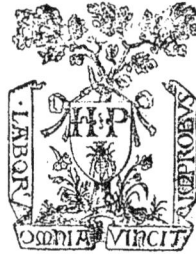

PARIS

LIBRAIRIE PLON

E. PLON, NOURRIT ET Cⁱᴱ, IMPRIMEURS-ÉDITEURS
RUE GARANCIÈRE, 10

1887

Tous droits réservés

LES MALADIES ÉPIDÉMIQUES DE L'ESPRIT

SORCELLERIE
MAGNÉTISME, MORPHINISME
DÉLIRE DES GRANDEURS

PAR

Le Dʳ Paul REGNARD

PROFESSEUR DE PHYSIOLOGIE GÉNÉRALE A L'INSTITUT NATIONAL AGRONOMIQUE
DIRECTEUR ADJOINT A L'ÉCOLE DES HAUTES ÉTUDES
ANCIEN INTERNE DES HÔPITAUX DE PARIS

OUVRAGE ILLUSTRÉ DE CENT VINGT GRAVURES

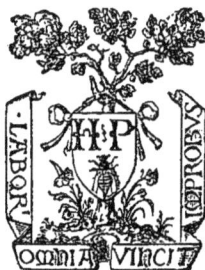

PARIS

LIBRAIRIE PLON

E. PLON, NOURRIT ET Cⁱᵉ, IMPRIMEURS-ÉDITEURS

RUE GARANCIÈRE, 10

1887

Tous droits réservés

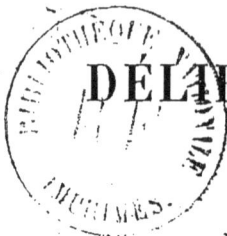
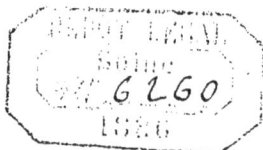

A

M. J. M. CHARCOT,

Membre de l'Institut.

Mon cher Maitre,

C'est en écoutant vos leçons que l'idée m'est venue d'écrire ce livre, et j'en ai pris bien des détails dans vos conversations, à l'époque où vous m'avez admis à l'intimité de vos travaux et de vos recherches. Voulez-vous me permettre de le placer sous votre protection?

Paul REGNARD.

LES MALADIES ÉPIDÉMIQUES

DE L'ESPRIT

De tous les apanages de notre esprit, celui dont nous nous montrons le plus fiers, c'est certainement notre liberté.

L'homme, disent les philosophes, a son libre arbitre : il agit comme il veut, et de son indépendance morale résulte sa responsabilité ; toute la doctrine des récompenses et des peines découle de ce principe fondamental.

Il ne faudrait pourtant pas croire qu'il soit toujours demeuré sans attaques : il s'est élevé contre lui une école philosophique qui a cherché à démontrer que, loin d'être libres, nous sommes enchaînés, et que ce n'est que dans des circonstances aussi rares que particulières que notre spontanéité peut entrer pleinement en jeu.

Ne sommes-nous pas gouvernés par les lois physiques ? Toute atteinte que nous essayons de leur porter reçoit vite sa punition. Ceci ne saurait guère se discuter ; c'est d'ailleurs en dehors du débat.

Mais, disent les physiologistes à l'école psychologique pure,

que de fois notre libre arbitre n'est-il pas entravé? Ne suffit-il pas
que le sang ou l'oxygène manquent aux cellules de notre cerveau,
ne fût-ce qu'une minute, pour que tout notre être moral : conscience, intelligence, volonté, raison, sensibilité, disparaisse
instantanément? Une goutte d'alcool ou d'éther arrive à nos
centres nerveux, n'est-ce pas assez pour que notre raison s'atténue, pour que nous pensions des choses absurdes, pour que
nous en disions d'insensées, pour que nous commettions des actes
que nous regretterons lorsque aura cessé l'action passagère du
poison?

Il est certain que ces objections contre la liberté morale ont
leur valeur; mais elle est moins grande que ne croient ceux qui
les émettent. Elles supposent, en effet, un état pathologique en
dehors du fonctionnement normal de notre intellect. Dira-t-on
que les hommes, en général, n'ont pas leur liberté morale parce
que quelques-uns l'ont perdue? Autant vaudrait dire que l'homme
ne voit pas la lumière parce qu'il y a des aveugles; qu'il n'a plus
le sens de l'ouïe, parce qu'il existe quelques sourds.

Aussi n'est-ce pas par cette objection, un peu grossière, que
l'on peut attaquer la doctrine du libre arbitre absolu [1].

Dans l'accomplissement même de nos actes psychiques, nous
ne sommes jamais complétement libres. Il y a une sorte de *mimétisme social* qui nous entraîne. L'enfant s'éduque par l'exemple;
il imite ses parents. Dans la société, on s'imite les uns les autres,
et c'est l'ensemble de ces imitations conventionnelles qui constitue
la bonne tenue. Cela commence à être voulu, puis cela devient
instinctif.

Cette imitation peut être subite et quelquefois dangereuse.

---

[1] Ce n'est guère ici le lieu de faire de la théologie; mais le lecteur voudra bien
remarquer que l'Église elle-même atténue notre liberté morale, qnand elle dit que
nous sommes hors d'état d'éviter le péché par nos propres forces, et que nous ne
le pouvons que par l'intervention de la *grâce*. Une discussion bien connue sur ce
point a rempli la fin du dix-septième siècle.

Prenez les hommes les plus raisonnables, les plus maîtres d'eux-mêmes, réunissez-les en une assemblée, il n'est pas impossible que par l'entraînement, comme on dit, ils se laissent aller à des actes, à des résolutions que chacun regrettera plus tard quand il se retrouvera seul en face de lui-même.

Descendez d'un échelon, prenez des individus quelconques, faites-en une foule, et cette réunion composée d'hommes bons en particulier, vous savez à quels excès elle pourra se livrer.

Cette tendance à l'imitation a si bien été entrevue par les législateurs de tous les temps, que partout nous rencontrons des lois contre les attroupements.

Dans un ordre d'idées plus élevé, c'est encore au mimétisme que nous devons attribuer ces résolutions subites qui emportent vers la guerre, la révolte ou l'émeute des peuples entiers à un moment où ils semblaient le plus calmes, le plus pacifiques.

L'histoire fourmille de ces réveils en sursaut dus à l'influence d'un petit nombre d'hommes résolus, entraînant la masse par leur exemple : l'expression est consacrée.

A côté de ces imitations dans le bien, il s'en rencontre dans le mal. Il y a des moments où toute une nation semble devenir malade et perdre son libre arbitre. C'est une épidémie qui règne avec fureur, puis tout s'apaise, et commence une période de repos et de calme qui pourra durer quelque temps. Il existe une folie par imitation. Il y a des maladies épidémiques sur l'esprit comme sur le corps.

Le fond en est toujours le même, les circonstances en font varier la forme; celle-ci tient au milieu ambiant, à l'impulsion première, aux circonstances. Les folies épidémiques du moyen âge ont le même principe que les nôtres, mais elles ne leur ressemblent pas.

C'est l'étude de ces vésanies sociales que j'ai entreprise quand l'éminent doyen de la Faculté des sciences de Paris, Henri Milne-

Edwards, m'à demandé d'exposer devant l'Association scientifique de France les récentes découvertes de la pathologie nerveuse.

Mon travail n'est certainement pas complet; pour l'être il devrait embrasser l'histoire de tous les peuples: j'ai choisi dans la masse les affections intellectuelles épidémiques qui donnent le mieux la formule de chaque époque. J'en ai négligé quelques-unes (l'alcoolisme par exemple), trop bien connues de tout le monde.

J'ai été puissamment aidé dans ma tâche par mes maîtres. M. le professeur Charcot, pendant mon séjour à la Salpêtrière, a bien voulu m'associer à ses travaux de chaque jour; MM. Jules Luys, Mesnet, Magnan, Brouardel, mes amis Bourneville et Charles Richet m'ont communiqué leurs faits personnels et leurs documents. Qu'ils reçoivent ici l'expression de ma reconnaissance.

Le public du grand amphithéâtre de la Sorbonne a daigné accueillir ces conférences avec la bienveillance dont il est si prodigue.

Je ne sais quel sort sera fait au livre qui les résume, mais je serais heureux si mes lecteurs voulaient bien reconnaître qu'il constitue une œuvre de bonne foi pour le fond et de modération quant à la forme.

Château de la Brosse-Saint-Ouen, septembre 1886.

SORCELLERIE, MAGNÉTISME, MORPHINISME

DÉLIRE DES GRANDEURS

CONFÉRENCES FAITES A LA SORBONNE (ASSOCIATION SCIENTIFIQUE DE FRANCE)

Ce volume a été déposé au ministère de l'intérieur (section de la librairie) en novembre 1886.

DU MÊME AUTEUR :

ICONOGRAPHIE PHOTOGRAPHIQUE DE LA SALPÊTRIÈRE, 3 volumes in-4°, en collaboration avec M. Bourneville, médecin de Bicêtre. Paris, Adrien Delahaye et Émile Lecrosnier, éditeurs.

RECHERCHES EXPÉRIMENTALES SUR LES VARIATIONS PATHOLOGIQUES DES COMBUSTIONS RESPIRATOIRES, 1 volume grand in-8° illustré de 100 figures. Paris, Adrien Delahaye et Émile Lecrosnier, éditeurs.

SOINS A DONNER AUX OUVRIERS MINEURS APRÈS LES EXPLOSIONS DE GRISOU (ouvrage publié par la Commission du grisou). Paris, Vᶜᵉ Ch. Dunod, éditeur.

PLANCHES MURALES D'ANATOMIE ET DE PHYSIOLOGIE (en collaboration avec M. H. Johnson). Paris, Charles Delagrave, éditeur.

PARIS. — TYP. DE E. PLON, NOURRIT ET Cⁱᵉ, RUE GARANCIÈRE, 8.

QUINZIÈME, SEIZIÈME ET DIX-SEPTIÈME SIÈCLE.

———

LES SORCIÈRES

LES SORCIÈRES [1]

Mesdames, Messieurs,

On lit au vingtième chapitre du *Lévitique* une phrase dont la malheureuse interprétation a été aussi funeste à l'humanité que les inventions les plus meurtrières de l'artillerie et que les guerres les plus terribles : « L'homme ou la femme, dit l'Écriture, qui sera possédé de Python ou de l'esprit de divination, sera mis à mort. »

C'est de là, Messieurs, que sont parties ces grandes persécutions dont je vais avoir à dérouler devant vous le sombre tableau. Je ne sais sous quelle impression vous quitterez cette salle; mais je ne trouve, pour ma part, rien de plus attristant que l'étude que je viens de faire et dont je vais essayer de vous communiquer les résultats.

Vous êtes venus ici chaque semaine entendre développer les inventions merveilleuses du génie de l'homme; on a fait passer devant vous, en quelques heures, tout ce qu'a fait de grand et de noble l'époque où nous vivons, et vous êtes sortis heureux, l'esprit libre, fiers pour l'humanité, fiers pour la patrie française qui a vu naître la plupart de ces glorieuses découvertes [2].

La conférence d'aujourd'hui va faire comme une tache sombre

---

[1] Conférence faite à la Sorbonne (Association scientifique de France), le 18 mars 1882.

[2] L'Association scientifique de France a pour but d'encourager les travaux relatifs au perfectionnement des sciences, et de propager les connaissances scientifiques.

au milieu de ce flot de lumières. Mon rôle, ingrat s'il en fut, sera
de vous initier aux folies d'un autre âge. J'apporterai ici la note
triste, mais peut-être, si je remplis bien mon but, arriverai-je à
vous démontrer encore une fois le rôle de la science dans l'histoire,
son influence sur l'esprit et sur les mœurs de l'humanité.

C'est au moyen âge, Messieurs, et à la Renaissance que la sorcellerie a surtout fleuri; c'est alors qu'elle a fait le plus grand
nombre de victimes.

Les quinzième et seizième siècles semblent surtout avoir été
infestés par cette horrible vésanie. L'antiquité, en effet, croyait bien
aux sorciers, mais elle les considérait surtout comme des êtres
inspirés de la Divinité même; elle les honorait parce qu'elle les
craignait, elle ne se serait jamais avisée de leur nuire : dans les
mythologies de la Grèce et de Rome, le dieu des enfers n'est pas
l'ennemi du maître de l'Olympe, il est son frère, son allié, et au
besoin l'exécuteur de ses ordres; le sorcier n'est pas un soldat de
l'un contre l'autre, il est inspiré par tous deux et respecté par cela
même.

Au moyen âge, au contraire, l'esprit religieux a pris une autre
tournure : deux êtres presque égaux se disputent le pouvoir; Dieu
a un ennemi, ennemi personnel qu'il pourrait terrasser, mais qu'il
conserve; à qui, *par une juste permission,* il laisse le droit de
tourmenter l'humanité pour que celle-ci, par sa résistance même,
gagne des mérites; c'est le mal incarné cherchant à entraîner les
âmes vers lui et à les arracher à la rédemption. Il lutte, il résiste à
son maître et ne cède qu'à la dernière extrémité. L'antiquité avait
créé Ormuzd et Ahriman; le moyen âge, manichéen sans vouloir se
l'avouer, oppose à Dieu et à ses élus Satan et son innombrable
armée.

Alors la lutte s'ouvre entre les deux principes et avec des forces
qu'ils tentent de rendre égales; l'Être tout-puissant a ses anges et
ses armées célestes; le Diable a sa troupe innombrable de démons,

il se nomme légion, ses bataillons sont nombreux. Ils sont en-
cadrés par des officiers dont nous connaissons les noms : c'est
Belzébuth [1], Asmodée, Magog, Dagon, Magon, Astaroth, Azazel,
Haborym, sortes de chefs de cohorte ayant leurs lieutenants, et
au-dessous d'eux la foule immense des démons aussi nombreux
que les anges mêmes, luttant corps à corps avec eux.

Et de même que chaque âme a son ange qui la garde pour le

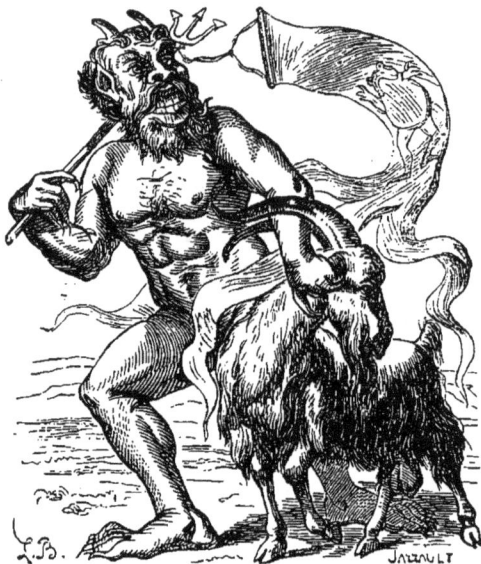

LE DÉMON AZAZEL
D'après Collin de Plancy.

'bien, elle a son démon qui lui souffle le mal; c'est à elle de
choisir.

D'ailleurs, Messieurs, les mêmes procédés sont employés par
les deux principes, et cela par une juste tolérance de Dieu qui
veut laisser à son ennemi l'égalité des armes. L'Être divin s'est

[1] Les figures de démons contenues dans cet ouvrage ne sont pas faites absolument
d'imagination. Elles sont extraites de l'ouvrage de Collin de Plancy, approuvé en 1844
par l'archevêque de Paris, et en 1862 par l'évêque d'Arras. Elles ont été gravées
d'après la description de Jean Weier.

incarné pour le salut des hommes, le Diable jaloux veut aussi s'introduire dans le corps d'êtres moins bien gardés; il s'en empare, parle par leur bouche, les annihile : il les *possède*. De rage, il se jette même dans le corps des animaux les plus immondes, et la mort seule peut l'en déloger, si l'exorcisme fait au nom du ciel n'a pas réussi.

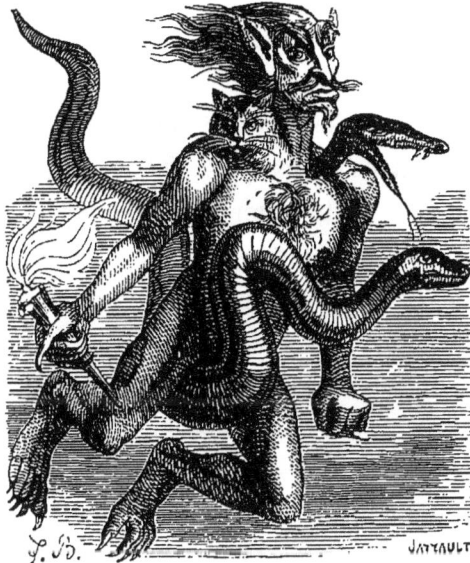

LE DÉMON ABORYM

D'après Collin de Plancy.

Alors vous concevez la terreur que peut inspirer une pareille croyance : chacun se demande si, d'un instant à l'autre, son défenseur céleste ne sera pas vaincu, s'il ne tombera pas aux mains du malin esprit sans défense et sans secours.

D'une pareille crainte à la folie il n'y a pas loin.

Mais la *possession*, l'incarnation n'est pas la seule arme de Satan : il est surtout tentateur. La puissance que lui laisse le ciel lui permettra de se transformer, il peut prendre tel travestissement qui lui plaira. Il apparaît tout à coup chez la malheureuse femme qui se meurt de misère et de faim : ses mains sont pleines d'or; il abandonnera ses richesses, mais il faut se donner à lui par *pacte* écrit et signé avec du sang. Il va partout, nous le trouvons au château, dans la chaumière, au fond des forêts, partout il a quelqu'un des siens prêt à venir tenter celui que Dieu semble abandonner un instant.

On peut donc se donner à lui librement, et, dans ce cas, on est *sorcier*. On devient son serviteur dans ce monde avant d'être son esclave dans l'autre.

Dieu a ses prêtres et ses fidèles sur cette terre, et chaque dimanche il les réunit dans ses temples; Satan, lui aussi, a ses prêtres et ses fidèles, et il a voulu avoir ses réceptions; il assemble les siens la nuit dans quelque lande lointaine : c'est le *sabbat*.

Vous le voyez, dans l'esprit théologique du moyen âge, le sorcier, c'est l'homme qui a déserté l'armée du bien pour s'enrôler dans celle de Satan, il est son esclave sur la terre, il lui obéit et commet par ses ordres tous les crimes qui lui sont ordonnés contre les élus du Seigneur.

Le sorcier est donc le pire ennemi de l'humanité; il est le traître répandu et caché dans l'armée du bien; il jette les maux et les poisons, en secret, sur les ordres de son maître; son crime est le pire qui puisse exister, et il est le plus redoutable puisqu'il est le plus mystérieux. On ne lui doit aucune pitié. Et alors reparaît la terrible phrase du *Lévitique* : Celui qui sera possédé de l'esprit de Python sera mis à mort.

Ce soldat de Satan, ce prêtre du mal, comment arrive-t-il à ses fins? C'est ce que l'examen minutieux des procès et des interrogatoires nous apprendra. J'ai lu tout au long une grande partie de ces pièces judiciaires, et je vous confesse que rien n'est plus navrant. L'absurde s'y mêle à l'odieux, le grotesque se rencontre auprès du sublime, le courage des accusés étonne, la stupidité des juges écœure; on sent qu'on vit au milieu des fous, mais on ne sait vraiment lequel l'est davantage du malheureux qui s'accuse à faux ou de celui qui le condamne. C'est une lecture triste et drôle, et, comme le dit un des maîtres de la médecine française, elle vous fait endurer comme un supplice de chatouillement : le rire se mêle à la souffrance.

La sorcière, a dit Michelet, fut une création du désespoir. C'est de la misère en effet, de la douleur ou du chagrin que provenait alors cette forme de folie, comme aujourd'hui ces diverses causes font naître souvent les délires mélancoliques ou ambitieux; l'aspect de la folie était différent à cause des mœurs différentes de l'époque, mais le résultat demeurait le même.

Un soir, une femme généralement, souvent aussi une de ces femmes nerveuses déjà sujettes aux accidents convulsifs, voyait apparaître devant elle un cavalier élégant et gracieux; il entrait quelquefois par une porte ouverte, plus habituellement il apparaissait d'emblée et comme sortant de terre. Bien rarement il avait une forme repoussante : écoutez en effet les sorciers le décrire devant le tribunal : il est habillé de blanc avec une toque de velours noir à plume rouge, ou bien il est vêtu d'un pourpoint splendide couvert de pierreries et tels qu'en portent les grands seigneurs. Il est arrivé de lui-même, ou bien il n'est apparu qu'à la suite d'un appel, d'une invocation de celle qui va devenir sa proie.

Alors il propose à la sorcière de l'enrichir, de lui donner la puissance, il lui montre son chapeau plein d'argent; mais pour conquérir tous ces bienfaits il faut renoncer au baptême, renier Dieu et se donner à Satan corps et âme.

Vous le devinez, il s'agit là d'une hallucination bien caractérisée; une femme tourmentée par quelque chagrin voit arriver tout à coup une apparition semblable à celle qu'on lui a décrite tant de fois depuis son enfance; c'est l'être redouté, c'est Satan; il offre tous les biens si l'on se donne à lui : il n'y a pas à hésiter. Nos hallucinés d'aujourd'hui n'agissent pas autrement, seulement ils voient des princes et des souverains qui leur offrent des décorations ou des sous-préfectures.

Satan se déguise pour apparaître, mais il ne se cache pas et déclare fort bien qui il est : à la première question, il décline ses qualités. Rarement c'est un diable de première catégorie qui apparaît ainsi, c'est généralement un simple soldat, et il n'appellera un de ses chefs à la rescousse que s'il échoue dans sa première tentative. Le principe de la division du travail semble régner en enfer, ainsi qu'une hiérarchie très-sévère, car un des moins absurdes démonologues que l'on connaisse, Jean Weier, reconnaît qu'il y a dans l'armée diabolique soixante-douze ducs, marquis et comtes, et 7,405,928 diablotins.

Quand il essaye de faire une initiée, le diable trouve tous les moyens bons (et voyez comme l'hallucination continue); il n'est pas rare qu'il parle de Dieu et qu'il en dise le plus grand bien.

Ainsi un jour, près de Douai, il rencontre Louise Maréchal qui faisait un pèlerinage pour le repos de l'âme de son mari; il lui conseille de prier Dieu fermement et avec confiance; il ne l'abandonnera pas. Puis il lui donne une petite boule colorée qui aura la propriété de faire mourir tout ce qu'elle touchera. Louise Maréchal, convaincue de s'être servie de cette boule dans sa famille, fut brûlée vive à Valenciennes.

Une autre fois, il apparait à Saincte-le-Ducs : il l'engage à aller au pèlerinage de Saint-Guislain et à faire dire des messes pour le repos de l'âme de son mari. Ce n'était pas logique, mais cela est précieux pour nous médecins, car nos hallucinés d'aujourd'hui ne le sont guère davantage, et il n'est pas besoin de demeurer longtemps dans un service d'aliénés pour y voir des princesses qui déclarent qu'elles recevront leur cour quand elles auront fini leur ménage et lavé la vaisselle.

Ne croyez pas que le diable ne s'adresse qu'à des adultes, il aime

au contraire les enfants. Dans les grandes folies épidémiques ceux-
ci sont presque toujours atteints les premiers. Catherine Polus fut
sorcière à huit ans; elle était d'une famille où tout le monde était
fou et se déclarait voué au diable. Marie Desvignes fut sorcière à
treize ans.

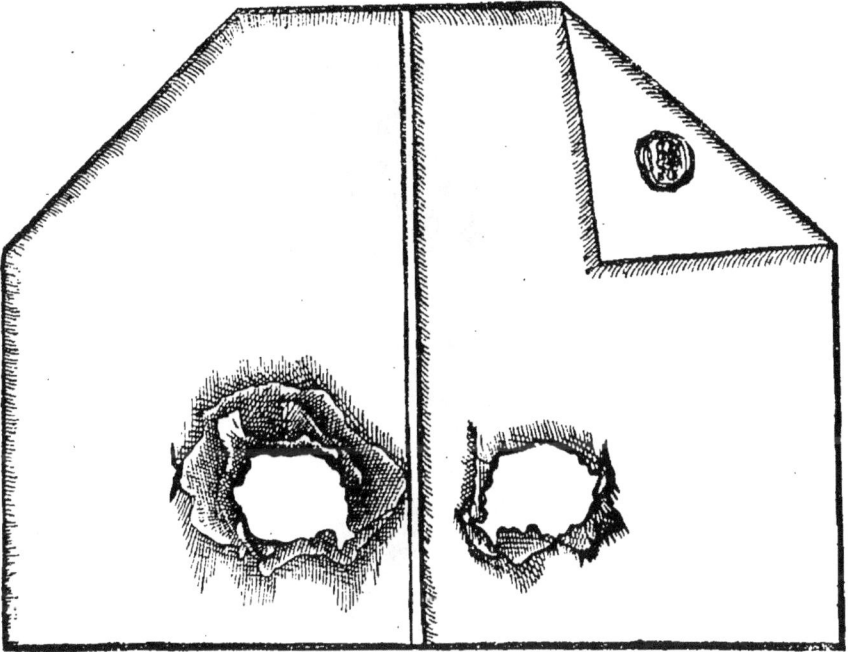

TRACES LAISSÉES PAR UN ESPRIT SUR UN PACTE.

Extrait du livre de Gilbert de Vos. 1625.

Mais revenons à l'initiation. Le démon, après avoir fait ses offres
à la sorcière, lui disait son nom : remarquez qu'il n'avait jamais
un de ces noms bibliques qu'affectionnaient les démonologues.
Dans son hallucination, la paysanne lui donnait un nom de paysan :
il s'appelait Joly, Pouillon, Vert-Galant, Verdelot, Robin, etc. A
son tour, et par jalousie contre le ciel, le démon baptisait la sorcière, et peu lui importait de lui donner un nom de sainte. Puis il

la marquait, et ceci a la plus grande importance; il la touchait au bras, au front, derrière l'oreille, et désormais ce point demeurait pour toujours insensible; on pouvait le piquer sans provoquer de douleur et sans qu'il s'écoulât la moindre goutte de sang. Vous verrez le parti que l'on tirait de ce fait dans le procès de la sorcière: c'était le *sigillum diaboli*.

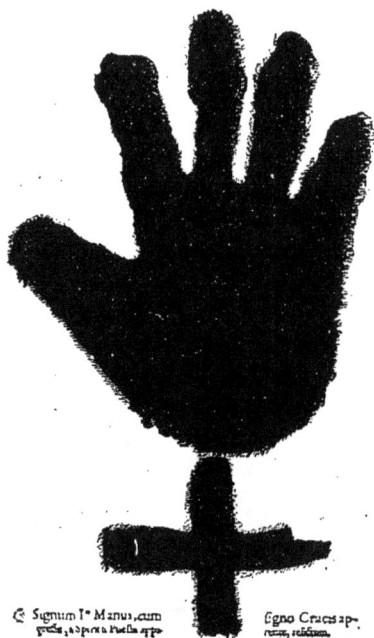

Signum I⁰ Manus cum
prête, a spera Puella apa

Egno Crucis ap-
rette, relictum.

FIGURES LAISSÉES PAR UN ESPRIT SUR UN PACTE.

Extrait du livre de Gilbert de Vos. 1625.

Le diable revenait souvent voir son initiée; il la consolait, et finalement lui donnait ses lettres de grande naturalisation infernale. C'était le *pacte,* où chacun apposait sa signature. On l'écrivait généralement de son sang, et le diable y mettait sa griffe. J'ai pu retrouver, dans un traité de théologie publié en 1625 par Gilbert de Vos, un *fac-simile* de ces signatures laissées par les esprits. Vous voyez que tous les points où les doigts ont touché ont été roussis et brûlés ; sur une autre figure vous apercevez la trace que l'esprit a laissée sur le pacte. Tout à l'heure je vous montrerai une lettre du diable qui existe à la Bibliothèque nationale et qui est remplie de fautes d'orthographe.

Il ne faudrait pas croire, Messieurs, que le diable tînt strictement ses promesses. Son mauvais naturel apparaissait bien vite, car, dès qu'il était parti, la sorcière s'apercevait qu'au lieu des pièces d'or et des bijoux qu'il lui avait donnés, il ne restait qu'un tas de feuilles sèches ou quelques morceaux de bois. Nos aliénés

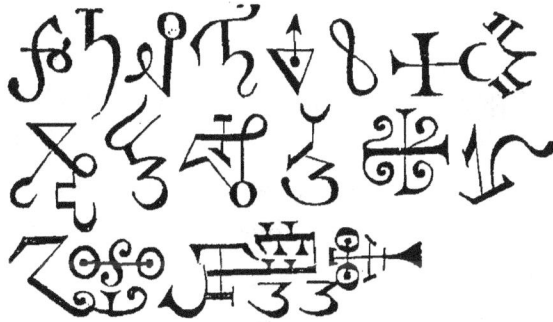

CARACTÈRES MAGIQUES SERVANT A LA RÉDACTION DES PACTES.
D'après Collin de Plancy.

actuels ont aussi de ces surprises désagréables quand, leurs hallucinations passées, ils constatent que leurs sceptres, leurs épées et leurs joyaux ne sont en réalité que des objets usuels sans beauté et sans valeur.

Je vous disais que, pour Satan, tous les moyens sont bons et tous les déguisements possibles. S'il veut séduire quelque grand saint, quelque anachorète vénéré, il enverra sa légion de diablesses d'une ravissante beauté, car il y a, paraît-il, des femmes en enfer. C'est un procédé qu'il affectionne et qui lui réussit souvent ; mais quelquefois aussi il est repoussé avec perte : souvenezvous de saint Antoine.

Il n'est pas rare que, pour mieux tromper encore, le loup se déguise en berger, le diable en ermite. Une vieille gravure nous le montre costumé en moine; il s'est introduit dans le couvent de Saint-Leufroi, mais il a été reconnu à ses pattes de poulet, et il lui en cuit.

En résumé, comme toutes les formes de l'aliénation, la sorcellerie, ou, pour parler plus scientifiquement, la démonopathie, commence par une série d'hallucinations. On s'étonnera peut-être que ces hallucinations fussent les mêmes chez toutes les sorcières. Cela n'a pourtant rien de surprenant; c'est toujours l'actualité qui décide des formes de la folie : autrefois on voyait des diables et des esprits; les fous qu'on enferme aujourd'hui sont souvent persécutés par la physique et rêvent de bobines et d'électro-aimants. Je me souviens d'avoir vu à la Salpêtrière, où j'étais interne, une institutrice tellement persécutée par l'électricité statique, que, sachant la porcelaine non conductrice du courant, elle se promenait toute la journée et dormait même coiffée d'une cuvette de toilette. Le processus de la folie est toujours le même; les idées régnantes en changent simplement l'aspect extérieur.

Mais revenons à notre sorcière, et voyons ce que devenait son existence dès qu'elle s'était donnée à Satan.

Tout d'abord, elle lui devait obéissance, et puisqu'elle faisait partie de l'armée du mal, elle devait servir le démon et l'aider sur cette terre. Elle jetait des *sorts* et accomplissait des maléfices; en même temps sa vie était souvent troublée par des crises convulsives sur lesquelles nous devons nous arrêter.

C'est en lisant avec soin le procès des sorciers que l'on peut se rendre compte des crimes qui leur étaient reprochés. Bodin, Boguet, de Lancre, Nicolas Remy, magistrats chargés à différentes époques d'instruire les procès de diablerie, ont pris soin de nous les bien détailler. Ils sont au nombre de quinze : dix contre Dieu et cinq contre les hommes. D'abord les sorciers renient Dieu, ils le blasphèment, ils adorent le diable, ils font avec lui un pacte, ils vouent leurs enfants à Satan, ils les tuent avant le baptème, ils font de la propagande, ils invoquent le diable, enfin ils méconnaissent toutes les lois de nature.

Contre les hommes, les chefs d'accusation étaient plus nets; ils ne visaient plus des péchés contre la religion, mais bien des crimes de droit commun qui ne se distinguaient des autres que par la singularité et la provenance des moyens employés.

Dès les premières visites, Satan fait cadeau à la sorcière de poudres enchantées; il lui suffira d'en mêler quelques parcelles aux aliments d'une personne pour que celle-ci tombe foudroyée ou pour qu'elle soit prise d'une maladie de langueur. Il suffisait même quelquefois à la sorcière d'en jeter sur un passant pour le faire mourir immédiatement. Quelquefois, pour que l'effet fût plus certain, elle devait prononcer quelques paroles magiques. Bodin et Weier nous ont conservé ces mots terribles, et si vous ne craignez pas trop l'effet qu'ils pourraient produire, je vais oser vous les répéter. C'était : *Ioth, aglanabaroth el abiel ena thiel amasi sidomel gayes folonia elias ischiros athanatos ymas eli messias.*

La poudre était fabriquée avec des cadavres d'enfants nouveau-nés, surtout avec le cœur; on la faisait encore en pilant des os de morts avec de l'écume de crapaud. Aussi la sorcière était-elle souvent accusée d'avoir élevé de ces animaux et de les avoir menés paître, ce qui se comprend mal. A côté des poudres, on avait les onguents; mais ils servaient rarement, étant difficiles à manier : ils étaient composés de graisse de morts et de mandragores; nous les retrouverons au sabbat.

Chose curieuse, ces poudres étaient absolument inoffensives entre des mains ordinaires; il fallait qu'elles fussent administrées par la sorcière pour agir. C'était bien la preuve qu'elles étaient magiques, et l'innocuité même de ces préparations devenait contre la sorcière une charge écrasante : tant était grande la logique des juges.

Si la sorcière jetait ses poudres sur les récoltes, celles-ci dépérissaient, les terres se couvraient de chenilles, de perce-oreilles, de crapauds et d'énormes serpents ; quelquefois une aspersion de poudre ou quelques paroles magiques suffisaient pour faire passer toute la récolte d'un laboureur dans le champ de son voisin. Les sorcières pouvaient encore couvrir un pays de pluies torrentielles ou de grêle : pour cela il leur suffisait de battre une flaque d'eau avec une baguette.

Quand on se sentait en butte aux maléfices d'une sorcière et qu'on voulait y échapper, les procédés variaient. Ainsi l'on pouvait recourir aux exorcismes : un certain nombre de paroles magiques ont la propriété d'expulser les diables ; un gros volume de 400 pages en est uniquement composé ; mais cette multiplicité même des remèdes montre leur faiblesse, car s'il y en avait eu un vraiment bon, il serait resté seul. Les Jésuites, les Capucins et les Dominicains avaient la spécialité de l'exorcisme.

En général, le mieux était de faire avec le diable une cote mal taillée et de transiger. Le premier point, pour la victime d'un sortilége, était naturellement de connaître celui qui en était l'auteur. Rien n'était plus simple : il n'y avait qu'à faire bouillir des aiguilles dans un pot de terre neuf avec du bois de chêne, et la première personne qui se présentait après l'opération était la sorcière : on pouvait aller la dénoncer à l'official sans scrupule. Vous voyez qu'il était quelquefois dangereux à cette époque de faire des visites à ses amis.

Puis, le sorcier connu, il n'y avait qu'à lui demander de vous délivrer : pour cela il invoquait Satan et trempait un pain d'une livre dans l'eau bénite, et tout était dit. Satan maniant l'eau bénite !

Si la sorcière nuisait sans cesse aux êtres qui l'entouraient, il ne faudrait pas croire que sa vie à elle fût une fête perpétuelle. Vous avez déjà vu que Satan la trompait et changeait en objets sans valeur les joyaux qu'il lui avait donnés.

Bien mieux, à la moindre désobéissance, il la frappait, la bru-

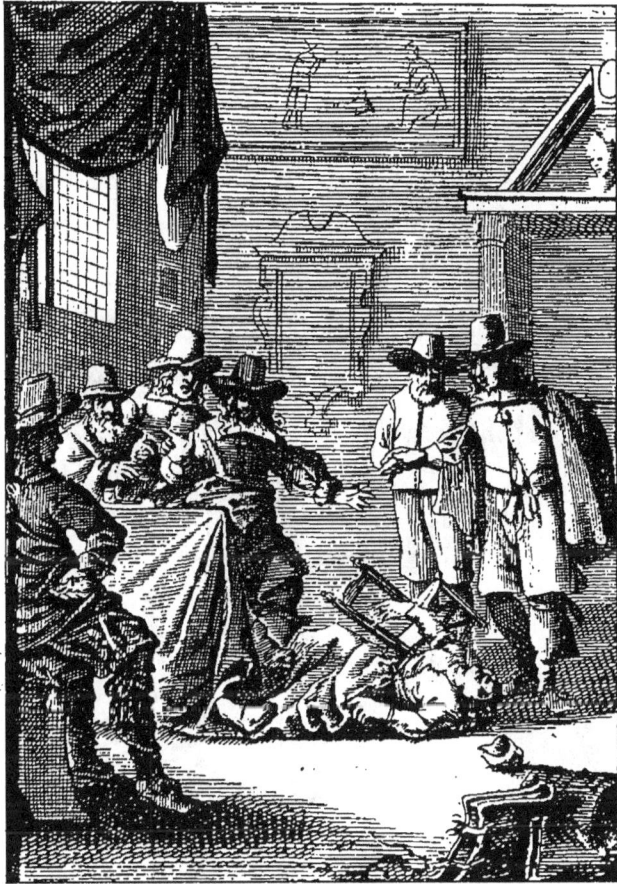

DÉBUT D'UNE ATTAQUE CHEZ UNE SORCIÈRE.

Extrait du livre de Abraham Palingh. 1659.

talisait, s'incarnait en elle, *la possédait,* comme on disait alors; il se substituait à elle et prononçait par sa bouche même des blasphèmes contre la Divinité. Il se passait alors une série de phénomènes du plus haut intérêt médical; j'appelle sur eux votre attention, car nous allons les retrouver dans une maladie aujourd'hui bien connue, et ils nous serviront à expliquer ce qu'il y avait de vrai dans la sorcellerie.

C'était surtout en face de l'exorciste que la lutte s'établissait ainsi et que le diable, pour être bien sûr de ne pas abandonner sa proie, s'incarnait en elle. D'autres fois, il faisait tordre la pos-

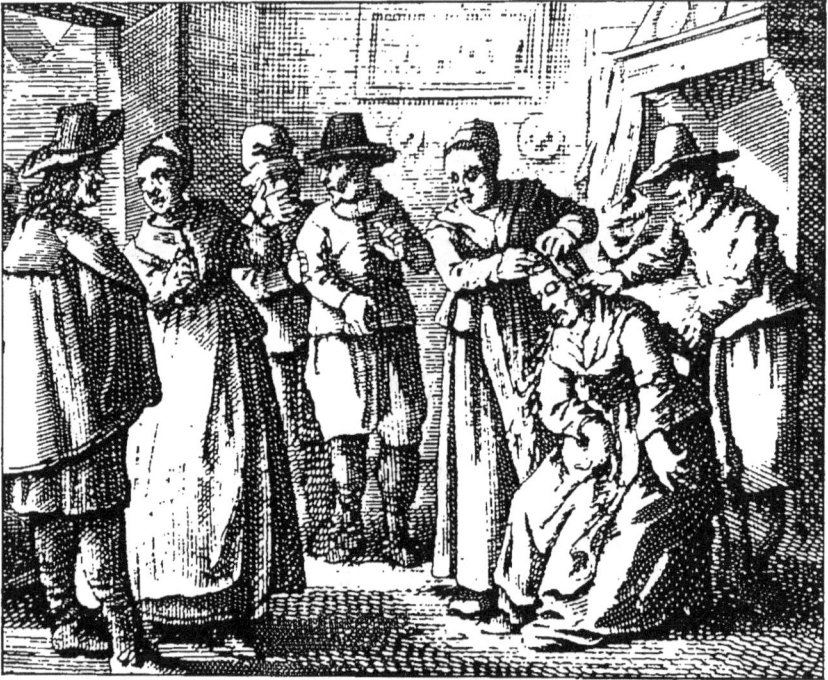

VOMISSEMENTS QUI TERMINENT L'ATTAQUE.
Extrait du livre de A. Palingh. 1659.

sédée dans d'horribles convulsions : la foule des voisins s'assemblait, et un procès criminel n'était pas loin, vous le pensez bien.

Une description de ces crises des sorcières serait bien longue. J'emprunte à un traité de diableries publié en 1659, à Amsterdam, par Abraham Palingh, un certain nombre d'images qui vous feront voir ce qu'elles étaient.

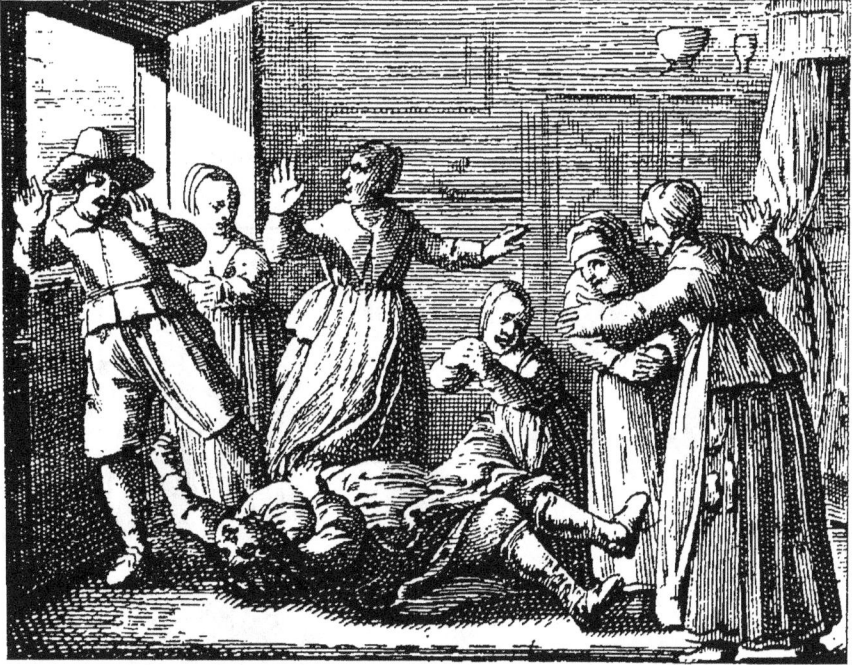

AUTRE DÉBUT D'UNE ATTAQUE.
Extrait du livre de Palingh. 1659.

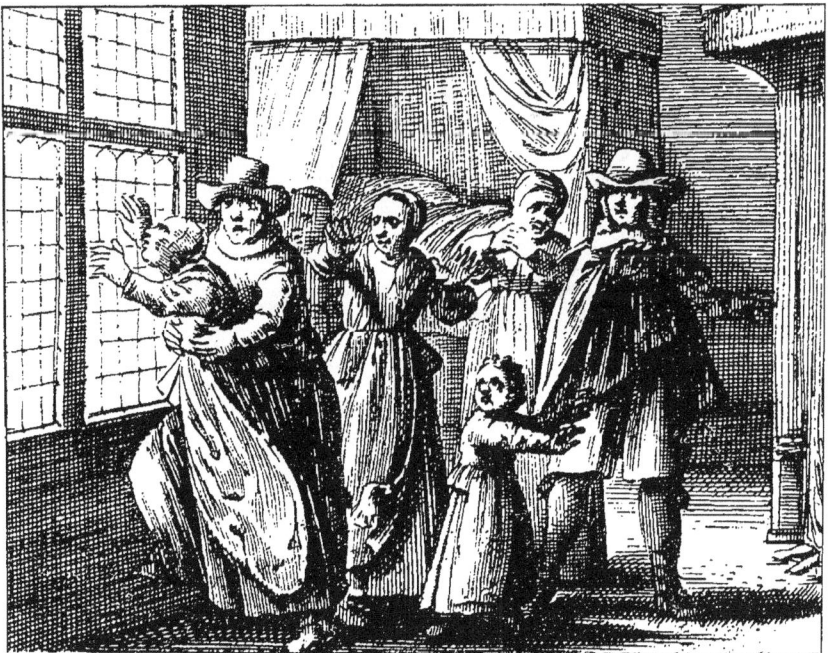

DÉLIRE CONSÉCUTIF A L'ATTAQUE.
Extrait du livre de Palingh. 1659.

Au milieu de son repas, je suppose, la sorcière tombait tout à coup par terre en poussant un grand cri; elle se tordait; sa figure n'avait plus forme humaine, et le diable grimaçait par ses traits;

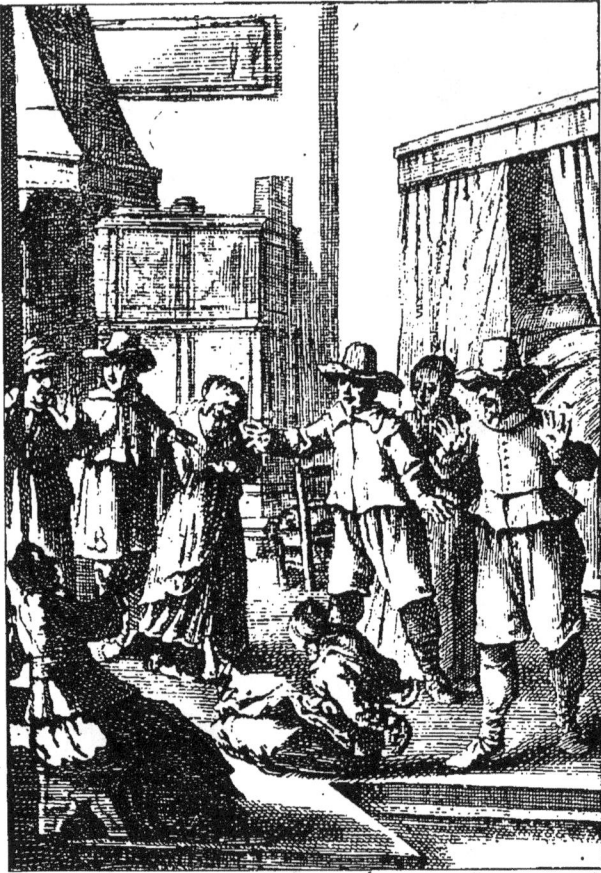

CONTRACTION DES POIGNETS PENDANT L'ATTAQUE.
Extrait du livre de A. Palingh 1659.

voyez, sur cette gravure, l'épouvante de tous les convives. Ses membres s'agitaient, elle hurlait, l'écume s'amassait à sa bouche. Enfin, le diable daignait partir et sortait généralement du corps au milieu de vomissements incoercibles.

Voici encore une gravure du même auteur qui vous montre une

autre sorcière dans le même état, mais la crise finit autrement, et les assistants ont toutes les peines du monde à empêcher cette malheureuse de se jeter par la fenêtre. En voici une autre qui tombe tout à coup au milieu d'une réunion de famille : je vous en

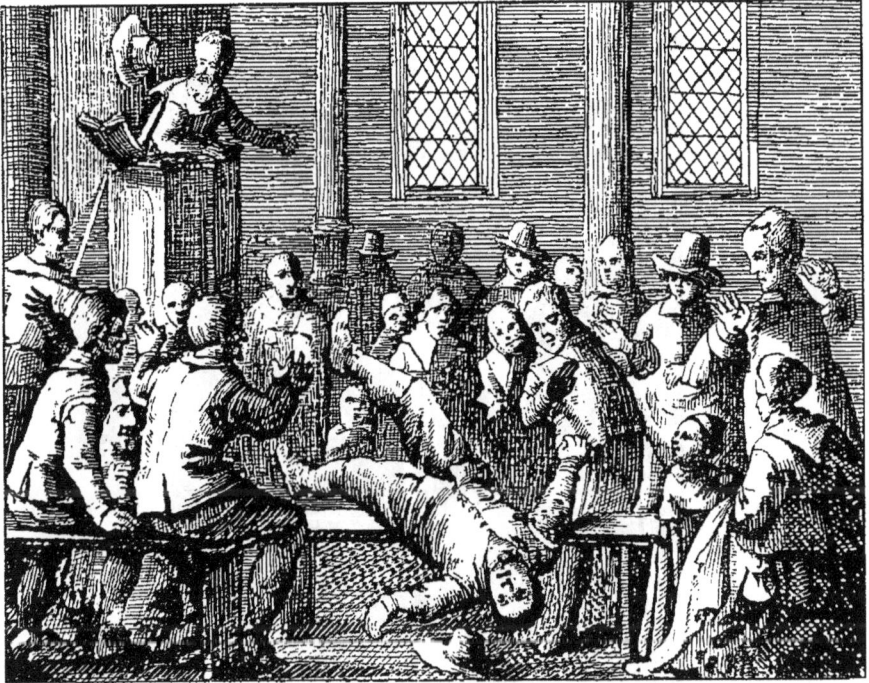

DÉBUT D'UNE ATTAQUE PENDANT UNE CÉRÉMONIE RELIGIEUSE.
Extrait du livre de A. Palingh. 1659.

prie, voyez comme ses poignets sont contracturés en arrière ; c'est un signe dont je vous reparlerai tout à l'heure.

C'est surtout au milieu des sermons et des cérémonies du culte que l'attaque de possession survenait. Voici encore une gravure empruntée à Palingh qui vous montre une attaque débutant à l'église même, et pendant qu'un prédicateur entretient son auditoire de la puissance du démon.

Quand on lit attentivement le récit de ces attaques, on voit que les contorsions des possédés pouvaient atteindre des degrés inouïs ; regardez cette vieille estampe, elle vous montre un de ces malheureux qui se tient debout sur la tête, les jambes en l'air, au grand ébahissement de la foule. D'autres se plaçaient en arche de pont, ne reposant que sur la nuque et les talons, puis ils étaient pris de mouvements convulsifs dans lesquels ils se lançaient en

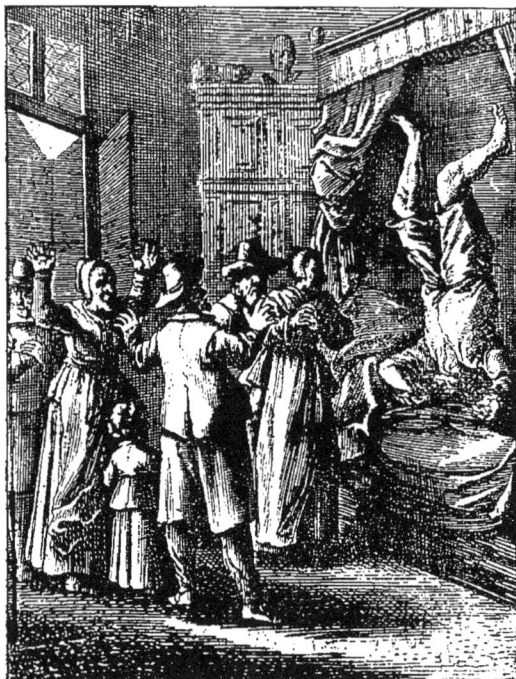

UN SORCIER.
Extrait du livre de A. Palingh. 1659.

l'air ; finalement, l'attaque se terminait par une période de délire et par des vomissements.

J'ai hâte d'arriver à un point très-important de la sorcellerie, à une série d'hallucinations provoquées qui constituaient ce qu'on a toujours appelé le *sabbat*.

Jaloux de Dieu, Satan veut comme lui réunir ses fidèles dans son temple un jour par semaine, et il imagine le sabbat, où se parodient toutes les cérémonies de la religion.

Il y a deux sabbats principaux : le petit et le grand ; ils sont identiques, sauf que le grand sabbat réunit les sorciers de toute une région.

C'est la nuit que la cérémonie a lieu : l'endroit choisi est quelque bruyère déserte, un cimetière abandonné, un gibet, un château ou un monastère en ruine ; le procédé pour s'y transporter est des plus simples : le diable a remis à la sorcière une graisse spéciale faite du foie d'enfants morts sans baptême. Il lui

DÉPART POUR LE SABBAT.

Extrait du livre de A. Palingh. 1659.

suffit de s'en frotter le corps, de prononcer des paroles magiques et d'enfourcher un manche à balai pour être aussitôt transportée à travers les airs : dès maintenant, je puis vous dire que, de l'avis de tous, ces onguents contenaient des sucs de solanées vireuses, de mandragore et de belladone, qui ont pour action précisément de provoquer des hallucinations persistantes et enchaînées. Voyez cette gravure du dix-septième siècle, elle vous montre une sorcière qui est en train de se graisser, pendant qu'une autre se sauve par la cheminée, à cheval sur son bâton. Dans quelques cas, la sorcière appelait simplement son démon, qui la prenait sur son dos et la portait dans les airs. C'est ce que vous montre une gravure extraite du *Traité de théologie* du R. P. Fr. Guaccius.

En cas de pluie, on se protégeait durant le trajet par quelques paroles magiques. En arrivant au sabbat, on devait subir un léger examen et faire constater qu'on portait bien le *stigma diaboli*.

Puis une fois entré, il fallait rendre hommage à Satan, au pré-

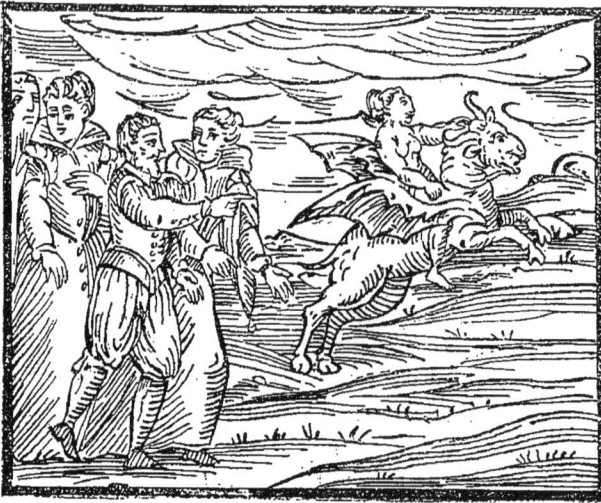

EN ROUTE POUR LE SABBAT.
Extrait du livre du R. P. Guaccius, seizième siècle.

sident de l'assemblée. Il se tenait sur un trône, et cette fois il n'était ni déguisé ni travesti. Il avait une tête et des pieds de bouc (vieux souvenir du dieu Pan), une queue immense, des ailes de chauve-souris. Il lui arrivait bien quelquefois de se costumer autrement (les hallucinations des sorcières ne pouvaient être toujours les mêmes), et alors il se présentait sous la forme d'un baudet, d'un grand cyprès, d'un chat noir, etc.

Tout au sabbat se passait à rebours : on faisait à Satan une révérence, mais en lui tournant le dos ; puis, solennellement, on renonçait à Dieu, à la Vierge, aux saints, et l'on se vouait au diable.

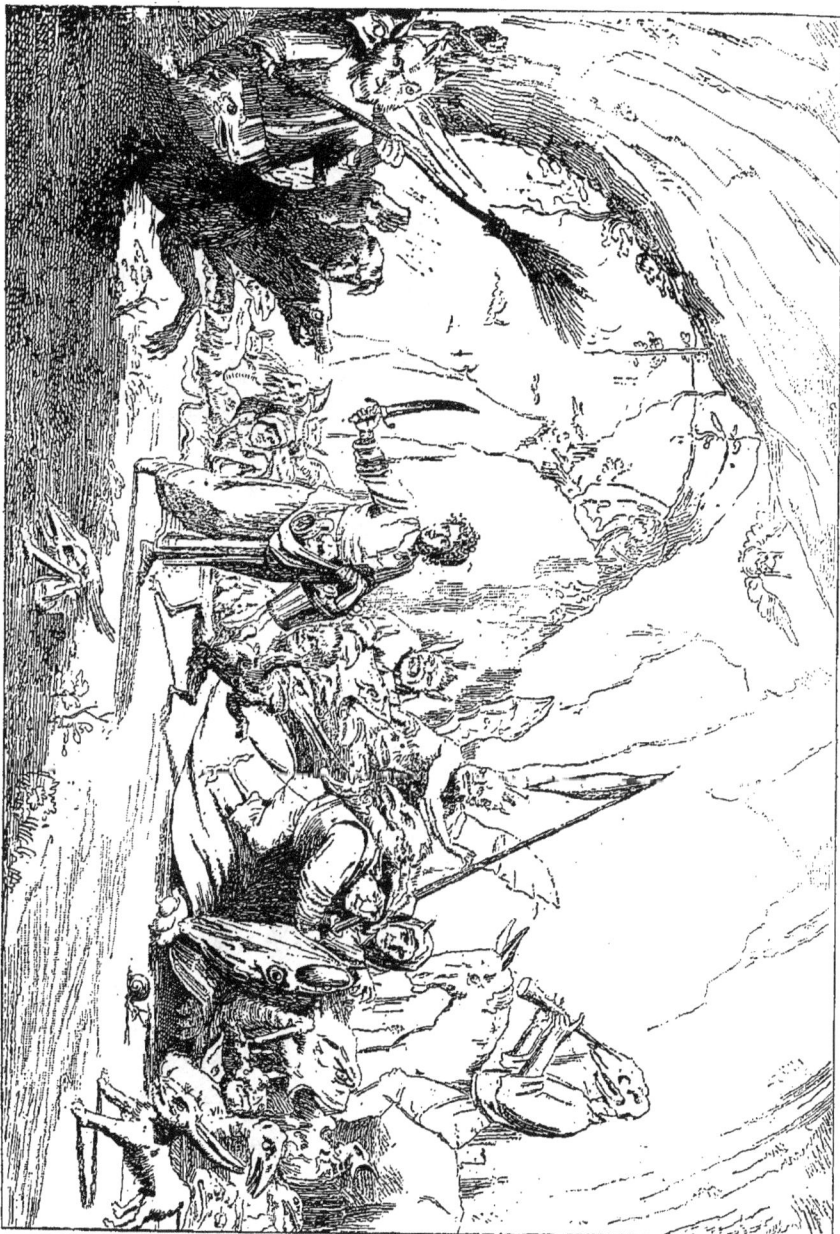

LE SABBAT.

Par D. Teniers.

Voici encore de vieilles gravures du seizième siècle ; elles vous

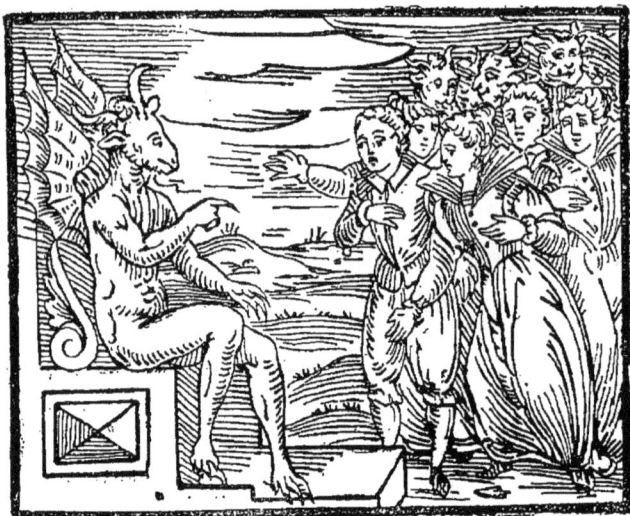

HOMMAGE A SATAN, ARRIVÉE AU SABBAT.

Extrait du livre du R. P. Guaccius, seizième siècle.

représentent ces épisodes. Ce n'était pas suffisant : Satan bap-

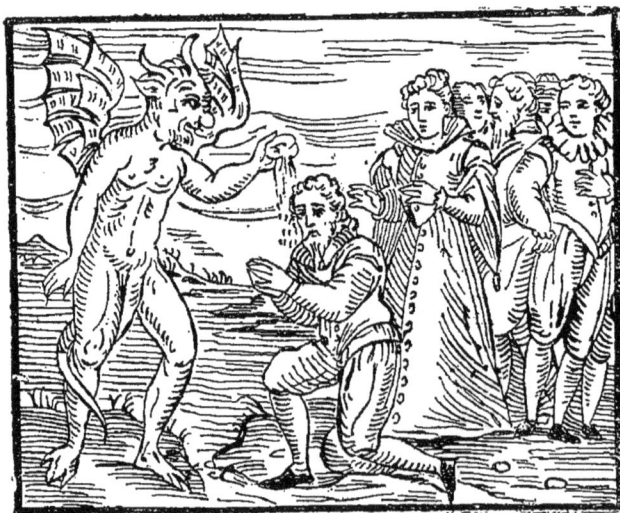

PROFANATION DU BAPTÊME AU SABBAT.

Extrait du livre du R. P. Guaccius, seizième siècle.

tisait chaque néophyte en ridiculisant la cérémonie ordinaire, et il forçait chacun à piétiner sur une croix ; puis, munis chacun

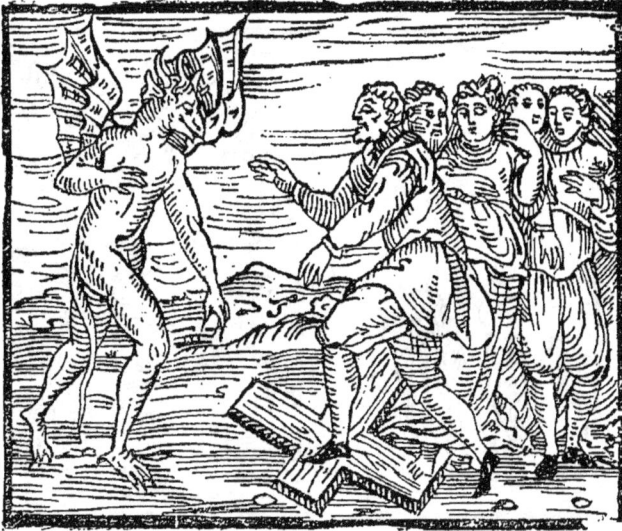

OUTRAGE A LA CROIX AU SABBAT.

Extrait du livre du R. P. Guaccius, seizième siècle.

d'une torche, tous les sorciers dansaient en rond, en se tournant

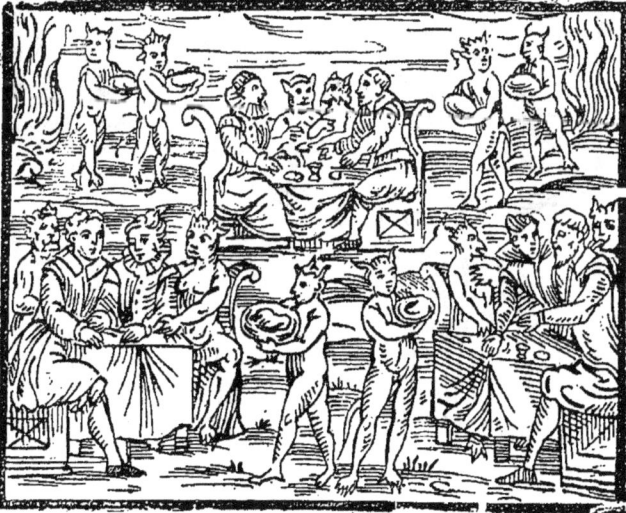

LE BANQUET.

Extrait du livre du R. P. Guaccius, seizième siècle.

le dos. Minuit sonnait, et tous se prosternaient devant le maître, c'était le moment de l'hommage suprême.

Après cela avait lieu le banquet ; la plus vieille sorcière, la

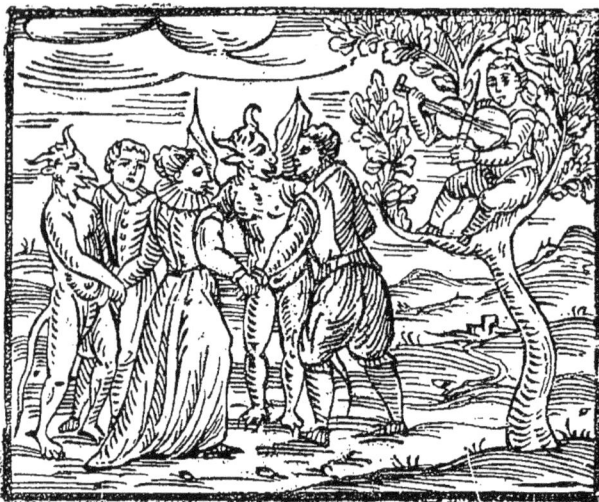

LE BAL.
Extrait du livre du R. P. Guaccius, seizième siècle.

reine du sabbat, s'asseyait à côté de Satan, et tout le monde se

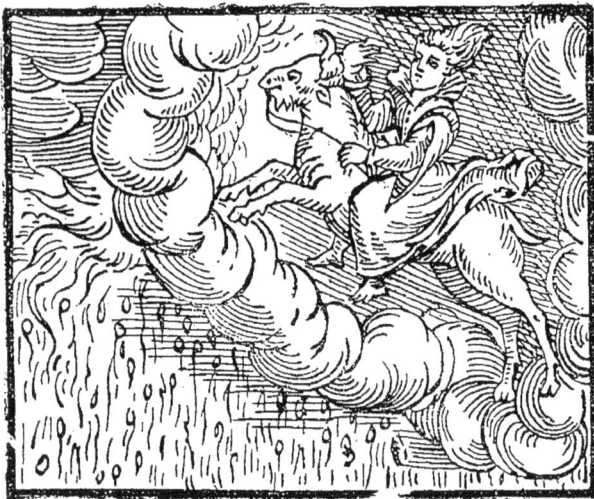

LA SORCIÈRE DÉTRUIT LES MOISSONS.
Extrait du livre du R. P. Guaccius, seizième siècle.

mettait à table. On mangeait surtout des crapauds, des cadavres, des foies, des cœurs d'enfants non baptisés.

Après quoi les danses recommençaient de plus belle, et Satan
ne dédaignait pas d'y prendre part ou même de servir d'or-
chestre : Marie Desvignes, une pauvre fille qu'on a brûlée à Valenciennes, raconte l'avoir entendu chanter un jour une chanson
comique : *Guizelire, ou le Pot d'étain.* Les danses étaient de la
dernière obscénité, et je suis obligé, pour ce qui en est, de vous
renvoyer aux auteurs originaux, qui fort heureusement ont écrit
presque tous en latin.

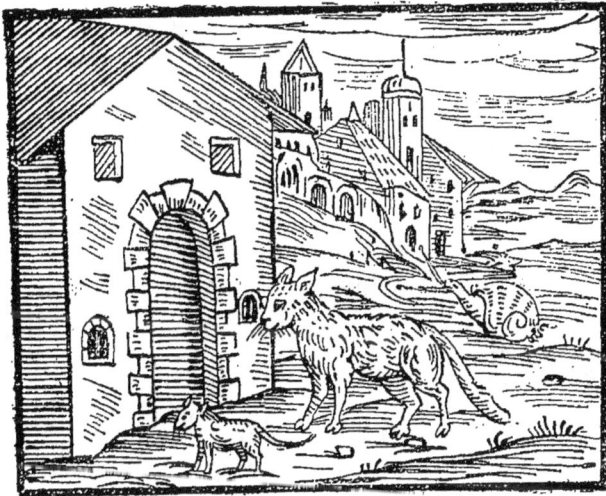

RETOUR DE LA SORCIÈRE.
Extrait du livre du R. P. Guaccius, seizième siècle.

Vers la fin du sabbat avait lieu la messe noire. Satan, revêtu
d'une chasuble de deuil, montait à l'autel et parodiait la messe en
tournant le dos au tabernacle. C'était une risée générale : au
moment de l'élévation, l'officiant offrait à l'adoration un rond de
rave ou quelque grosse carotte rouge. A ce moment la ronde
macabre reprenait encore jusqu'au moment où, l'aube paraissant,
le chant du coq se faisait entendre : alors tout s'évanouissait, et
les assistants s'enfuyaient comme une bande d'oiseaux nocturnes
effrayés par le jour. Sur sa route, la sorcière répandait ses graisses
et ses poisons sur les récoltes de ses ennemis.

Si, par hasard, la route était longue, le diable transformait la sorcière en quelque animal vulgaire, et elle pouvait regagner ainsi sa maison sans être reconnue.

Ce que je viens de vous dire a pu vous paraître singulier, ridicule même : peut-être vous êtes-vous étonnés que l'esprit humain ait été amené à de pareilles aberrations, et que la folie épidémique, contagieuse, ait pu conduire de malheureuses hallucinées à s'avouer coupables des crimes bizarres dont je viens de vous entretenir. Mais ce qui va vous paraître plus extravagant encore, ce sont les procédés qu'employaient les tribunaux contre les sorcières. Je m'abstiendrais de vous détailler ces faits si, au point de vue médical, nous ne devions y trouver des enseignements précieux.

La sorcellerie était un crime d'exception, et les règles ordinaires des instructions juridiques n'étaient pas observées contre elle. Une bulle du pape Innocent VIII défend même que l'accusée puisse avoir un avocat.

Quelquefois la cour appelée à juger le procès était composée uniquement de laïques : c'est ce qu'on voyait particulièrement à Valenciennes, où beaucoup de sorciers furent exécutés.

D'autres fois, le tribunal était mi-parti laïque et mi-parti ecclésiastique. Le plus ordinairement, il était entièrement ecclésiastique.

La sorcière, ou la femme soupçonnée d'être telle, était généralement dénoncée par les siens : on l'avait vue rôdant la nuit, elle était entrée chez une voisine dont l'enfant était mort quelques jours après, dans une étable où le bétail était devenu malade : la grêle était tombée un jour qu'on l'avait aperçue près d'une mare. De plus, on l'entendait chez elle se débattre ; ses enfants, son mari avaient raconté qu'elle avait des crises dans lesquelles elle écumait, se tordait et prenait des positions extraordinaires.

En face de la dénonciation, les juges examinaient les indices qui pouvaient les amener à croire à la culpabilité.

Le premier de ces indices était le nom même de la femme soupçonnée. C'est à n'y pas croire : le nom de l'accusé devient une preuve contre lui. J'ai peur que vous ne m'accordiez aucune confiance quand je vous dirai que s'appeler Payen, Sarrazin, Bucher, Verdelet, Jolibois sont des preuves déjà convaincantes de culpabilité; or c'est Del Rio qui nous l'affirme. En second lieu, la pâleur, la malpropreté, qui devait provenir des fréquentes transformations en bêtes, le sexe (mille sorcières pour un sorcier), le costume un peu excentrique, devenaient des présomptions très-sérieuses contre la malheureuse accusée.

Le tribunal ordonnait l'arrestation. Les sbires attendaient la sorcière au coin d'une rue et se ruaient sur elle par derrière, par crainte de ses crachats ou de la poudre qu'elle leur jetterait et qui les ferait immanquablement périr. On la traînait alors devant les juges et on l'interrogeait en secret.

J'emprunte à un homme qui se vante d'avoir fait brûler plus de mille sorcières, à Boguet, la procédure employée contre ces malheureuses; j'en extrais ces quelques articles : « On ne doit pas suivre les formes ordinaires contre les sorcières : la simple présomption suffit pour excuser l'arrestation. Si la prévenue regarde à terre ou marmotte à part, c'est un indice grave. On ne doit pas faire prendre de bains aux prévenus : l'évêque de Trèves dit que c'est un péché. Si l'accusé n'avoue pas, il faut le mettre dans une dure prison. Il est permis de faire usage de la torture même un jour de fête. Si le bruit public accuse le prévenu de sorcellerie, il est sorcier. Le fils est admis à déposer contre son père. Le repris de justice peut être accepté comme témoin. On doit aussi entendre les enfants. Les variations dans les témoignages ne peuvent prouver l'innocence de l'accusé si tous les témoins le déclarent sorcier. La peine est le supplice du feu; on doit étrangler les sorciers et les brûler après. Les loups-garous doivent être brûlés vifs. La condamnation peut être juste, même

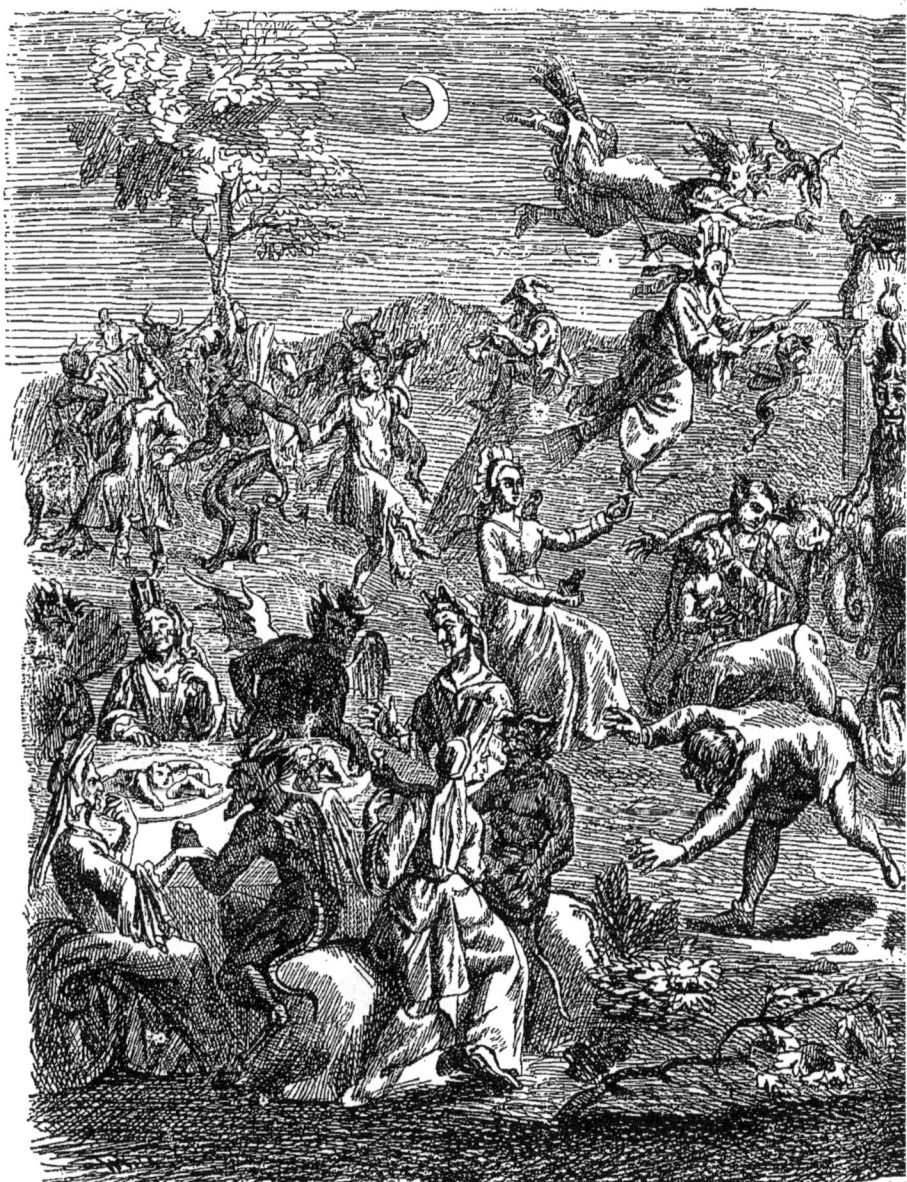

LE S[...]

D'APRÈS BARTHÉL

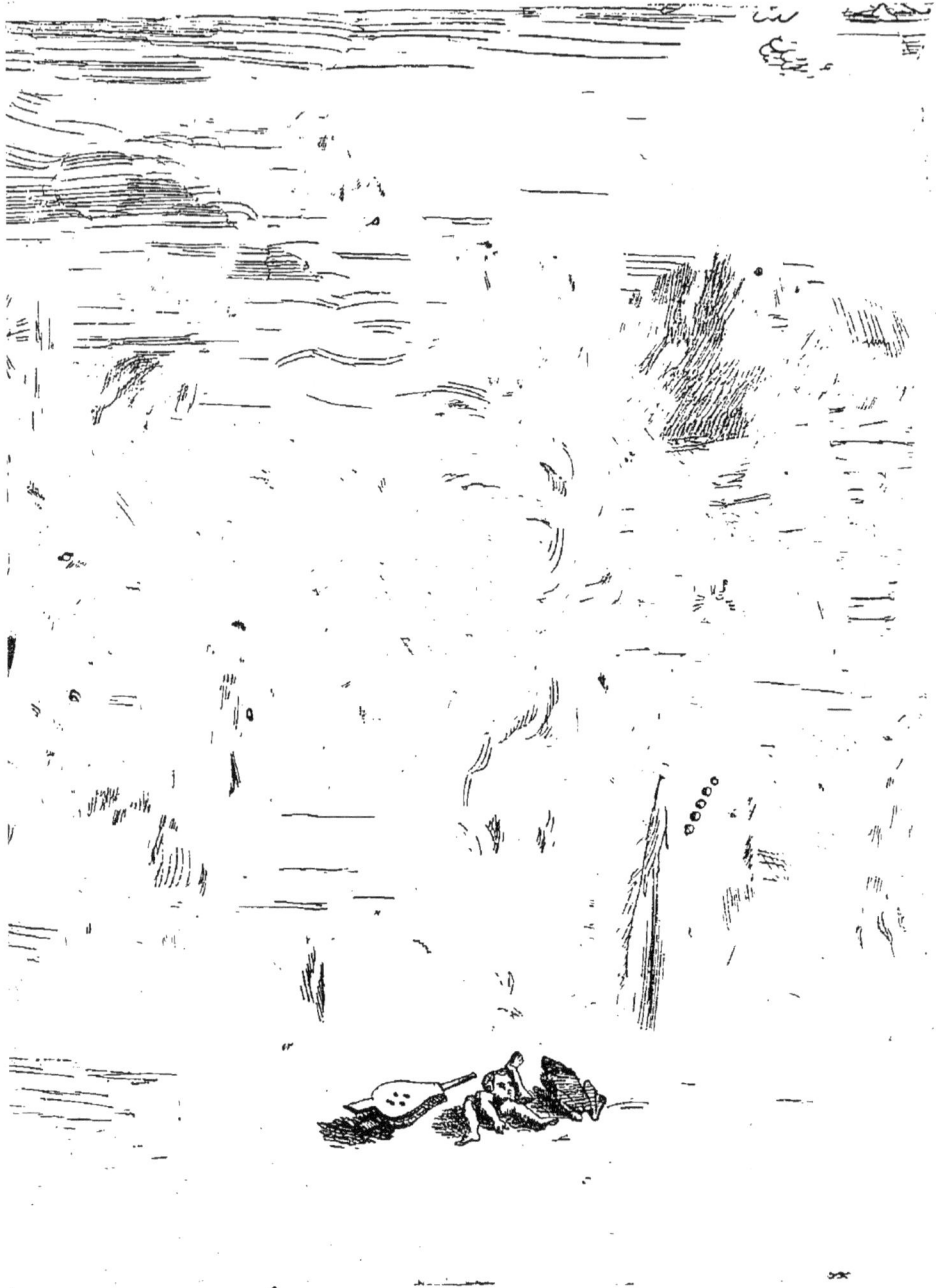

BAT

EMY SPRANGER

sans preuves, pourvu qu'on ait des présomptions.» J'en passe, et des meilleures.

En somme, au début, on interrogeait la sorcière et l'on tâchait de lui prouver sa culpabilité. Quelquefois elle l'avouait d'emblée, tant ses hallucinations étaient vives ou tant elle craignait la torture; d'ailleurs, à quoi bon nier en face de raisonnements juridiques comme celui que je vais vous soumettre? J'emprunte le fait à Axenfeld, et je le cite textuellement : « Une sorcière avoue avoir déterré un enfant récemment mort et l'avoir mangé : on la condamne au feu. Le mari réclame, il demande qu'au moins le fait soit vérifié. La fosse est ouverte, et le petit cadavre est trouvé parfaitement intact. Mais le juge n'a garde de se rendre à cette preuve, il s'en tient à l'aveu de l'accusée et déclare le corps de l'enfant une simple apparence produite par la ruse du démon. La femme fut brûlée vive. »

Une fois l'interrogatoire terminé, on passait aux épreuves. Dans certains pays, et en Allemagne surtout, à ce que nous raconte Bayle, on faisait l'épreuve de l'eau : on jetait la femme soupçonnée à la rivière : si elle enfonçait et se noyait, c'est qu'elle était innocente; si elle surnageait, elle était sorcière, et on la brûlait : l'alternative n'était pas rassurante.

En France, c'est surtout à l'épreuve du stylet qu'on avait recours. Le juge, assisté d'un chirurgien, faisait déshabiller l'accusée et lui bandait les yeux. Puis, au moyen d'un stylet aigu, on lui perforait la peau en maints endroits : on cherchait le *stigma diaboli,* ce point insensible qu'on pouvait piquer sans provoquer l'issue du sang. Je vous montrerai tout à l'heure qu'on devait le rencontrer presque toujours.

Dès qu'on l'avait, la conviction était faite; mais on voulait l'aveu de l'accusée et la dénonciation de ses complices, et l'on procédait à la torture. — Certes, Messieurs, je ne voudrais pas noircir le tableau à l'excès, et si je vous parle de toutes ces hontes, c'est pour y prendre une série d'éléments dont j'aurai besoin pour faire plus tard votre conviction scientifique.

Je vais emprunter à Louïse, qui en a fait une bonne étude, la nomenclature de ces procédés d'examen ; je ferai en même temps passer sous vos yeux quelques gravures tirées des *Dialogues sur la sorcellerie,* publiés en 1659 par Abraham Palingh.

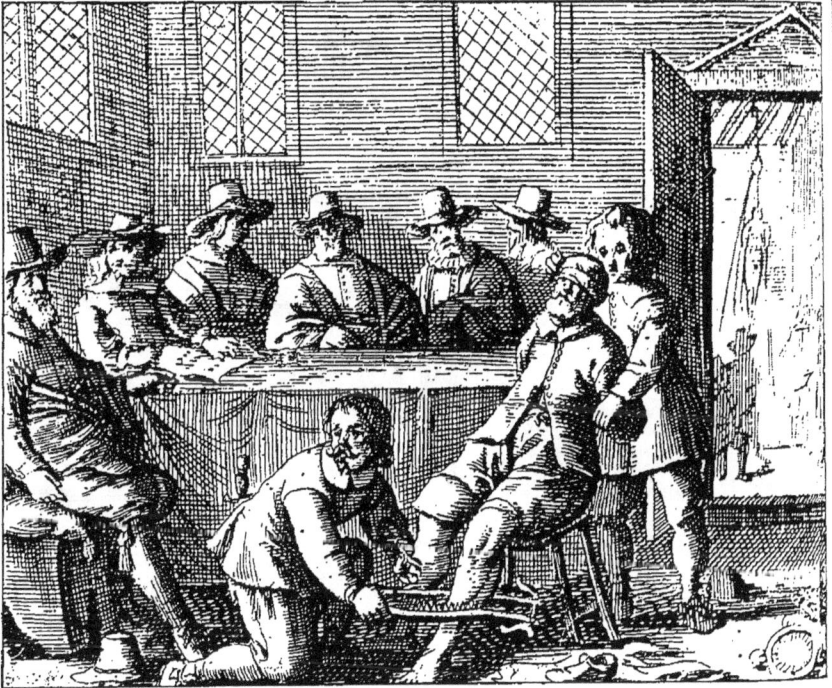

LE SUPPLICE DES TENAILLES ET DU BRODEQUIN.
Extrait du livre d'A. Palingh. 1659.

On variait naturellement les supplices, et je crois que la justice ecclésiastique partage sur ce point le monopole des inventions avec la justice chinoise.

La torture la plus ordinaire dans les procès de sorcellerie était la question du *brodequin.* La jambe de l'accusé était placée entre deux scies ou bien entre deux planches serrées avec des cordes, et, entre la jambe et les planches, on enfonçait des coins à coups de

maillet. La jambe serrée finissait par éclater, au point, dit un vieil
auteur, qu'on en voyait « yssir la mouelle ».

Puis venait l'*estrapade*. On suspendait le prévenu par les mains
à une corde attachée au plafond, et on lui attachait des poids aux
pieds. On le laissait ainsi jusqu'à ce qu'il poussât des hurlements
de douleur. Alors le juge lui ordonnait d'avouer ; s'il refusait,

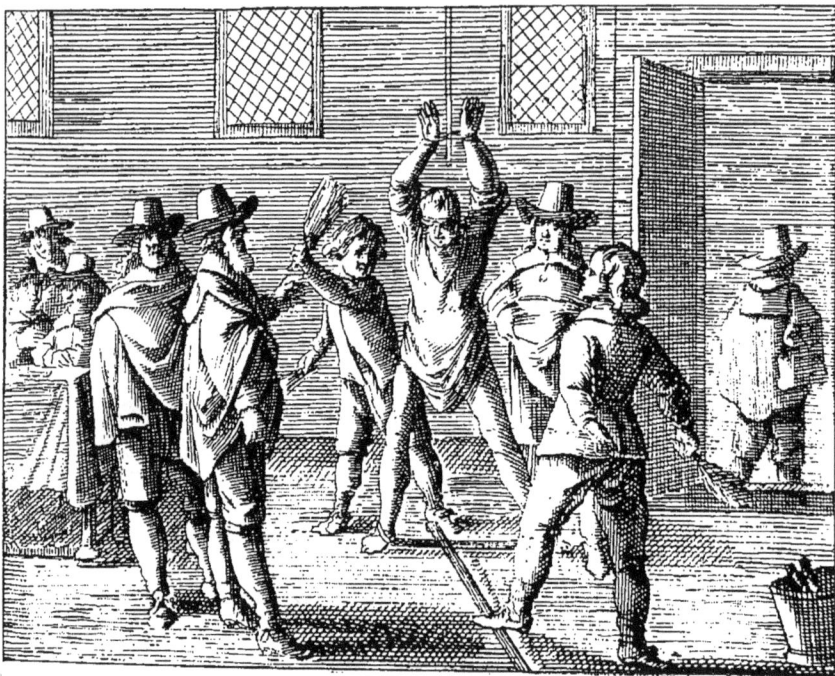

LE FOUET.
Extrait du livre d'A. Palingh. 1659.

l'exécuteur le fustigeait violemment avec des verges, et les soubre-
sauts que la douleur imprimait à son corps doublaient encore ses
tourments. Si la confession ne venait pas, l'exécuteur enlevait la
sorcière avec une poulie jusqu'au plafond et la laissait retomber
tout d'un coup sur le pavé de la salle. Et cela recommençait
jusqu'aux aveux.

Si l'estrapade était impuissante, on avait le *chevalet*. C'était une
poutre de bois triangulaire à angle supérieur aigu, sur laquelle

3

on mettait à cheval la prévenue. Puis on lui suspendait aux pieds
une série de poids. L'arête de bois entrait lentement, mais sûrement, dans les chairs, et à chaque refus d'avouer, l'exécuteur
ajoutait un poids. Marie Carlier, âgée de treize ans, fut mise au
chevalet en 1647. Elle y resta plusieurs heures, et il fallut ajouter
trois fois des poids pour la faire confesser. Elle fut brûlée vive. A

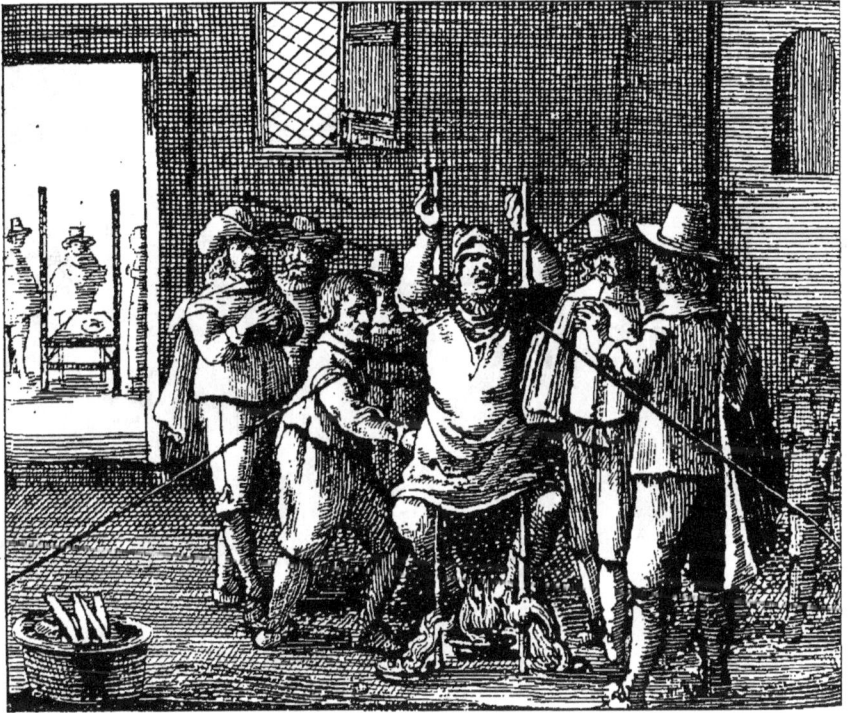

LA TORTURE DU COLLIER.
Extrait du livre d'A. Palingh. 1669.

cause de son jeune âge, et pour ne pas apitoyer la foule, on décida
que l'exécution aurait lieu dès l'aube.

On avait encore la ressource du *collier*. On nommait ainsi un
cercle de fer garni de clous à l'intérieur. Il était attaché à un
poteau, et l'on y mettait le cou de l'accusée. Les pointes étaient cal-
culées pour entrer à peine dans les chairs. Mais on rôtissait avec
des brasiers ardents les jambes de la prévenue, et la douleur faisait

qu'en remuant elle s'enfonçait elle-même les pointes de fer dans la gorge.

On se demande comment, dans de pareils tourments, l'aveu n'arrivait pas immédiatement. N'oubliez pas cependant que cet aveu entraînait d'emblée le bûcher sans grâce possible. Et puis

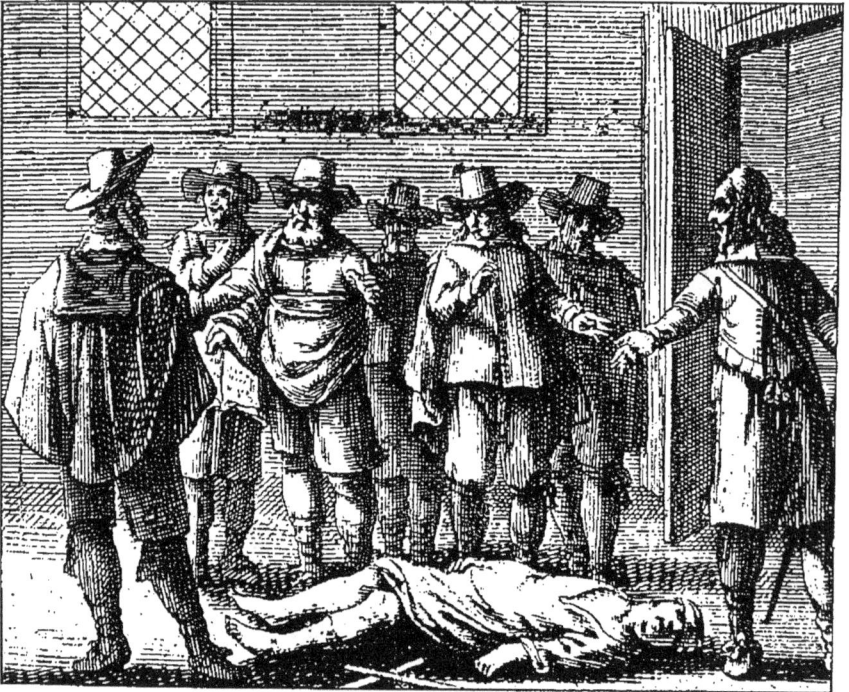

APRÈS LA QUESTION.

Extrait du livre d'A. Palingh. 1659.

beaucoup de ces malheureuses supportaient la torture précisément parce qu'elles ne sentaient rien, comme les sorcières d'aujourd'hui, dont je vais bientôt vous parler : elles étaient anesthésiques. Quelquefois l'immensité même de la douleur les faisait tomber en une sorte d'extase. Elles apercevaient tout à coup leur démon favori, elles se vantaient de le voir, et, disaient-elles, il leur conseillait de ne rien dire, d'avoir courage, car il leur supprimait toute douleur : cela s'appelait le *charme de taciturnité*.

3.

Quelquefois, la sorcière n'hésitait pas : l'intensité des souffrances était telle qu'elle avouait d'emblée, puis elle nommait ses complices. Elle désignait n'importe qui comme ayant été au sabbat avec elle, et toutes les personnes nommées étaient aussitôt arrêtées et jugées.

Un jour, une accusée, à la torture, désigna à un juge sa propre femme : elle fut immédiatement arrêtée.

Le juge Nicolas Remy a fait un long traité sur les tortures qu'il avait ordonnées, et, dans ses vieux jours, au milieu des douceurs de la retraite, il écrivit là-dessus un grand poëme totalement absurde dont j'extrais ces quelques vers qui nous intéressent particulièrement :

Autant on s'édifie en face des sorcières
Qui savent profiter de leurs heures dernières,
Autant chacun s'indigne à l'obstination
Qu'elles montrent souvent dans leur opinion.
Ces femmes, en effet, au milieu des tortures,
Vantent leur probité, leurs intentions pures,
Eludent du questeur les arguments pressants,
S'indignent de se voir en proie à ses tourments,
Et par aucun aveu n'indiquent leur défaite ;
Mais d'où vient que leur bouche est ici si discrète ?
On croirait le démon en leur gosier placé,
Tant il se gonfle et tant le silence est gardé.

Mais déjà si l'on sait les verser sur le dos,
Et dans leur bouche ouverte infuser un peu d'eau,
Surtout de l'eau sacrée empruntée à l'église,
Une confession aussitôt est émise.
Les Grecs, en leurs tourments si raffinés, si forts,
N'en obtiendraient jamais l'aveu des moindres torts ;
Tous leurs poils tomberaient de leurs peaux rôtissées
Qu'on les verrait dormir sans crainte, déhontées.
Pour le sûr, le démon, dans quelque coin caché,
Conduit toute la scène avec autorité.
C'est lui qui leur impose une mâle constance
Et contre la douleur leur ferme résistance.
On sait qu'il est instruit des tourments préparés,

Et les en avertit en termes mesurés,
Qu'il leur déclare aussi la peine rigoureuse
Qui suivrait de leur pacte une capture honteuse ;
Qu'au moment que quelqu'une en danger de mourir
Est sous d'affreux tourments sur le point de trahir,
Il se rend auprès d'elle et lui donne courage,
Lui promettant ses soins pour réparer l'outrage.

En ma présence, un jour, ce fait est arrivé :
Comme à mes questions d'un air embarrassé
La sorcière restait entièrement discrète,
Je soupçonnais près d'elle une cause secrète,
Elle baissait les yeux et puis les relevait,
Par ses gestes à soi du secours appelait.
J'exigeai la raison d'une si grande crainte ;
La sorcière alors déposant la contrainte :
« Hélas ! s'écria-t-elle, dans sa vive douleur,
Voilà de tous mes maux l'abominable auteur.
Il se tient sur ce mur, placé dans cette fente ;
Pour me couper la voix, il sème l'épouvante ;
Des pattes d'un homard ses mains ont le contour ;
Dans la fente il s'avance et rentre tour à tour,
Semblable au limaçon qui rencontre une borne.
Ah ! voici qu'il recule avec sa double corne ! »
De la société sages modérateurs,
De tous crimes commis inflexibles vengeurs,
Juges, ne craignez point de vous montrer sévères
Dans vos arrêts portés pour punir les sorcières ;
Traitez, si vous voulez, de récits fabuleux
Leur pacte et leur pouvoir sur un ciel orageux ;
Mais en tout lieu bétail, arbres, vignes, moissons,
Hommes, femmes, enfants, tombent sous leurs poisons.
Sur ces faits, prononcez du bûcher le supplice,
Tous les siècles loueront ces actes de justice.

A la suite de la torture, la sorcière était condamnée. Les peines variaient : souvent on la bannissait du pays ; c'était quand les preuves avaient tout à fait manqué : on décapitait quelquefois, mais rarement. On trouve quelques exemples de sorcières jetées dans une marmite d'eau bouillante. Plus généralement, on brûlait, soit après strangulation, soit d'emblée. Dans quelques cas, la sorcière était rôtie à petit feu pour que la douleur fût plus longue et plus cruelle.

Quelques sorcières furent condamnées à l'enfouissement. A Valenciennes, une jeune fille de dix-huit ans fut enterrée vive pour sorcellerie; les cris de la malheureuse enfant étaient si horribles que le bourreau ému se trouva mal et refusa de continuer. Le juge, très-tranquille, lui ordonna de finir.

Souvent la sorcière était menée au bûcher sur la claie, c'est-à-dire qu'on l'attachait au derrière d'une charrette et qu'on la traînait par les rues la face contre terre, dans la boue, sur les pierres et dans la poussière.

Louïse a retrouvé une série de factures du bourreau, on y voit exprimée chaque phase de la torture pour laquelle il demande quelques deniers; chaque note se termine par une réclamation de deux sous pour le blanchissage de ses gants blancs.

Voilà, Messieurs, le tableau, non chargé, des horreurs de la sorcellerie. Pour que ma tâche soit complète, il faut maintenant que j'en examine avec vous les cas les plus célèbres et que je vous montre à quel degré cette plaie terrible s'était répandue sur la terre il y a trois cents ans.

L'histoire des sorcières célèbres commence par un nom qui va vous émouvoir, car il s'agit d'une des gloires les plus pures de la France. Jeanne d'Arc fut condamnée et brûlée par le tribunal ecclésiastique français pour avoir appelé Satan à son aide et exterminé l'armée anglaise.

Cinq ans après cette mort tragique, il se répandit bientôt le bruit qu'il existait dans le pays de Vaud une quantité considérable de sorciers. Ceux-là avaient la spécialité d'être anthropophages. Ils se saisissaient des enfants nouveau-nés et les mangeaient : ils commençaient par leurs propres enfants; le juge Bolingen et l'inquisiteur Eude firent périr un nombre immense de ces malheureux, plus de mille certainement. Ces pauvres fous étaient hallucinés à ce point qu'ils venaient s'accuser eux-mêmes d'avoir déterré des morts, de les avoir fait bouillir et de les avoir mangés. Un jeune villageois alla dénoncer sa femme qu'il avait épousée quelques jours auparavant et accepta avec joie l'idée qu'elle serait brûlée sur le même bûcher que lui; jamais les juges ne cherchèrent une preuve : ils s'en tinrent aux aveux, ne se demandant même pas s'ils avaient affaire à des aliénés.

Moins de vingt ans après, une grande épidémie éclata dans la ville d'Arras. Une foule de femmes se figurèrent avoir assisté au sabbat : elles étaient prises le soir de crises convulsives, tombaient dans une sorte d'extase et, en se réveillant, racontaient les choses les plus étranges. Les chroniques de Monstrelet nous racontent qu'un nombre considérable furent brûlées vives, sauf celles qui donnèrent aux juges de l'argent pour n'être pas inquiétées. Vers 1500, ce fut en Allemagne que l'on vit tout à coup les sorciers paraître en quantité. En 1484, Innocent VIII avait fulminé la bulle où il ordonnait de procéder contre eux avec la dernière rigueur. Au début, quarante et une femmes de Burbie furent brûlées vives, pour avoir mangé des enfants après les avoir fait bouillir; remarquez que jamais personne ne s'était plaint de la disparition d'aucun enfant; les accusées déclaraient leur crime avec orgueil, cela suffisait aux tribunaux. Quarante-huit autres furent brûlées à Constance pour avoir assisté au sabbat. Une d'entre elles se vanta d'être capable de déchaîner un orage par une parole magique; elle fut immédiatement mise à mort, le tribunal craignait qu'elle n'eût le temps de mettre sa menace à exécution.

A la même époque le diable envahit un couvent de Cambrai, et il entra dans le corps des religieuses. Aussitôt, toutes ensemble, elles se mirent à miauler, à aboyer, à courir, à grimper aux arbres et à se tordre par terre. Un exorcisme envoyé par le Pape lui-même ne produisit aucun effet : on fut obligé de juger et de condamner les malheureuses.

En 1507, nouvelle épidémie, cette fois en Catalogne : trente femmes sont brûlées vives.

De 1504 à 1523, commence en Lombardie la grande épidémie de Côme dont la répression est confiée aux Dominicains. Les symptômes de la maladie sont ceux que je vous ait fait connaître. Le traitement est violent, car les Frères de Saint-Dominique font brûler plus de mille sorciers par an.

C'est à ce moment que la démonomanie règne avec fureur : cent cinquante femmes sont fouettées à Estella et une centaine brûlées à Saragosse.

Les nonnes d'Uverlet, de Brigitte, du mont de Hesse, de Kintorp, se mettent à pousser des hurlements, à gambader, à miauler. Les orphelines d'Amsterdam sont prises à la même époque; un monomane de Dôle est brûlé pour avoir mangé des enfants vivants; quatre-vingts sorcières sont brûlées en Savoie, quatre cents à Toulouse; à peu près autant à Avignon.

En 1580, survient la grande épidémie de Lorraine, où Nicolas Remy fait brûler plus de neuf cents sorciers et sorcières; au même moment, Boguet en brûle six cents à Saint-Claude, et de Lancre des milliers dans le pays basque. Ici l'on rencontre une grande quantité d'enfants, de ceux que Boguet disait ne pas devoir être brûlés à cause du jeune âge, mais étranglés après avoir véhémentement senti les flammes.

Les prêtres mêmes n'échappent pas au supplice. Le malheureux curé Gaufridi, à force de s'occuper de sorcellerie, se met à déraisonner, et il est brûlé vif en même temps qu'une jeune fille aveugle.

Dans le Berry, on brûle jusqu'à vingt et un sorciers le même jour.

Je ne vous trompais donc pas quand je vous disais que la sorcellerie avait été plus funeste à l'humanité que de grandes guerres.

J'en ai fini, Messieurs, avec la sorcellerie proprement dite, avec ce que plusieurs auteurs ont appelé la diablerie active, et j'arrive à une autre forme de démence, à la possession, à la diablerie passive.

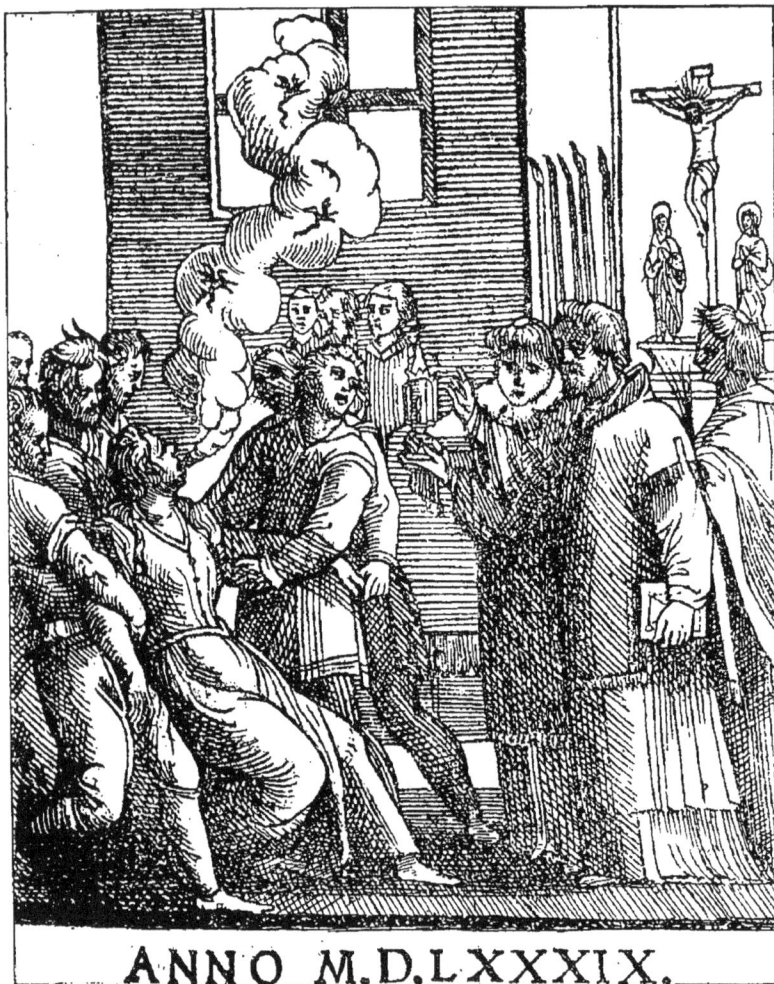

UN EXORCISME EN 1589.
Fac-simile d'une vieille estampe.

Satan, vous ai-je dit, a deux manières de procéder : il séduit la sorcière et l'entraîne avec son consentement, ou bien il entre en elle sans lui en demander la permission ; il parle par sa bouche et se sert d'elle pour arriver au mal. Il peut même posséder ainsi des animaux. Il peut envahir des cadavres et en faire des revenants.

Il y a eu des possédés de tout temps. On en trouve à chaque instant la trace dans la Bible et dans les Évangiles. Mais c'est surtout au dix-septième siècle que la possession a remué les esprits. Ç'a été la maladie de l'époque, comme la sorcellerie avait été la maladie du seizième siècle, comme la monomanie des grandeurs est le mal de notre siècle.

La première grande épidémie que nous rencontrons eut lieu dans un couvent de Madrid. C'est, en effet, presque toujours dans les couvents, et surtout dans les couvents de femmes, que les pratiques religieuses et la préoccupation perpétuelle du merveilleux ont entraîné les désordres nerveux constituant la possession.

Celle de Madrid débuta dans un couvent de Bénédictines, dont l'abbesse, doña Teresa, avait à peine vingt-six ans. Une religieuse fut tout à coup atteinte de convulsions étranges ; elle était prise de secousses subites, ses mains se roidissaient et se tordaient, l'écume lui venait à la bouche, elle exécutait des mouvements dans lesquels son corps était projeté en l'air et ne reposait plus que par la nuque et les talons, elle poussait des hurlements la nuit et finissait par avoir un véritable délire incohérent. Elle déclara qu'un démon nommé Peregrino (vous remarquerez qu'en Espagne le diable a un nom espagnol) avait pénétré en elle et ne cessait de l'obséder. Bientôt toutes les Sœurs, sauf cinq, et doña Teresa elle-même furent atteintes, et alors ce fut une suite de scènes indescriptibles ; les religieuses passaient leur nuit à hurler, à miauler, à aboyer, se déclarant chacune possédée par un ami de Peregrino.

Le confesseur du couvent, François Garcia, se mit à exorciser chacune des démoniaques, mais sans succès, et il fallut que le saint-office prît la chose en main et isolât chaque religieuse dans les cachots des différents monastères. Garcia, qui, dans toute l'affaire, avait montré un certain bon sens qu'on n'a guère coutume

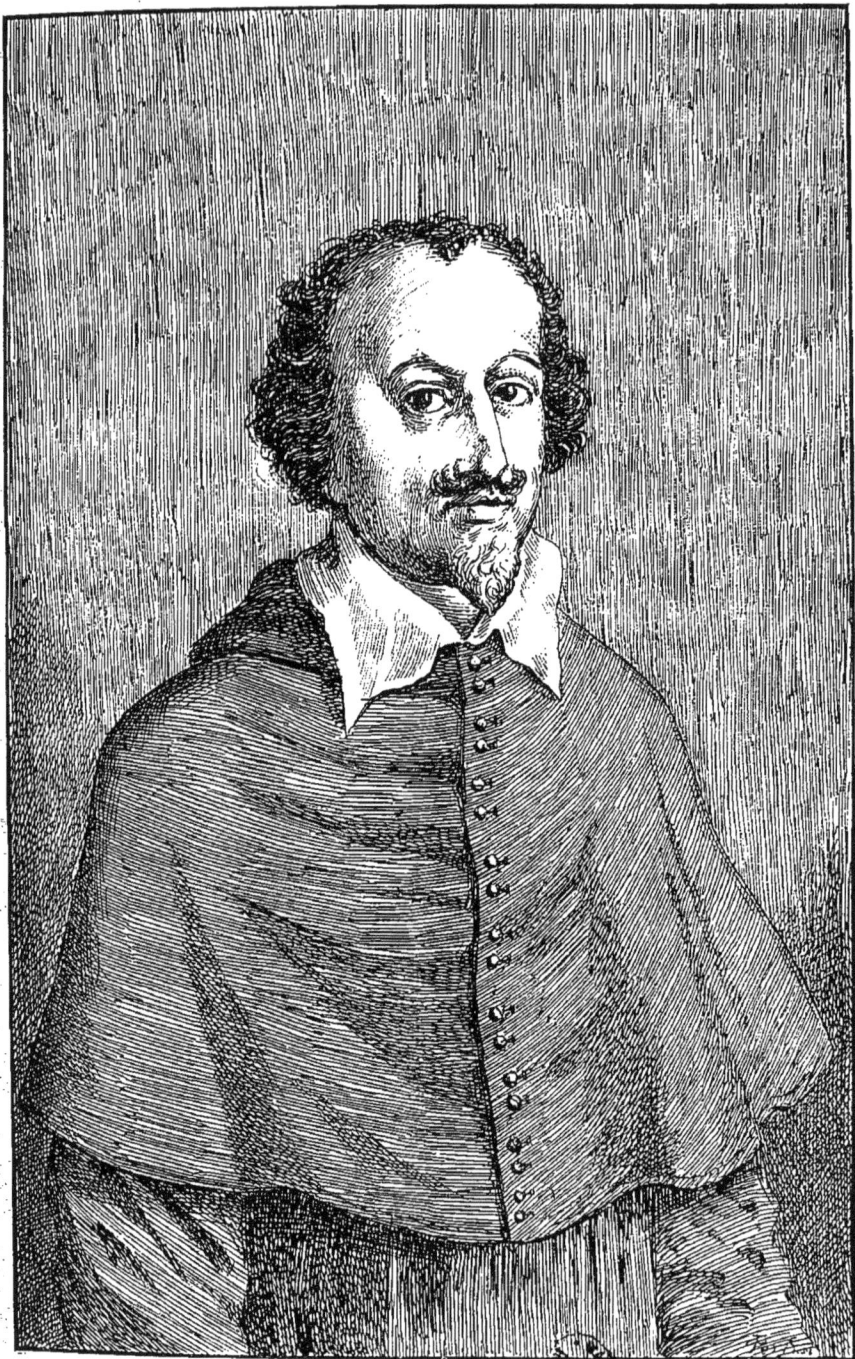

URBAIN GRANDIER.

Dessin de Mercier, d'après une vieille estampe.

de rencontrer dans l'espèce, fut condamné pour s'être mis en relation avec les démons avant de les avoir attaqués.

La possession des Bénédictines eut certes un grand retentissement; mais leur célébrité n'est rien à côté de celle des Ursulines de Loudun, qui furent possédées l'année suivante, c'est-à-dire en 1631.

L'histoire de cette possession fameuse va être pour moi une occasion de vous faire connaître la maladie dans tous ses détails. Il faut que vous sachiez qu'il y avait alors à Loudun un prêtre nommé Urbain Grandier, âgé d'environ quarante ans, très-intelligent, d'extérieur et de manières agréables, et dont on parlait beaucoup, un peu trop peut-être. Il avait eu de grands succès comme homme du monde et comme prédicateur, et cela lui avait attiré la haine féroce de tous ses confrères.

Il fut, sur des dénonciations anonymes et pour manque à la discipline ecclésiastique, condamné par son évêque à jeûner au pain et à l'eau tous les vendredis; mais cet arrêté fut annulé par l'archevêque de Bordeaux. Urbain Grandier en conçut un orgueil facile à comprendre, et revint à Loudun avec la palme du martyre. Sur ces entrefaites, le cardinal de Richelieu envoya dans cette ville le conseiller Laubardemont, chargé d'en raser les fortifications. Cette mesure n'était pas populaire. Grandier s'associa aux opposants, et peut-être même alla-t-il jusqu'à publier contre le grand cardinal un pamphlet resté célèbre. Toujours est-il qu'il eut dès lors contre lui ses rivaux et le gouvernement. Sa perte était décidée, et l'occasion de la réaliser se présenta d'une manière que personne, sans doute, n'attendait.

Il existait à Loudun une communauté d'Ursulines qui se vouaient à l'enseignement. Elle était composée de filles de grandes maisons, car on y voyait madame de Belciel, madame de Sazilly, parente du cardinal, madame de Barbezieux, madame de Sourdis, etc. Il n'y avait même qu'une seule roturière, Sœur Séraphique Archer. Le prieur était un certain abbé Moussaut, qui ne tarda pas à mourir. Peu de temps après, madame de Belciel vit son cadavre lui apparaître un soir, et s'approcher de son lit. Elle poussa des cris qui réveillèrent tout le couvent. Ce spectre revint toutes les nuits. La religieuse raconta ses terreurs à ses compa- gnes, et toutes ensemble elles se mirent à trembler de peur. Il en résulta que bientôt le spectre apparut à chacune d'elles; ce ne fut plus dans le dortoir que cris de terreur et courses folles. Le mot de possessions fut lancé et accueilli par tout le monde : le chanoine Mignon, aidé de deux collègues, vint au couvent pour chasser les diables. La supérieure, madame de Belciel, déclara qu'elle était possédée par Astaroth, et dès que l'exorcisme commença, elle se mit à pousser des hurlements et entra en des convulsions horribles; elle prétendit, dans son délire, que c'était le curé Grandier qui l'avait enchantée, en lui offrant des roses.

Grandier n'était pas le confesseur du couvent, mais là, comme partout, on parlait beaucoup de lui et on l'admirait, malgré sa réputation d'homme léger.

La supérieure dit en outre que Grandier venait chaque nuit depuis quatre mois, et qu'il entrait et sortait en passant à travers les murs.

Les autres possédées, madame de Sazilly entre autres, entrè- rent dans des convulsions qui se reproduisirent tous les jours, surtout au moment des exorcismes.

Les unes, se mettant sur le ventre, rejoignaient leur tête à leurs talons. D'autres arrivaient à poser leur nuque sur la pointe de leur pied, d'autres encore fuyaient en roulant, poursuivies par des prêtres qui les pourchassaient, tenant en main le Saint Sacre- ment : leur langue sortait de leur bouche et devenait noire et toute tuméfiée.

Les hallucinations se joignaient aux convulsions, les possédées

voyaient leur diable : madame de Belciel s'en connaissait sept ;
madame de Sazilly, huit ; madame de la Mothe, quatre ; c'étaient
surtout Asmodée, Astaroth, Leviathan, Isaacharum, Uriel, Béhé-
moth, Dagon, Magon, etc. Dans les couvents, le diable reprend
les noms qu'il porte en théologie.

Dans quelques cas, les religieuses tombaient en catalepsie ;
dans d'autres, elles devenaient somnambules et erraient dans un

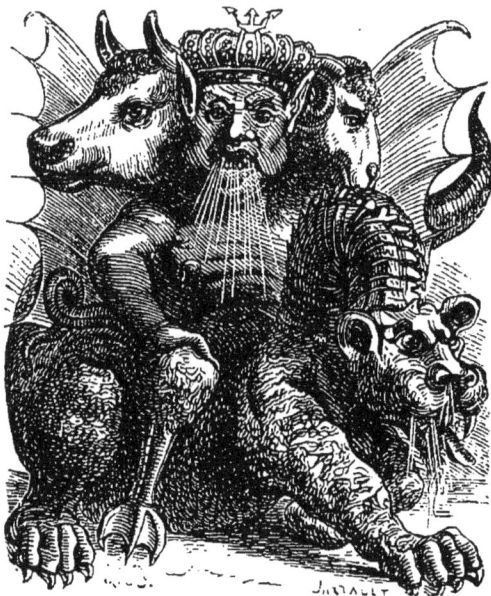

LE DÉMON ASMODÉE.
D'après Collin de Plancy.

état d'automatisme complet. Elles sentaient toujours le diable en
elles, et c'était pour lui obéir qu'elles se roulaient ou prononçaient
des discours incohérents, injuriaient Dieu, blasphémaient et
commettaient des actes abominables.

Laissez-moi vous lire dans le Père Joseph le récit d'un de ces
exorcismes qui réussissaient surtout à développer la fureur hystérique des malheureuses :

« Un jour, la supérieure pria le Père de faire une neuvaine en
l'honneur de saint Joseph, pour obtenir que ses dévotions ne

fussent pas si souvent troublées et interrompues, ce qui fut aussitôt accordé par l'exorciste, lequel ne douta pas du bon succès de cette dévotion extraordinaire, et qui promit, de son côté, de dire des messes à la même intention, dont les démons furent enragés, et, pour s'en venger, le jour des Rois, qui était le troisième de cette neuvaine, ils la troublèrent. Ils rendirent son visage bleuâtre et firent arrêter fixement ses yeux sur une image de la Vierge...

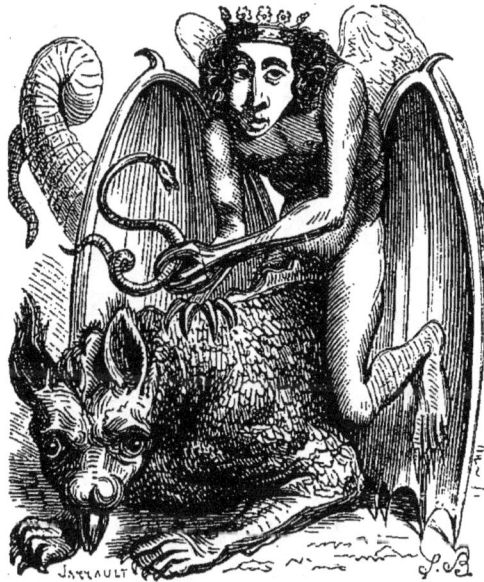

LE DÉMON ASTAROTH.
D'après Collin de Plancy.

Il était déjà tard; mais le Père Surin prit la résolution d'exorciser puissamment, et de faire adorer avec effroi au démon celui devant lequel les mages s'étaient prosternés... Pour cet effet, il fit passer l'énergumène dans la chapelle, où elle prononça quantité de blasphèmes, voulant frapper les assistants et faisant de grands efforts pour outrager le Père même, lequel la conduisit pourtant enfin doucement à l'autel, où il la fit lier sur un banc, et, après quelques oraisons, il ordonna au diable Isaacharum de se prosterner en terre avec signes de révérence et de sujétion, pour honorer l'enfant Jésus ; ce que le démon refusa de faire en blasphémant horriblement. Alors l'exorciste chanta le *Magnificat,* et lorsqu'il vint à ces paroles : *Gloria Patri,* etc., cette impie religieuse, dont

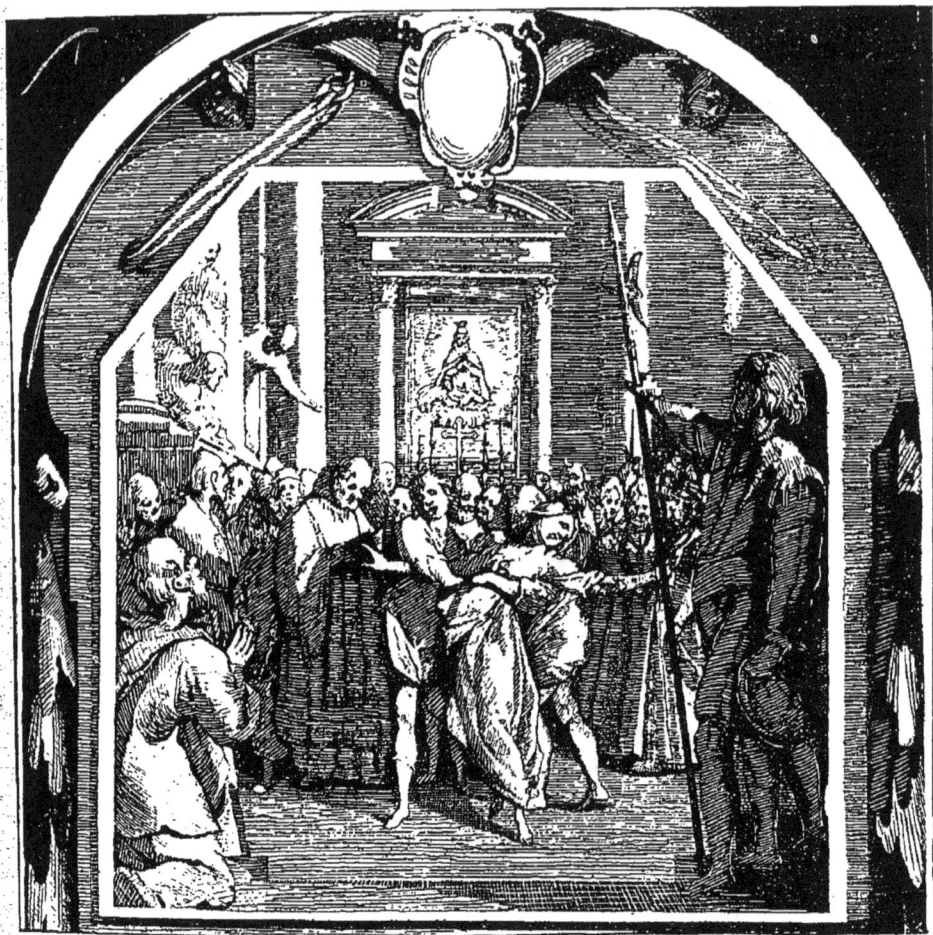

L'EXORCISME DES POSSÉDÉES.
Fac-simile d'une estampe du temps.

le cœur était véritablement rempli du démon, s'écria : « Maudit « soit le Père, maudit soit le Fils, maudit soit le Saint-Esprit, « maudite soit Marie et toute la Cour céleste !... »

« Le diable redoubla encore ses malédictions contre Marie, à l'occasion de l'*Ave, maris stella,* et dit qu'il ne craignait ni Dieu

ni Marie, et qu'il les défiait de l'ôter du corps qu'il occupait... On
lui demanda pourquoi il défiait un Dieu qui est tout-puissant. « Je
« le fais par rage, répliqua-t-il, et désormais ni moi ni mes compa-
« gnons ne ferons plus autre chose. » Alors il recommença ses
malédictions, et il maudit en même temps la neuvaine. Le Père

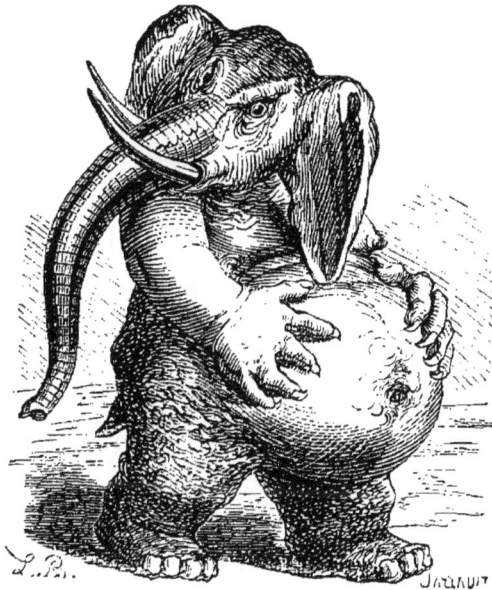

LE DÉMON BÉHÉMOT.
D'après Collin de Plancy.

Surin commanda de nouveau à Isaacharum d'adorer Jésus et de
faire satisfaction tant à ce divin enfant qu'à la sainte Vierge, de
tant de blasphèmes qu'il avait vomis contre eux... Isaacharum
n'étant pas traitable, il refusa d'obéir... Le *Gloria* qui fut chanté
sur-le-champ ne servit qu'à lui faire proférer de nouveaux blasphèmes contre la Vierge. Il fut fait encore de nouvelles insistances
pour obliger le diable Béhémot à faire amende honorable à Jésus,
et Isaacharum à sa sainte Mère, pendant lesquelles la supérieure
ayant eu de grandes convulsions, elle fut déliée, parce que l'on
s'imagina que le démon voulait obéir ; mais Isaacharum, la laissant tomber par terre, s'écria : « Maudite soit Marie, et maudit soit

« le fruit qu'elle a porté. » L'exorciste lui recommanda à l'instant
de faire satisfaction à la Vierge de ces horribles paroles en se
vautrant sur la terre comme un serpent, en léchant le pavé de
la chapelle, en trois endroits, de demander pardon en termes
exprès… Mais il y eut encore refus d'obéir, pour le coup, jusqu'à
ce que l'on vînt à continuer le chant des hymnes. Alors le diable
commença à se tordre; et en se vautrant et se roulant, il conduisit
son corps jusqu'au bout de la chapelle, où il tira une grosse langue
bien noire, et lécha le pavé avec des trémoussements, des hurlements et des contorsions à faire horreur. Il fit encore la même
chose auprès de l'autel, après quoi il se leva de terre et demeura
à genoux, avec un visage plein de fierté, faisant mine de ne vouloir pas passer outre ; mais l'exorciste, avec le Saint Sacrement en
main, lui ayant commandé de le satisfaire de paroles, le visage
changea et devint hideux, et, la tête se pliant en arrière, on
l'entendit prononcer d'une voix forte et précipitée, qui était tirée du
fond de la poitrine : « Reine du ciel et de la terre, je demande
« pardon à votre majesté des blasphèmes que j'ai dits contre votre
« nom. »

En 1635, on ne parlait en France que des possédées de Loudun ; le frère du Roi, Gaston d'Orléans, fit le voyage pour les voir.
Les exorcistes, les Pères Surin, Tranquille et Lactance, lui donnèrent le spectacle des convulsions, et c'est ce jour-là que survint
un phénomène curieux ; le Père Surin, en train d'exorciser, fut
pris lui-même d'une attaque de possession ; il perdit connaissance
et se roula par terre : il déclara ensuite que Isaacharum avait
pénétré dans son corps. Devant le prince, madame de Belciel eut
les postures les plus inouïes. — Sœur Agnès était possédée par
Asmodée et Behérit; devant le duc d'Orléans, elle fut prise de
convulsions. Elle refusa d'embrasser le ciboire, et se tordit sur
elle-même au point qu'elle formait un vrai cercle et que ses pieds
touchaient son front : elle proféra d'horribles blasphèmes. Madame

4.

de Sazilly était possédée par le diable Sabulon : il la fit courir autour de l'église, tirant une grande langue noire et toute parcheminée.

Au milieu de ces folies, les Ursulines de Loudun n'oubliaient pas d'accuser Grandier et de se dire ensorcelées par lui. Il avait fait avec le diable des pactes dont l'un venait du sabbat

LETTRE DU DIABLE.

Fac-simile d'une pièce existant à la Bibliothèque nationale.

d'Orléans, et était composé de chair d'enfants morts sans baptême. L'archevêque de Bordeaux ordonna de laisser Grandier en paix et de soigner les nonnes. Mais cela ne faisait pas l'affaire de Laubardemont, qui partit pour Paris, et en revint avec un ordre qui lui donnait plein pouvoir pour instruire contre le magicien Grandier et le condamner sans appel au Parlement et sans recours au Roi. Il avait sa vengeance, et Grandier allait payer cher son pamphlet.

Il fut immédiatement jeté en prison malgré ses protestations et les supplications de sa vieille mère, et l'on procéda aux constatations. Une suite d'exorcismes furent tentés contre les énergumènes et contre lui, et c'est dans une de ces séances mémorables que l'on reçut une lettre du diable, encore aujourd'hui à la Bibliothèque nationale, et dont je vous montre la photographie. Vous voyez qu'Asmodée y promet en son nom et au nom de ses camarades Grésil et Amand de tourmenter particulièrement madame de Belciel.

Un jour enfin, après des mois entiers, où les exorcismes avaient été infructueux, Grandier demanda à chasser lui-même les démons. On le lui accorda. Une grande assemblée fut convoquée en l'église Sainte-Croix, et, après les prières, on amena les possédées. A la vue de Grandier qui prononçait les paroles sacramentelles, elles entrent en fureur, poussent des cris de rage, gambadent, se roulent sur le sol. Jamais on n'avait vu pareil scandale.

On apporte les pactes de Grandier, et on les brûle dans un brasier. Les possédées s'échappent de nouveau, entourent le pauvre prêtre, le griffent, le frappent, au point qu'on est obligé de le ramener en hâte à sa prison.

Peu de jours après, le tribunal s'assembla et déclara Grandier magicien. Il fut condamné à faire amende honorable en chemise, tête nue, la corde au cou, et à être ensuite brûlé vif. L'arrêt ajoutait qu'il subirait en outre la question.

Mais auparavant, il fallait chercher sur lui le *sigillum diaboli,* le point insensible que vous connaissez. Laubardemont ne put trouver pour cela de chirurgien, il fut obligé d'en faire arrêter un par les archers. On ne rencontrait nulle part le sceau du diable. Laubardemont ordonna alors au chirurgien d'arracher les ongles des mains et des pieds, pour voir si le fameux sceau ne serait pas au-dessous. Le chirurgien refusa d'obéir, il fondit en larmes, et demanda pardon à Grandier de ce qu'il avait déjà été obligé de faire.

On conduisit alors le malheureux condamné à la chambre de la torture, où le tribunal était assemblé.

Les moines exorcisèrent les instruments du supplice, et l'on commença la question du brodequin : dès le premier coup de maillet, on entendit un horrible craquement; c'étaient les jambes du pauvre prêtre qui venaient de se briser. Le malheureux poussa un tel cri que le bourreau recula. Le moine Lactance se jeta sur le tortionnaire, en lui criant : « Cogne! mais cogne donc! » Grandier, revenu à lui, déclara qu'il n'était pas coupable de magie. Le bourreau, les larmes aux yeux, lui montra alors quatre coins qu'il allait être obligé d'enfoncer. « Mon ami, lui dit Grandier, vous pouvez en mettre un fagot. » Le Père Tranquille fit alors remarquer au bourreau qu'il s'y prenait mal, et lui montra comment il fallait faire pour que la douleur fût plus grande. Les huit coins furent placés.

Le bourreau n'en avait plus et dut en aller chercher.

Laubardemont lui dit d'en mettre deux autres; ému comme il l'était, cet homme ne put y parvenir. On vit alors un horrible spectacle : les Capucins Lactance et Tranquille, relevant leur froc, s'emparèrent des maillets et enfoncèrent eux-mêmes les coins avec rage.

Laubardemont, pris de pudeur, ordonna d'arrêter : les jambes du malheureux prêtre étaient crevées, réduites en bouillie, et les esquilles d'os sortaient de toutes parts.

La torture avait duré trois quarts d'heure. On coucha Grandier sur de la paille, en attendant l'heure du dernier supplice. A quatre heures, on le porta sur une charrette, et, au milieu d'une foule immense, on le conduisit devant l'église Saint-Pierre, où il fit amende honorable, et finalement au bûcher, autour duquel se trouvaient des estrades chargées des plus belles dames de la ville. Le bourreau le prit à brassée sur la charrette et l'assit sur le bûcher. Là, on lui lut pour la cinquième fois son arrêt.

Dans un moment de douceur, Laubardemont lui avait promis qu'on l'étranglerait avant d'allumer le feu; mais les moines avaient pendant le trajet fait des nœuds à la corde. Ils repoussèrent le bourreau, se jetèrent sur Grandier et le frappèrent à grands coups de crucifix. Comme la foule commençait à se soulever et que le condamné refusait toujours d'avouer son prétendu crime, le moine Lactance prit une torche et enflamma lui-même la paille du bûcher. Le bourreau se précipita pour étrangler; mais, je vous l'ai dit, la corde était nouée, et il ne put y parvenir.

C'est un prêtre catholique, Ismaël Bouilliau, qui nous rapporte la chose lui-même avec indignation.

En quelques minutes les flammes gagnèrent la chemise de Grandier, et on put le voir se tordant au milieu du brasier. A ce moment une nuée de pigeons vint tourbillonner autour du martyr et s'envola ensuite vers le ciel.

La mort du malheureux curé fut loin d'apaiser la possession; les Ursulines continuèrent leur existence d'énergumènes jusqu'à ce qu'on eût pris la résolution de les isoler les unes des autres. Puis les jeunes filles de la ville furent atteintes à leur tour par des démons qui s'appelaient Charbon d'impureté, Lion d'enfer, Féron et Malon. L'épidémie gagna même les environs. Les filles de Chinon furent presque toutes frappées, et deux prêtres accusés de magie; fort heureusement, le coadjuteur de l'évêque de Poitiers procéda avec bon sens et dispersa les énergumènes. Bien mieux, la ville d'Avignon, la terre du Pape se remplit à la même époque de possédées. L'épidémie de Loudun avait atteint les esprits même au loin : à plus forte raison les acteurs de ce drame furent-ils vivement impressionnés. Grandier n'était pas mort depuis un an que les Pères Lactance, Tranquille et Surin devenaient complétement fous et se croyaient possédés par les démons. Il en était de même du chirurgien qui avait assisté à la torture et du lieutenant qui avait présidé à l'exécution. Ils moururent misérablement, méprisés de tous, se roulant dans d'horribles contorsions et réduits à l'état de la brute [1].

L'horrible tragédie de Loudun était encore présente à tous les esprits, la vérité commençait à peine à se faire sur le martyre du malheureux Grandier, quand on apprit que les démons venaient d'envahir le couvent des Filles de Sainte-Élisabeth, à Louviers.

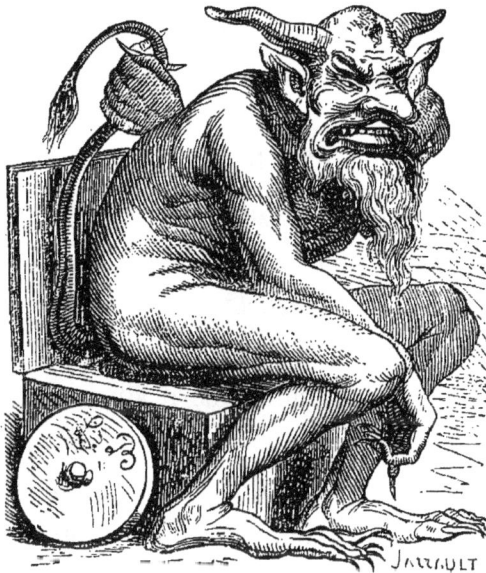

LE DÉMON BELPHÉGOR.

D'après Collin de Plancy.

Ici encore le zèle d'un confesseur était le point de départ, sinon la cause du mal. Mais quelle différence entre Grandier et le curé Picard, de Louviers! Autant le premier était charmant, gai, homme à succès, autant l'autre était triste et ascétique. Sa barbe était longue et négligée, son visage pâle. Il marchait les yeux baissés et s'habillait sans recherche, il parlait lentement et d'une voix douce. Dans ses longues messes, il s'arrêtait comme ravi en extase.

Les saintes Filles de Louviers voulurent rivaliser de piété avec

[1] Pour plus de détails sur la possession de Loudun, voyez l'ouvrage du docteur Gabriel Legué.

leur directeur : on les vit jeûner des semaines entières, passer des nuits en prière, se déchirer à coups de discipline et se rouler à moitié nues dans la neige.

Vers la fin de 1642, le curé Picard mourut subitement. Les religieuses, déjà bien près de la folie, succombèrent tout à fait; elles virent leur confesseur revenant la nuit comme un spectre, et les convulsions survinrent absolument comme à Loudun.

Comme à Loudun aussi, les malheureuses furent prises d'une horreur effroyable de tout ce qui avait été jusque-là leur vie et leur amour. Elles se mirent à blasphémer, à hurler, à se tordre par terre. La vue de l'hostie redouble leur fureur, elles en arrivent à cracher sur le Saint Sacrement. Puis elles se roulent sur le pavé de l'église, qu'elles remplissent de leurs clameurs; elles sautent en l'air comme poussées par des ressorts.

Un théologien de l'époque, Jean Lebreton, qui a eu l'occasion de les voir et de les exorciser, nous décrit ainsi leur possession :

« Ces quinze Filles témoignent maintenant dans le temps de leur communion une horreur étrange du Saint Sacrement, lui font la grimace, lui tirent la langue, crachent contre lui et le blasphèment avec une apparente impiété extrême.

« Elles blasphèment et renient Dieu plus de cent fois par jour avec une audace et une impudence effroyables.

« Plusieurs fois par jour elles témoignent de grands transports de fureur et de rage durant lesquels elles se disent démons, sans offenser néanmoins personne et sans blesser la main des prêtres, lorsqu'au plus fort de leur rage ils leur mettent les doigts dans la bouche.

« Durant ces fureurs et ces rages, elles font d'étranges convulsions et contorsions de leur corps, et entre autres se courbent en arrière en forme d'arc sans y employer les mains, et en sorte que tout le corps est appuyé sur le front autant et plus que sur leurs pieds et tout le reste en l'air, et demeurent longtemps en cette posture et

la réitèrent très-souvent. Après tous ces efforts et mille autres con-
tinués pendant quelquefois quatre heures durant, principalement
dans les exorcismes et pendant les plus chaudes journées des jours
caniculaires, elles se sont, au sortir de là, trouvées aussi saines,
aussi fraîches, aussi tempérées et le pouls aussi haut et aussi égal
que si rien ne leur était arrivé.

« Il y en a parmi elles qui se pâment et qui s'évanouissent durant
les exorcismes comme à leur gré, en telle sorte que leur pâmoison
commence lorsqu'elles ont le visage le plus enflammé et le pouls
le plus fort. Pendant cet évanouissement, qui dure quelquefois
une demi-heure et plus, on ne peut remarquer, ni de l'œil, ni de
la main, aucune respiration en elles. Et elles reviennent de cet
évanouissement sans qu'on y emploie aucun remède et d'une façon
encore plus merveilleuse que n'en a été l'entrée ; car c'est en remuant premièrement l'orteil, puis le pied, puis la jambe, puis la
cuisse, puis le ventre, puis la poitrine, puis la gorge, mais ces
trois derniers par un grand mouvement de dilatation, le visage
demeurant cependant toujours apparemment interdit de tous ses
sens, lesquels il reprend tout à coup en grimaçant ; et la religieuse
hurlant et retournant en même temps en des violentes agitations
et précédentes contorsions. »

Retenez cette description, Messieurs, on ne peut donner un
meilleur aperçu de la crise hystérique telle que nous l'observons
maintenant tous les jours.

Au dix-septième siècle, on y voyait l'effet des démons, et voici
les preuves que donnait de leur présence l'exorciste Bosroger,
Capucin de Rouen, qui fut chargé de traiter la possession de
Louviers :

« La première preuve, dit-il, est prise des continuels, horribles
et injustes blasphèmes que profèrent malgré elles ces pauvres
filles à toutes heures et à tous moments, et qui, par un sentiment
de compassion, tirent les larmes des yeux aux personnes sages,

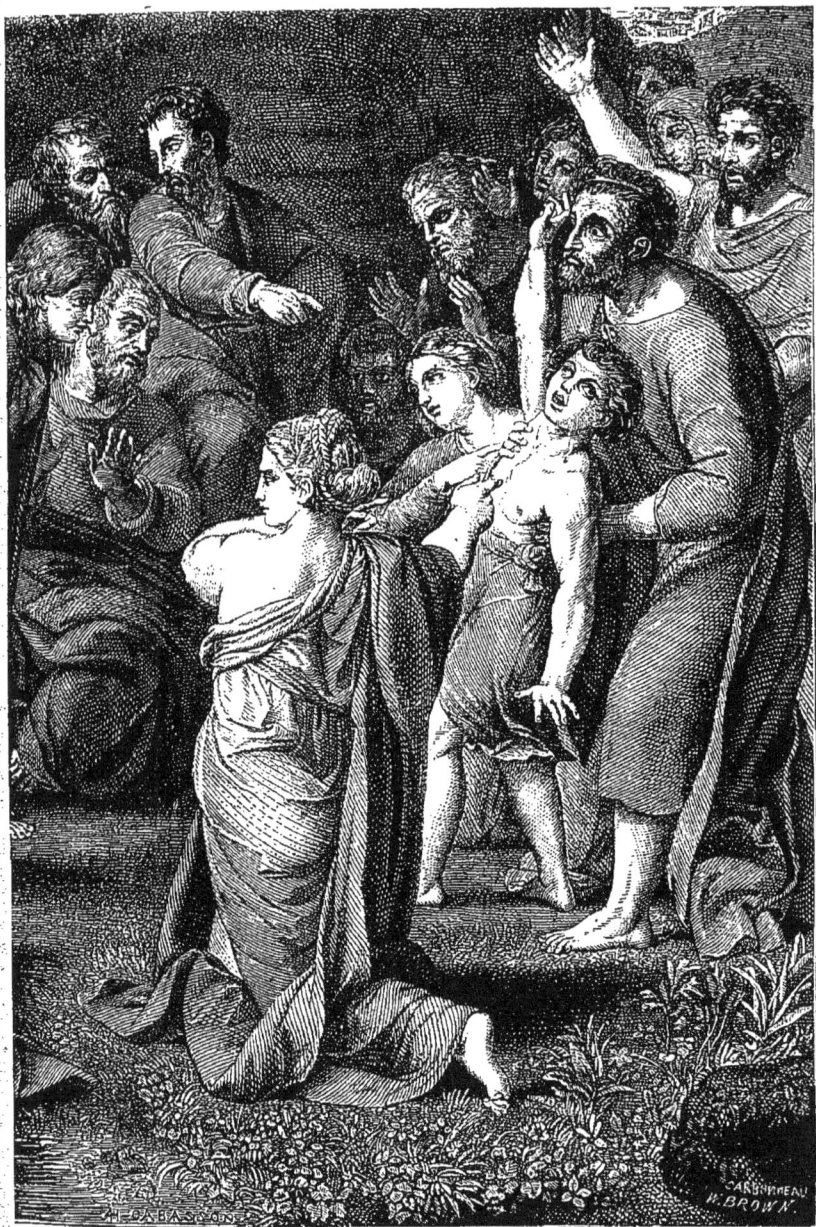

LE POSSÉDÉ DE RAPHAEL.

Extrait du tableau dit *la Transfiguration*. — Musée du Vatican

et fait porter ce jugement en leur esprit, que ces horreurs proviennent nécessairement d'un principe étranger, et en cela ils discernent infailliblement l'opération diabolique, n'étant pas imaginable qu'une si grande multitude de dix-huit religieuses nourries si saintement souillassent leurs bouches par tant de blasphèmes. C'est une fantaisie d'esprit de vouloir dire que c'est par folie, car on les voit raisonner solidement en toutes autres choses.

« La seconde preuve est celle-ci : on les voit souvent dire des paroles sales, telles que les profèrent les débauchés et les femmes perdues, et elles raisonnent aussitôt en tout le reste comme nous venons de dire ci-dessus des blasphèmes : ce qu'un esprit sage sait assurément ne pouvoir venir de jeunes filles nourries si purement dans la religion ; mais il faut que cela procède de la force d'un charme et d'un démon qui leur est attaché, et en cela se voit visiblement l'opération des diables.

« Troisième preuve. Que pourrait conclure un bon esprit de la description si étonnante qu'elles font du sabbat, du bouc, des horreurs qui s'y commettent, de l'explication qu'elles en donnent et de toutes leurs circonstances, sinon que ce sont leurs démons qui y président qui leur ont révélé ces choses terribles?

« Quatrième preuve. Pourquoi cette aversion si étrange des sacrements de confession et de communion qui lors leur fait produire tant de rage, tant de résistance, tant de contorsions et de blasphèmes? D'où peut procéder tout ce désordre? Non d'une fille que l'on voit quelques instants après adorer Dieu, mais du démon ennemi des sacrements.

« Cinquième preuve. On voit des actions si entremêlées, si opposées se faire presque en même temps en elles : louer Dieu en ce moment et, au suivant, le blasphémer, parler des choses saintes et à l'instant proférer des saletés et dire des effronteries; nous avons vu plusieurs fois ces filles, en leur disant adieu, témoigner mille regrets et de grands ressentiments pour l'absence des personnes qui leur sont nécessaires, et venir jusqu'aux larmes ; et à l'instant la même bouche proférer des exécrations, des malédictions et des imprécations : Que le diable te rompe le col, qu'il t'emporte en enfer, qu'il t'enfonce dans les entrailles de Béelzebuth! D'où viennent ces mouvements si contraires ? Du propre de la fille et de l'assistance du démon : n'étant pas possible, moralement parlant, qu'un seul esprit fasse tant de diverses saillies, et passe si promptement d'une extrémité à l'autre. Ceux qui, avec prudence, ont considéré ces mouvements si divers, ont vu facilement en ces filles la résidence de deux esprits opposés, l'humain et le diabolique, comme ils ont vu deux opérations diverses et opposées.

« La sixième preuve est prise des horribles opérations intérieures des démons, des tentations insupportables de tous genres, des afflictions démesurées d'esprit, passant l'humain, des ruses inconcevables, des piéges subtils, des oppressions des sens intérieurs, des soustractions de toutes lumières, et des attributions que font les diables de leurs propres malices à ces pauvres filles, chargeant par toutes voies et subtilités de leur faire accroire qu'elles-mêmes opèrent ces horreurs, qu'eux exercent diaboliquement et très-subtilement ; et enfin des agonies extrêmes où ils réduisent leurs esprits, et, en un mot, du terrible état où ils les mettent par ces tentations, certes toutes au-dessus des forces humaines.

« Septième preuve. Il n'est aucunement à présumer que tant de filles de si différentes complexions et se portant fort bien d'ailleurs soient affligées d'une même maladie, ayant pour mêmes symptômes les paroles de blasphème et de saleté, ou qu'elles soient folles d'une même folie, raisonnant fort bien en tout le reste. »

Ainsi l'idée de la folie est venue, mais on la repousse, tant la probabilité d'une intervention du malin esprit paraît plus naturelle!

Les malheureuses étaient d'ailleurs poursuivies par d'horribles hallucinations. L'une voyait une tête noire ébouriffée, sans corps

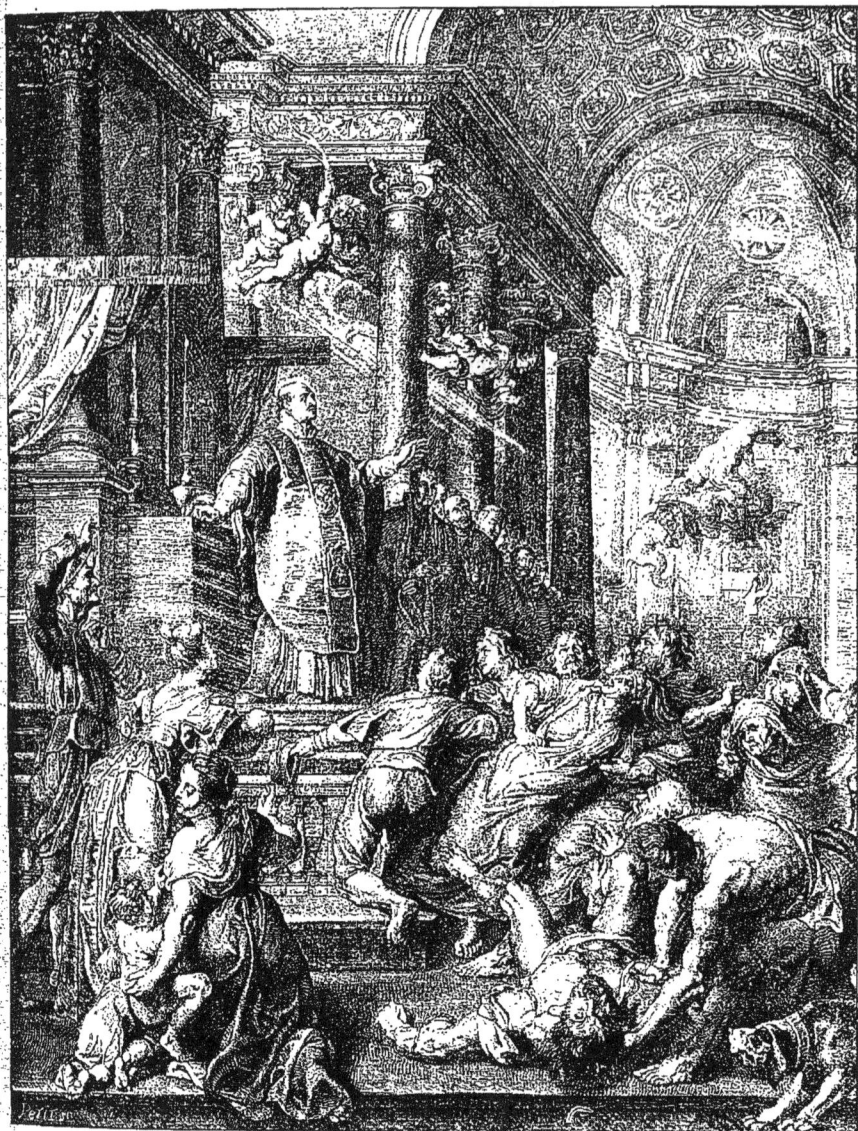

SAINT IGNACE EXORCISE UNE POSSÉDÉE. Par RUBENS.

et sans membres, qui toute la nuit la regardait ; une autre avait sans cesse sous les yeux un démon qui la tentait, qui l'accompagnait partout, riant bien fort de tout ce qu'elle pouvait dire ou faire. Une troisième, plus singulière encore, voyait près d'elle, en même temps que le démon Belphégor, le Christ en croix qui se transportait tout d'une pièce partout où elle allait, et qui descendait de l'instrument de supplice et la venait embrasser chaque fois qu'elle avait résisté au diable.

Une de ces pauvres hallucinées, la Sœur Marie du Saint-Sacrement, a rédigé de sa propre main un long mémoire sur les maux qu'elle endurait. Bosroger nous l'a conservé tout entier. Je vous en présente quelques extraits, qui me seront d'une grande utilité pour ma thèse [1] :

« Le curé Mathurin Picard passant une fois auprès de moi et m'ayant touchée sur l'estomac, je ne tardai guère de temps après sans être tourmentée par des pensées qui m'inquiétaient, et, étant couchée vers les neuf heures du soir, je vis tomber par trois fois du plancher de grosses étincelles de feu sur notre couverture. J'eus grande frayeur... On m'arracha d'autres fois la discipline de la main, on me la jeta au visage, on me poussa rudement. Un jour, dans l'infirmerie, on me tira trois fois par la manche, on éteignit ma chandelle au grenier, et, m'ayant pris par le nœud de ma corde, on me transporta et l'on me précipita du haut de la montée. On tirait souvent ma couverture ; puis un jour, se posa une masse pesante sur mes épaules qui me pensa étouffer : je me traînai comme je pus vers la chambre de la Mère, et je sentis tomber cette masse avec un grand bruit. A cet instant je fus moi-même précipitée et blessée, jetant le sang par le nez et par la bouche.

« Une nuit, vers dix heures, on vint frapper deux petits coups à la

[1] Pour plus de détails sur la possession de Louviers, voyez CALMEIL, *De la folie*, p. 73.

porte de notre cellule ; je dis : *Ave, Maria,* comme c'est la coutume de la religion, et je vis une forme de religieuse.

« Elle commença à me dire d'une voix assez triste : — Ma sœur, je vous prie, n'ayez pas peur, je suis la Sœur de la Passion, et je suis retenue en Purgatoire, jusqu'à ce que j'aie satisfait à la justice divine...

« Le 27 ou le 28 février de l'année 1642, travaillée que j'étais d'afflictions, je commençais à m'assoupir vers les neuf heures et demie. Lorsqu'on sonna matines, je dormais, mais bientôt je m'éveillai. On me tourmente, je crie. Hélas ! j'avais un peu de repos, il s'en fallait bien étonner. On ouvre notre porte fort doucement ; je regarde et j'avise la forme d'un prêtre qui avait sa robe de chambre. Je m'effraye et j'appelle hautement Dieu à mon aide, sur quoi le fantôme changea de forme et ouvrit une grande gueule pour me dévorer, en criant et hurlant : — Tu es à moi ; nous verrons qui aura plus de force de nous deux. — Je dis trois fois : — O mon Dieu ! miséricorde ! secours ! Le spectre jeta à l'instant du feu et des flammes partout, hurlant terriblement : — Tu as beau faire, tu ne m'échapperas pas, ou je cesserai d'être. Enfin, je fus tellement battue de toutes parts que je ne savais de quel côté me tourner.

« Sur la fin du mois de mai, entrant dans notre cellule, je trouvai sur notre couche un petit billet écrit en latin. Je faisais tout mon possible pour le lire, et je ne pouvais en venir à bout. Le diable prit la forme de la Mère de l'Assomption, qui me demanda à voir ce papier. Je le lui donnai aussitôt. Après avoir bien discouru, le diable passa par la petite fenêtre qui était dans la cellule. Il revint depuis et me tourmenta beaucoup : il me pinçait, piquait, et me mordait. Une de nos Sœurs vint apporter du linge dans notre cellule et me délivra de ce cruel tourment.

« M. d'Évreux vint le lendemain matin et fit sa visite dans le couvent. Et, comme il venait de passer devant notre cellule, le diable

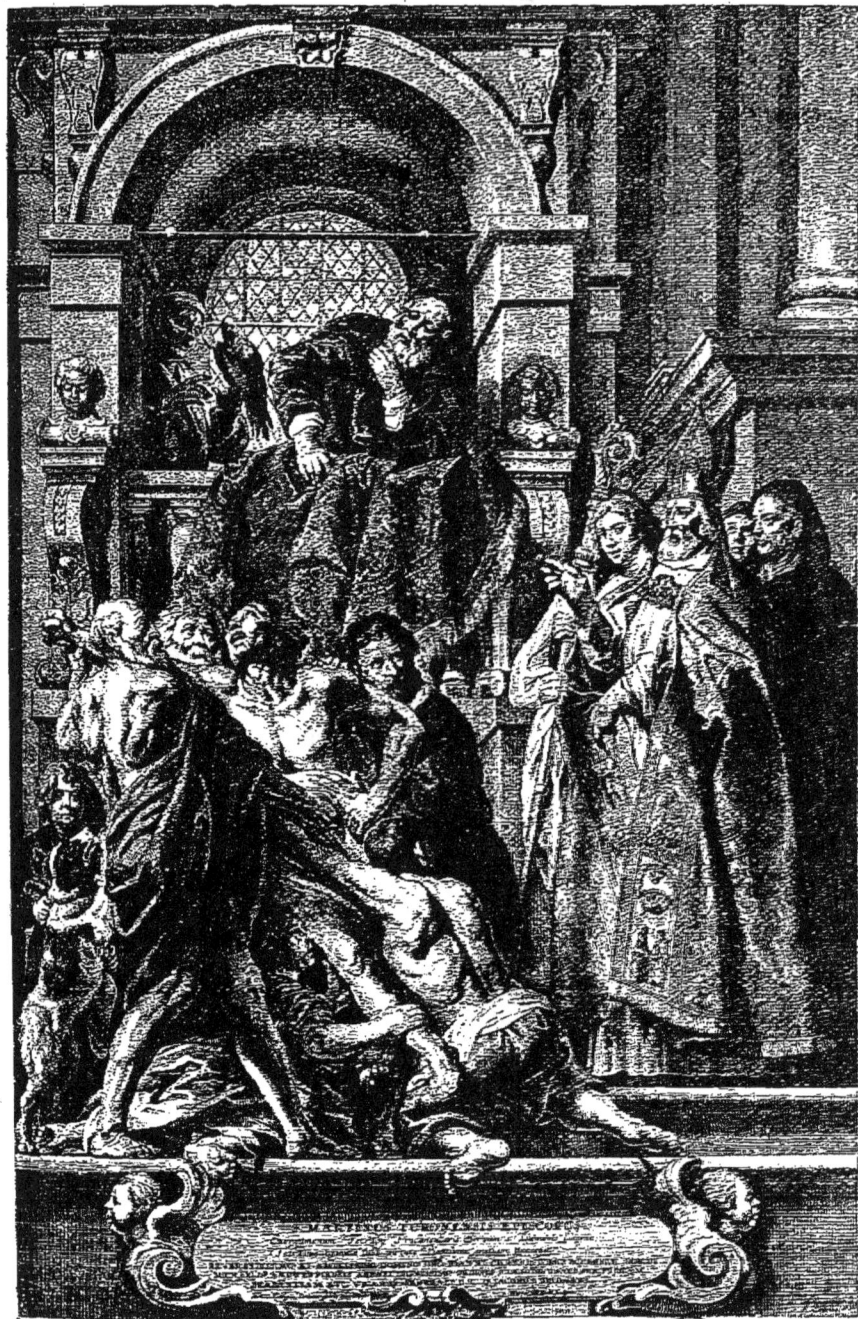

SAINT MARTIN EXORCISE UN POSSÉDÉ. Par JORDAENS.

Fac-simile d'une estampe de la Bibliothèque nationale, reproduisant un tableau du Musée de Bruxelles.

prit la forme de notre Père confesseur, qui vint me dire, tenant un papier : — Ma fille, voilà un écrit que j'ai fait faire à M. d'Évreux, il faut que vous le signiez. J'entrai dans la cellule d'auprès, car je n'avais pas d'encre dans la nôtre, et il se tint à la porte pendant que je mettais mon nom où il avait dit. — Je m'en vais, dit-il, car si l'on me voyait seul avec vous, cela scandaliserait. Je vous le lirai une autre fois, gardez-le. Il sortit aussitôt, je pliai ce papier que je mis sur mon estomac; mais je ne le portai guère loin, car en entrant dans le dortoir, qui était proche, on me le prit.

« Je fus fort triste et envoyai promptement dire à notre Père qu'il me vînt trouver au parloir, que c'était chose pressée. Il était à la grille avec M. l'évêque et le Révérend Père Benoît. Je dis à notre Père qu'on m'avait pris ce papier sans savoir qui c'était. Monsieur lui demanda ce que c'était, mais il dit qu'il n'en savait rien, et je leur dis comment tout s'était passé. Monsieur écrivit une protestation contre tout ce que le diable m'aurait fait faire par tromperie, puis il me fit signer. Le diable paraissait tous les jours en forme très-horrible, et il me montrait ce papier. Par deux fois, il me prit les deux mains, et me fit voir ce qui était écrit dedans. C'étaient d'horribles blasphèmes contre Dieu, contre Jésus-Christ, contre la très-sainte Vierge, contre les anges.

« Un autre jour, le diable prit la forme d'une religieuse qui me montrait des témoignages d'une grande affection, parce que nous avions été compagnes avant que d'entrer en religion. Il me vint trouver à l'heure du silence, me témoignant de grands regrets de me voir ainsi travailler et être tous les jours, jusqu'au soir, sans manger, me disant qu'on avait envie de me faire mourir, ou tout le moins de me faire troubler.

« Le diable, à plusieurs fois, prit la forme de cette religieuse pour me tromper, m'apportant des roses et des œillets. Quelquefois elle me les montrait pour me divertir, puis, quand elle m'avait menée dans un lieu éloigné, elle me faisait beaucoup souffrir, car elle me frappait rudement, et me mordait comme un chien.

« Une autre fois que je roulais en mon esprit l'état étonnant dans lequel je me trouvais à cause de ces piperies et transformations fréquentes, et que pour me préserver notre Père confesseur avait ordonné à la Mère vicaire de me venir voir de temps en temps, le diable, qui est toujours au guet, se servit de cette occasion, prenant la forme de la Mère vicaire, et cette détestable figure ne manqua pas de faire toutes les mines qu'il fallait pour me donner croyance.

« Elle me proposa quantité de fausses doctrines et hérétiques, en sorte que je croyais que ces méchantes doctrines-là m'enseignaient le vrai chemin pour aller à Dieu, et me résolus de l'entretenir sur ce sujet. Je fus bien environ huit jours dans ces entretiens, qui étaient tout remplis de blasphèmes et d'erreurs.

« Une nuit, étant couchée, un jeune homme parut dans notre cellule. Je faisais des signes de croix, je disais : *Verbum caro factum est;* je jetais de l'eau bénite. Mais cet impudent se moquait, il voulait me tourmenter; j'eus recours à Dieu, disant tout haut : — Mon Dieu! je n'en puis plus; donnez-moi de la force. — La Mère de l'Assomption me demandait ce que c'était. Je ne lui répondis point, je ne faisais que crier. Il ouvrit notre porte et s'en alla par une cheminée qui était en notre cellule. Il me traînait avec lui parce que je le tenais et ne le voulais point quitter, de sorte qu'il m'enleva bien à deux pieds de terre, et j'eus peur d'être enlevée hors de notre couvent. Je quittai ma prise et retombai dans notre chambre, où l'on me trouva la main pleine et gâtée de la graisse dont ce sorcier s'était frotté. Elle était très-puante et noire, tirant sur le rouge. On m'essuya les mains avec un linge blanc, qu'on jeta tout aussitôt dans le feu.

« Un ange de lumière, dont il sera parlé fort souvent, me jure, me persuade que le confesseur du couvent est un vrai magicien, qu'il est amoureux de moi, et qu'en bref il me doit découvrir sa flamme. Enfin, ce pipeur en vient aux transformations ; il se travestit comme lui de gestes, d'habits et de paroles ; il donne les mêmes enseignements et consolations, se fait tout pareil à notre Père et en prend complétement la forme, lequel un jour, bien matin, entra dans notre cellule et commença à me déclarer sa passion...

« Après la messe, je fus au confessionnal trouver notre Père, je lui racontai tout ce que cet ange m'avait dit. Il demeura tout étonné et ne savait que me dire, sinon qu'il me répliqua : — Ma fille, vous savez qui je suis et qui sont mes parents ; je vous laisse à penser quel sujet j'aurais eu qui m'aurait pu conduire à être si misérable ; vous connaissez ma vie, ai-je jamais donné mauvais exemple ? »

La lecture de cette longue déposition ne laissera, je suppose, Messieurs, aucun doute dans votre esprit. Quelle suite étrange d'hallucinations ! Et il en est de même chez toutes les autres.

A l'une, Dagon donne une telle force qu'elle brise comme une paille la corde qui ceint ses reins.

Une autre, possédée par le même diable, essaye vainement de s'emparer de l'hostie que le prêtre tient à l'élévation, mais elle se sauve, emportant la patène entre ses dents.

Dagon, Accaron, Orphaxat soulèvent de terre les dix-huit malheureuses, les roulent, les font courir sur les toits ou sur la crête des murs, et les tiennent *en arc,* pareilles à des arches de pont, pendant des heures, quelquefois par terre, quelquefois ne reposant que sur les bords de la margelle d'un puits.

Et tout cela se passe au milieu d'exorcismes qui ne font qu'exaspérer le mal, jusqu'à ce qu'un événement important vienne changer subitement le cours des choses.

Un jour de cérémonie, en février 1643, pendant un sermon où l'exorciste venait de vanter la suprématie de Dieu sur le

démon, une religieuse, Madeleine Bavan, s'écria qu'on verrait
bien si Satan ne finirait pas par triompher.

L'évêque d'Évreux cherchait depuis longtemps le moyen d'in-

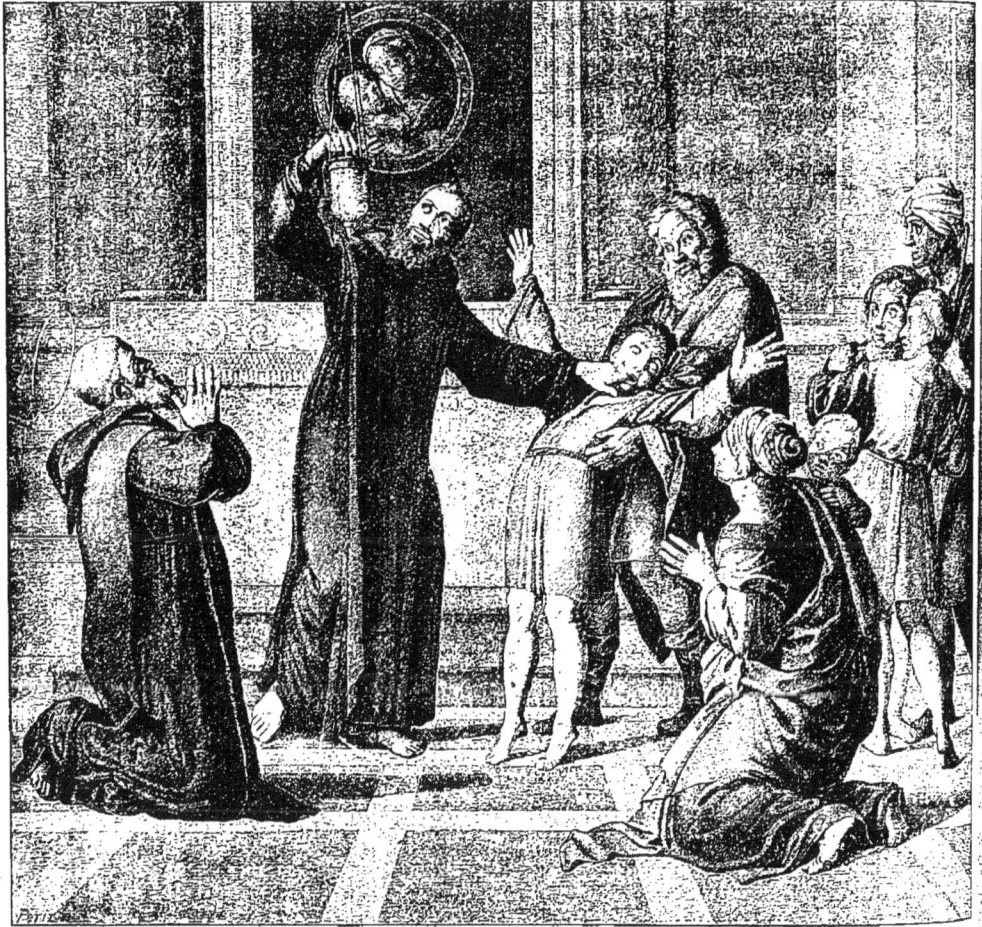

SAINT NIL GUÉRISSANT UN POSSÉDÉ. Par le DOMINIQUIN.
Fac-simile d'une estampe de la Bibliothèque nationale, reproduisant une fresque du cloître de
Grotta-Ferrata.

troduire une instance en sorcellerie; il profita de cet incident et
fit interroger la Sœur Bavan, qui déclara qu'elle s'était donnée au
diable sur la proposition du curé Picard, aux instances duquel
elle avait depuis longtemps cédé.

Elle fut donc convaincue d'avoir signé un pacte de son sang, d'avoir volé des hosties, de les avoir portées au sabbat, d'en avoir fait des charmes, d'avoir tué de petits enfants pour faire des philtres de leurs cadavres. Elle fut condamnée à être descendue dans la basse fosse, à y passer sa vie en jeûnant au pain et à l'eau.

Après quelques jours, la malheureuse, que dévorait un cancer du sein, eut le terrible courage de piler le verre dans lequel elle buvait et de l'avaler. En même temps, elle se plongeait un couteau dans le ventre, s'ouvrait les veines et se coupait la gorge. Elle vomit le sang, fut prise de péritonite... et guérit.

Mais elle avait dénoncé Picard. Le malheureux prêtre fut exhumé, et son cadavre jugé en même temps que celui de son successeur Boullé, que l'énergumène avait déclaré être son complice.

Le mort et le vivant comparurent devant le Parlement de Normandie, et, pour avoir dit la messe noire au sabbat, pour avoir fait des talismans avec des hosties consacrées, ils furent condamnés à être conduits sur la claie et brûlés vifs.

L'arrêt fut exécuté, et Boullé, enchaîné au cadavre putréfié de son prédécesseur, fut traîné la face contre terre dans les rues de Rouen et brûlé sur la place où avait péri Jeanne d'Arc.

Et ceci, Messieurs, ne se passait pas au milieu des ténèbres du moyen âge ; au même moment, un autre enfant de la Normandie, Pierre Corneille, venait de donner la première représentation du *Cid*.

Le dernier sorcier mourait à l'endroit même où avait péri la première magicienne.

C'est à Louis XIV, Messieurs, que nous devons la fin des procès de sorcellerie. Par un édit célèbre daté de 1682 et rédigé par Colbert, il affirme à peu près la non-existence des sorciers et les rend aux tribunaux ordinaires.

Aussi au dix-huitième siècle voyons-nous les affaires de sorcelleric ou de thaumaturgie relever de la simple police, et les arrêtés royaux fermer le cimetière de Saint-Médard en interdisant les miracles.

Plus tard, notre grande révolution (loi du 22 juillet 1791) met les possédés dans la classe des escrocs ou des malades, et les dirige, suivant les cas, sur les maisons de fous ou sur la police correctionnelle.

Ainsi les sorciers n'étaient que des fous, des hallucinés, des monomanes semblables à ceux que nous avons encore dans nos asiles.

Mais les possédées, que sont-elles donc aujourd'hui ? La possession a-t-elle disparu, et, depuis qu'on ne parle plus du diable parmi les gens raisonnables, cette singulière affection a-t-elle été supprimée?

Vous savez que non, messieurs ; la possession est encore aujourd'hui dans toute sa force, seulement nous lui donnons un autre nom : c'est l'*hystéro-épilepsie*.

Laissez-moi en quelques mots vous montrer la possédée d'aujourd'hui, vous décrire l'hystérique.

Aussi bien n'ai-je fait l'histoire complète de la sorcellerie que pour en arriver là.

Rien extérieurement ne permet de reconnaître la malheureuse atteinte d'hystérie, si ce n'est une sorte de bizarrerie d'accoutrement. L'hystérique aime les couleurs voyantes, elle se couvre d'oripeaux, et même, comme une paralysie spéciale de son organe visuel ne lui permet de voir que les couleurs les moins réfrangibles, il n'est pas rare qu'elle choisisse des étoffes rouges et criardes.

Quand elle devient un peu âgée, elle est assez malpropre, ses cheveux sont souvent en désordre, les attaques fréquentes dans lesquelles elle tombe ne lui permettent guère les soins minutieux.

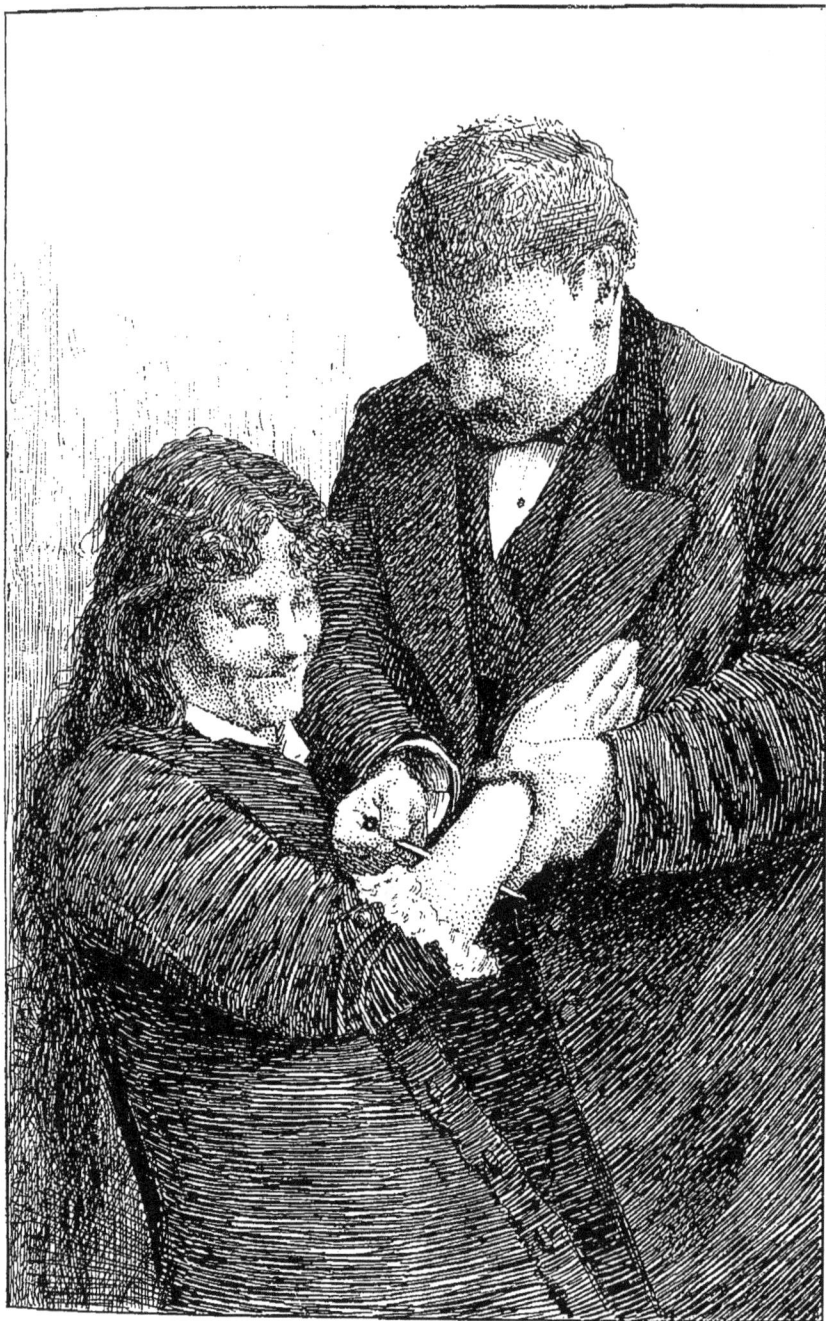

ANESTHÉSIE HYSTÉRIQUE.
D'après une photographie de l'auteur

Souvenez-vous de l'aspect que les démonologues déclarent être spécial à la sorcière.

L'immense majorité des hystériques ont tout un côté du corps insensible. Plus souvent le gauche que le droit. On peut les couper, les piquer, les brûler, elles ne sentent rien.

Bien mieux, ces points absolument insensibles sont si mal irrigués que, lorsqu'on les blesse, il n'en sort pas une goutte de sang. Les malades sont quelquefois très-fières de cette immunité, elles s'amusent à se passer de longues aiguilles dans les bras et dans les jambes. Ceci a bien quelque importance pour nous, car voilà que nous retrouvons le *sigillum diaboli,* ce point insensible que le chirurgien muni d'une aiguille recherchait sur l'accusé et qui devenait une cause inévitable de condamnation.

A côté des cas de l'*hémianesthésie hystérique,* nous rencontrons souvent des cas d'*anesthésie totale.* Le corps entier est insensible. Je me souviens d'avoir vu une jeune fille de dix-neuf ans qui, dans un moment de chagrin, réussit à se jeter d'un quatrième étage. Elle se cassa les deux cuisses. Pendant qu'on la portait à l'infirmerie, elle riait sur le brancard et s'amusait elle-même à déplacer les fragments osseux brisés. Pour tout autre, c'eût été un horrible supplice.

Ici encore voilà la sorcière : souvenez-vous que, pendant la question, il lui arrivait de ne pas pousser un cri ; c'était, disent les démonologues, le *charme de taciturnité;* le démon lui supprimait toute douleur. Nous disons aujourd'hui : C'était un cas d'anesthésie hystérique totale.

Les hystériques enfin sont prises certains jours d'attaques qui, vous allez le voir, sont absolument identiques avec la crise de possession.

Ces attaques sont annoncées par quelques prodromes. La malade entend tout à coup le son des cloches, il se passe comme des roulements dans sa tête, elle voit tout tourner autour

d'elle. Cet état vertigineux peut durer plusieurs heures, quelquefois plusieurs jours. Puis arrivent des gonflements de la gorge,
des sensations d'étouffement qui ne sont que des contractions
spasmodiques de l'œsophage. Les anciennes possédées présentaient aussi ce symptôme. Les exorcistes prétendaient alors que
le sort leur remontait à la gorge. Nous appelons cela aujourd'hui
la *boule hystérique*.

Quand les hystériques ressentent ces effets qu'elles connaissent
bien, elles savent que leur crise va les prendre, et on les voit faire
des préparatifs dans ce but. Elles arrangent leur lit, leurs vêtements, et réclament même aux surveillantes les appareils de contention qui les empêcheront de se briser contre les murs quand
commenceront les grandes convulsions.

Les possédées avaient certainement des sensations prémoni-
toires, car elles annonçaient l'arrivée de leur démon et prédisaient
exactement le début de leur mal.

L'attaque présente un certain nombre de phases : nous en
devons la description méthodique à M. le professeur Charcot, et
c'est le résumé de ses travaux que je vais vous exposer.

La première phase est la période tétanique : l'hystérique, si
elle est debout, tournoie sur elle-même et tombe lourdement par
terre en poussant un grand cri. Tous ses membres se roidissent,
ses yeux se convulsent; elle est agitée de petites secousses des
pieds à la tête, et l'écume vient à ses lèvres. Remarquez comme les
mains sont convulsées en arrière, et souvenez-vous de cette image
du seizième siècle que je vous montrais tout à l'heure. Vous voyez
que, là encore, il y a identité entre la sorcière d'autrefois et celle
d'aujourd'hui.

Cette période tétanique se divise elle-même en deux phases :
dans la première, période tonique, l'hystérique demeure absolument rigide, la bouche ouverte, les doigts crispés. La connaissance, comme dans le reste de l'attaque, est totalement perdue.

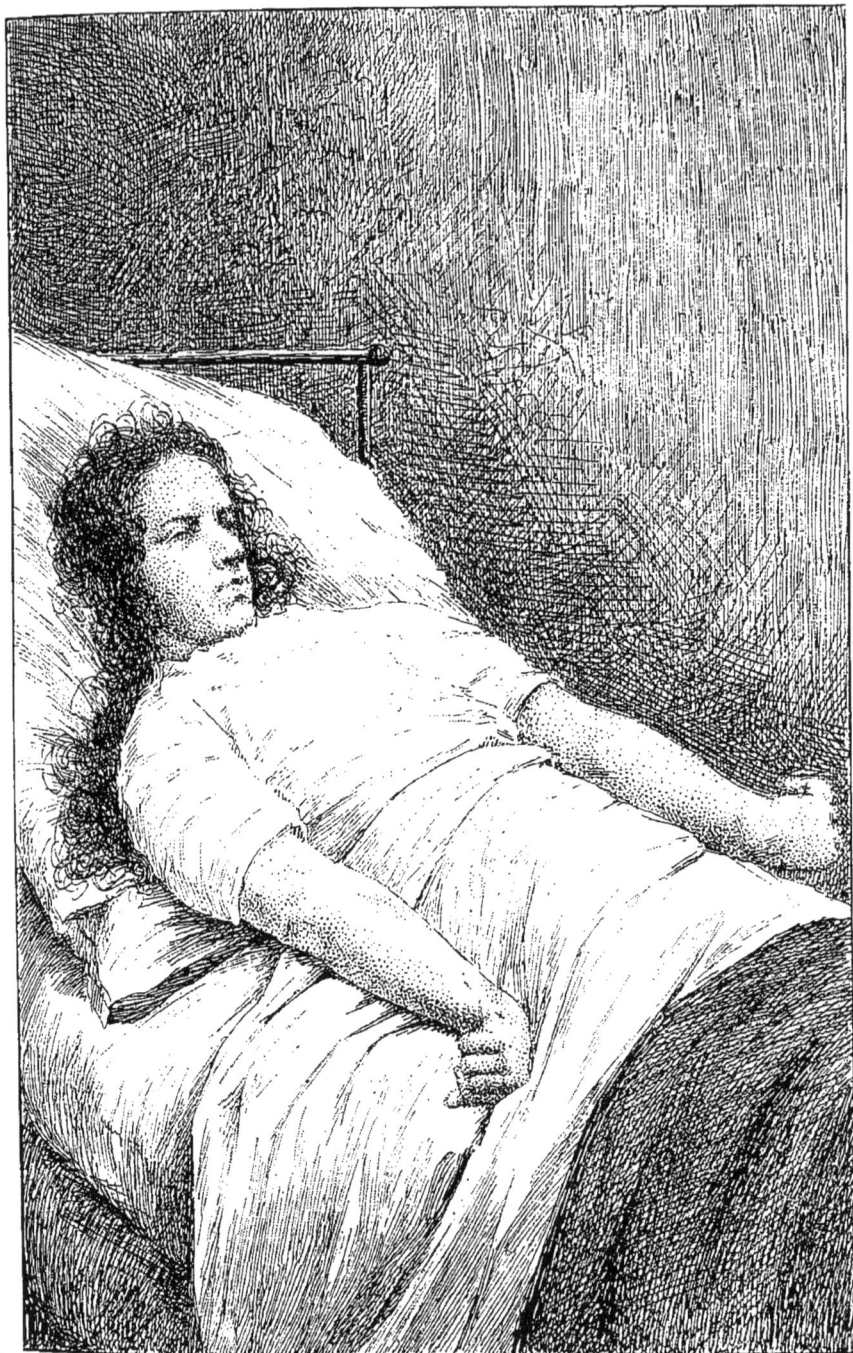

ATTAQUE HYSTÉRIQUE (période tonique).

D'après l'Iconographie photographique de la Salpétrière, par Bourneville et P. Régnard.

La contracture peut atteindre surtout les muscles postérieurs du tronc, de telle sorte que le corps de la malheureuse femme se courbe en arche de pont et ne repose plus que sur les talons et sur l'occiput. Souvenez-vous des possédées de Loudun et de Louviers.

Dans la seconde phase, ou phase clonique, les membres sont pris de secousses violentes, toujours dans le même sens : la face présente des expressions horribles, des contorsions sans cesse changeantes, que les anciens exorcistes déclaraient être la figure de chaque diable particulier venant à son tour se mirer sur les traits de la possédée.

La période tétanique, avec ses deux phases, tonique et clonique, ne dure pas longtemps. La respiration est arrêtée et l'asphyxie menaçante : il résulte de là une sorte de sédation. La malade retombe inerte et respire bruyamment. Après ce repos de quelques minutes, elle se met à pousser quelques cris stridents et commence le deuxième acte ou période des grands mouvements.

Pour soupçonner ce que peut être ce spectacle effrayant, il faut en avoir été témoin, et rien, dans ce que je vais vous dire ou vous montrer, ne pourra vous donner une idée de l'étonnante réalité. L'hystérique se soulève brusquement, comme si un ressort la poussait, son corps entier quitte terre ; elle est projetée en l'air, elle retombe, rebondit ; et ainsi de suite plus de vingt fois sans s'arrêter.

Cette période de grands mouvements se rencontrait chez les possédées. Les exorcistes ne manquent pas de faire remarquer que les diables les soulevaient de terre plusieurs fois de suite et les y rejetaient rapidement.

Vous concevez bien qu'avec une pareille dépense de forces la période des grands mouvements ne saurait durer longtemps ; après une minute au plus, l'hystérique retombe épuisée et meurtrie. Elle

demeure en cet état, calme, sans mouvement et sans connaissance pendant quelques instants.

Puis survient, mais non toujours, une sorte d'entr'acte pendant
lequel se passent des faits du plus haut intérêt pour nous : je veux
parler des contractures.

Elles sont très-variables ; examinons-en quelques-unes. On voit
tout à coup le milieu du corps de la malade se soulever du lit : les
pieds se rapprochent de la tête, de sorte que la malade reste
comme l'arche d'un pont, et cela pendant des heures entières.
Vous savez qu'à Loudun c'était une contracture que l'on voyait
souvent chez madame de Belciel. Dans d'autres cas, l'hystérique
reste étendue sur le ventre, et son corps se courbe au point que ses
talons viennent frapper sa nuque : c'était la position favorite des
possédées quand elles rampaient devant l'exorciste.

La contracture peut être plus localisée : elle atteint quelquefois
un seul côté du corps, qui se trouve alors incurvé latéralement. Les
membres supérieurs, les membres inférieurs peuvent être seuls
pris. En lisant bien les livres des démonologues, nous retrouverons
toutes ses variétés. Enfin, souvent, on observe une contracture
localisée à la langue et à la face. La figure de l'hystérique est alors
quelque chose de repoussant, d'horrible : les traits sont convulsés,
et la langue, noire, desséchée, sort de la bouche. Les exorcistes
ne manquent pas de nous signaler la chose dans leurs narrations.

Une sorte de contracture bien curieuse est celle qui atteint les
membres supérieurs et leur donne l'attitude du crucifiement. On
la voyait quelquefois chez les possédés, mais plus souvent chez
les théomanes, les extatiques et les convulsionnaires.

Après les contractures, ou immédiatement après les grands
mouvements, si les contractures ont manqué, survient la période
des *hallucinations* et des *poses plastiques*. C'est le point de beaucoup le plus intéressant de l'attaque. Après quelques minutes de
repos, on voit la malade se lever ; elle est sans connaissance, ne

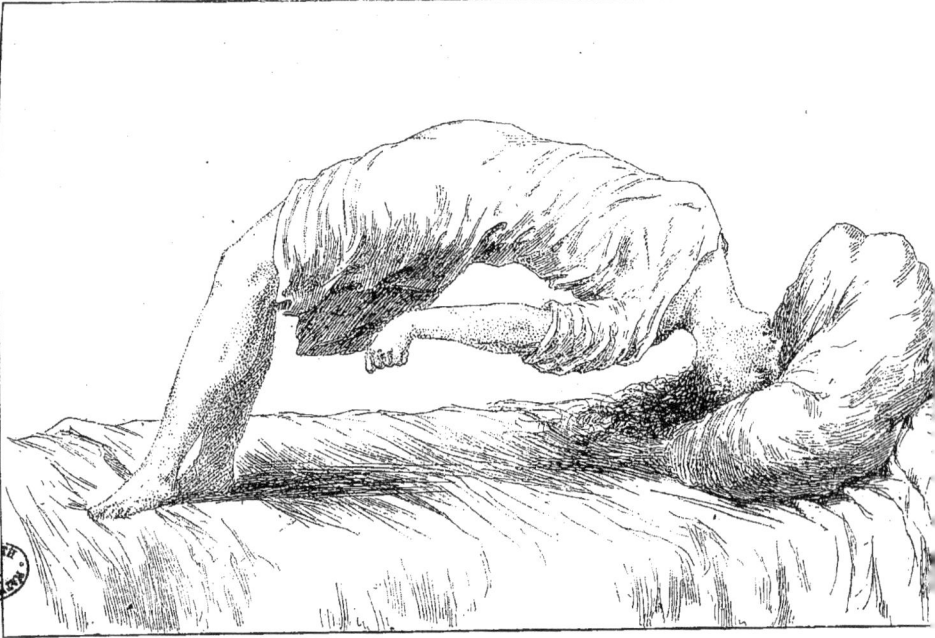

L'ARCHE DE PONT.

D'après l'Iconographie photographique de la Salpêtrière, par Bourneville et P. Regnard.

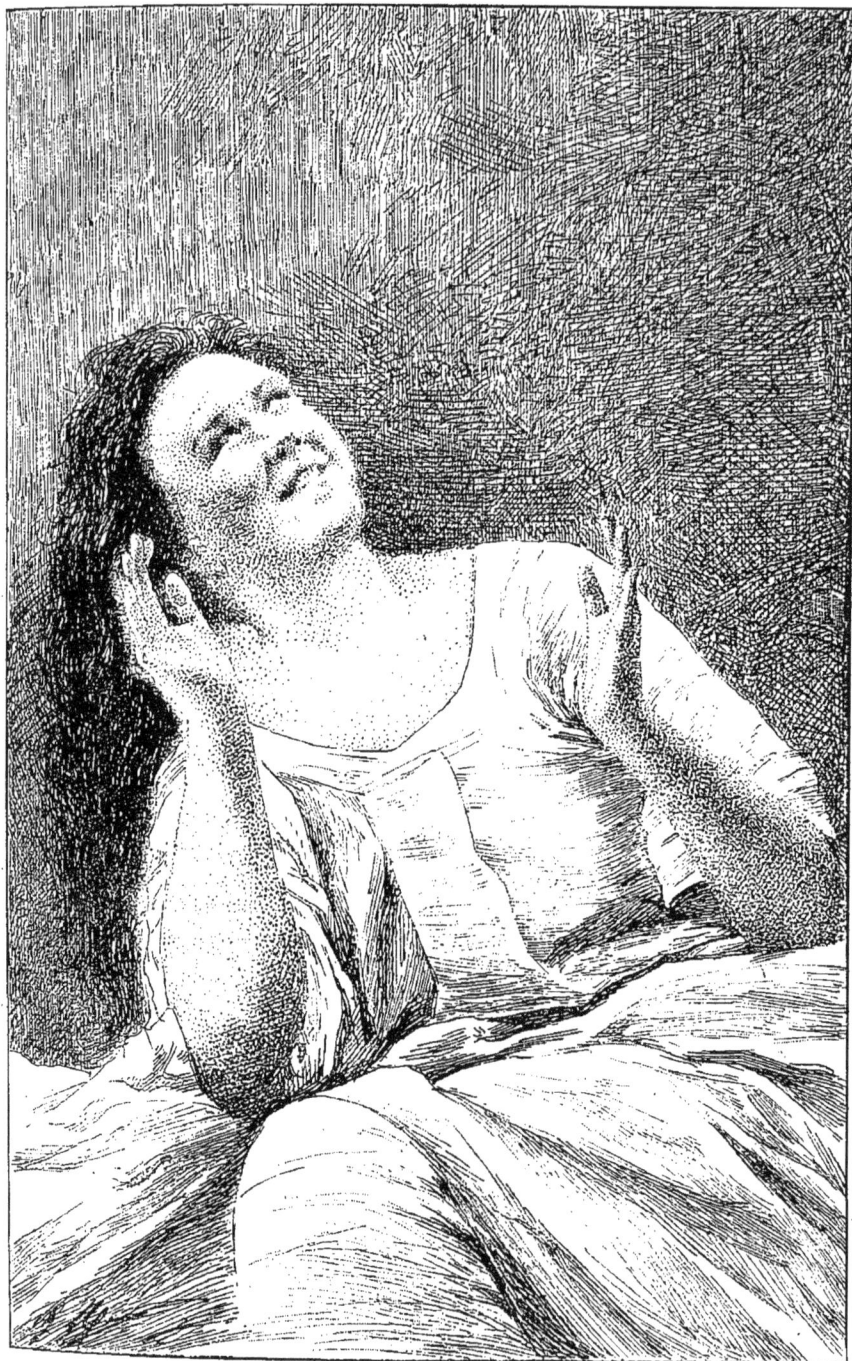

ATTITUDE PASSIONNELLE. Extase.

D'après l'Iconographie photographique de la Salpêtrière, par Bourneville et P. Regnard

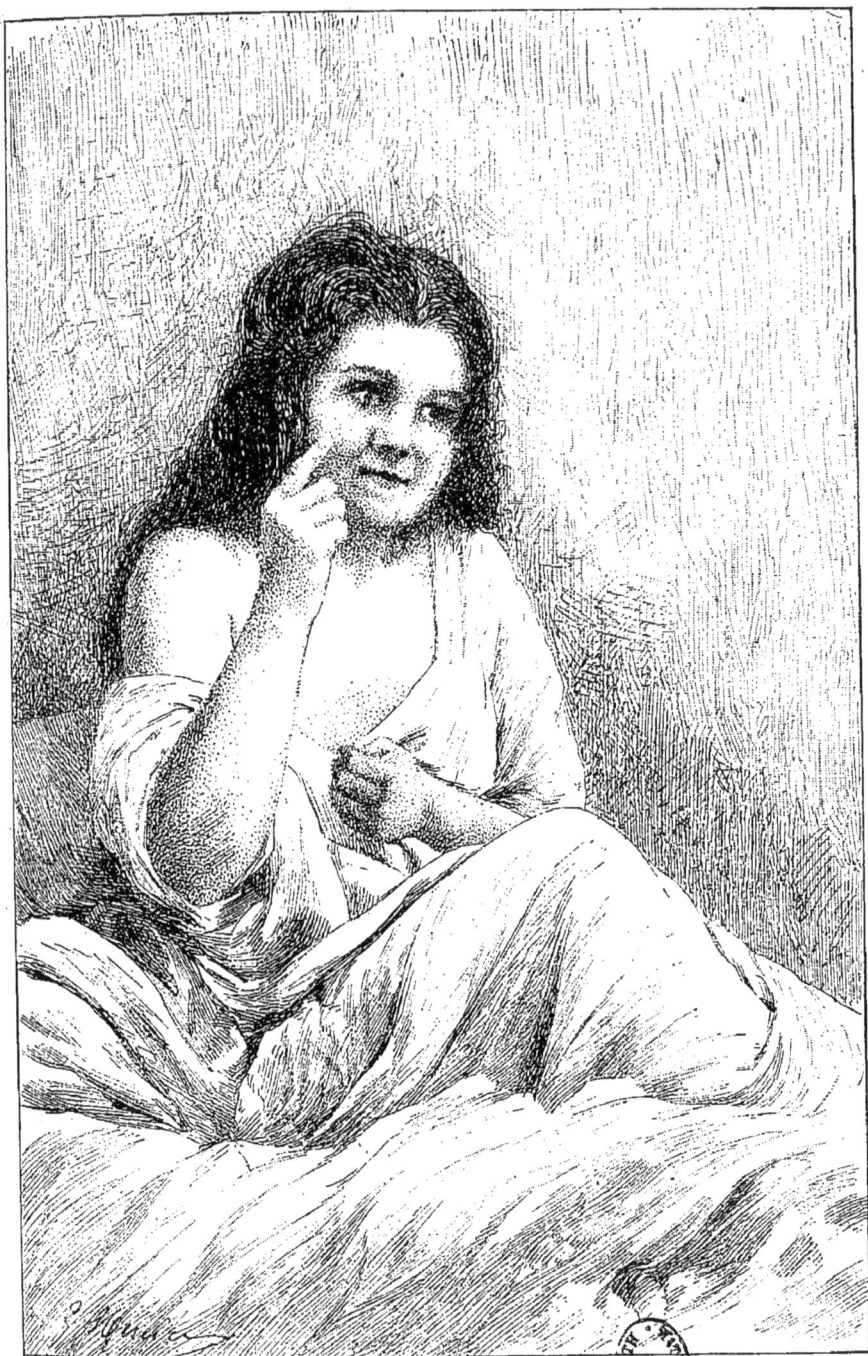

HALLUCINATION DE L'OUIE.

D'après l'Iconographie photographique de la Salpétrière, par Bourneville et P. Regnard.

voit rien, n'entend rien, et alors commence un délire entrecoupé d'hallucinations, toujours les mêmes pour la même malade, hallucinations qui dérivent de ses occupations habituelles ou de ses souvenirs.

C'est à cette période que l'ancienne possédée voyait son diable. Nos hystériques voient aussi leur diable, seulement il change de nom : les malades de la Salpêtrière ne sont pas des religieuses ; ce sont des faubouriennes ; leur démon ne s'appelle pas Béhémot ou Asmodée, il va avec l'époque, et deux fois, à ma connaissance, il s'appelait Alphonse.

Suivons un de ces délires si singuliers : voici la nommée B... Immédiatement après la période des contractures, vous la voyez se précipiter sur son lit, elle cache sa tête sous son oreiller en poussant des cris ; un homme noir la poursuit ; elle le dit, elle appelle au secours. Quelle angoisse exprime son visage ! elle repousse son agresseur avec rage..., puis tout à coup la scène change, c'est le démon familier qui arrive, il est mieux accueilli ; en même temps une douce musique retentit aux oreilles de la possédée qui nargue son précédent ennemi, et la période des hallucinations finit au milieu d'une sorte d'extase délicieuse qui se prolonge pendant plusieurs minutes.

Chez Céline M... nous commençons encore par une hallucination triste : elle voit une négresse que des bandits sont en train d'égorger et de scalper. Vous voyez par la photographie quelle épouvantable expression prend sa figure ; elle appelle au secours, mais personne ne vient... ; la physionomie change avec l'hallucination : voici le bonheur qui se peint sur ses traits et l'extase qui survient comme précédemment.

Quand l'attaque est terminée, elle peut, chez les hystériques comme chez les possédées, reprendre immédiatement et se produire avec ou sans variantes un grand nombre de fois.

Souvent, à la suite, on voit survenir un délire qui ressemble beaucoup à celui dont les sorcières et les possédées finissaient par être atteintes, même en dehors des crises.

L'hystérique va alors se réfugier dans quelque coin obscur et demeure à pleurer des jours entiers, ou bien, échevelée et moitié nue, elle parcourt les salles et les promenoirs, hurlant et prophétisant.

C'est, vous le voyez donc, le tableau complet de la sorcellerie et de la possession.

Ces crises d'hystérie peuvent survenir par épidémies : quand plusieurs hystériques sont dans une salle et que l'une est prise de son attaque, c'est comme une traînée de poudre, et toutes sont atteintes à la fois, comme cela se passait dans les couvents d'autrefois.

Le magicien ne manque même pas aujourd'hui. On pouvait voir il n'y a pas longtemps, à la Salpêtrière, une hystérique qui soutenait que, chaque nuit, l'un des chefs de la maison et moi-même, nous passions à travers les murs et pénétrions dans les salles. C'était complet, et il est bien probable qu'il y a deux cents ans, mon maître et moi, nous eussions fait connaissance avec le bûcher.

Heureusement, Messieurs, tout est bien changé; on ne croit plus aujourd'hui ni aux possédés ni aux magiciens [1], et même les

---

[1] En prononçant cette phrase, l'auteur s'avançait trop; il est obligé de le reconnaître. Quelques jours après sa conférence, il reçut plusieurs lettres de protestation contre ses opinions. Beaucoup n'étaient qu'injurieuses, d'autres étaient plus importantes. Une, entre autres, mérite d'être reproduite, à cause de la situation particulièrement élevée de celui qui l'a écrite. Nous la laisserons anonyme, par un sentiment que chacun comprendra.

« A..., le 27 avril 1882.

« MONSIEUR,

« Je viens de lire dans le *Bulletin de l'Association scientifique* vos deux articles sur les sorciers, et je demande à vous soumettre une simple observation.

« Il résulte de l'ensemble de votre travail que, pour vous, il n'y a pas intervention du démon dans les phénomènes connus sous le nom de possession diabolique.

« Or, l'Évangile contient plusieurs faits de ce genre, attribués au démon; Jésus-

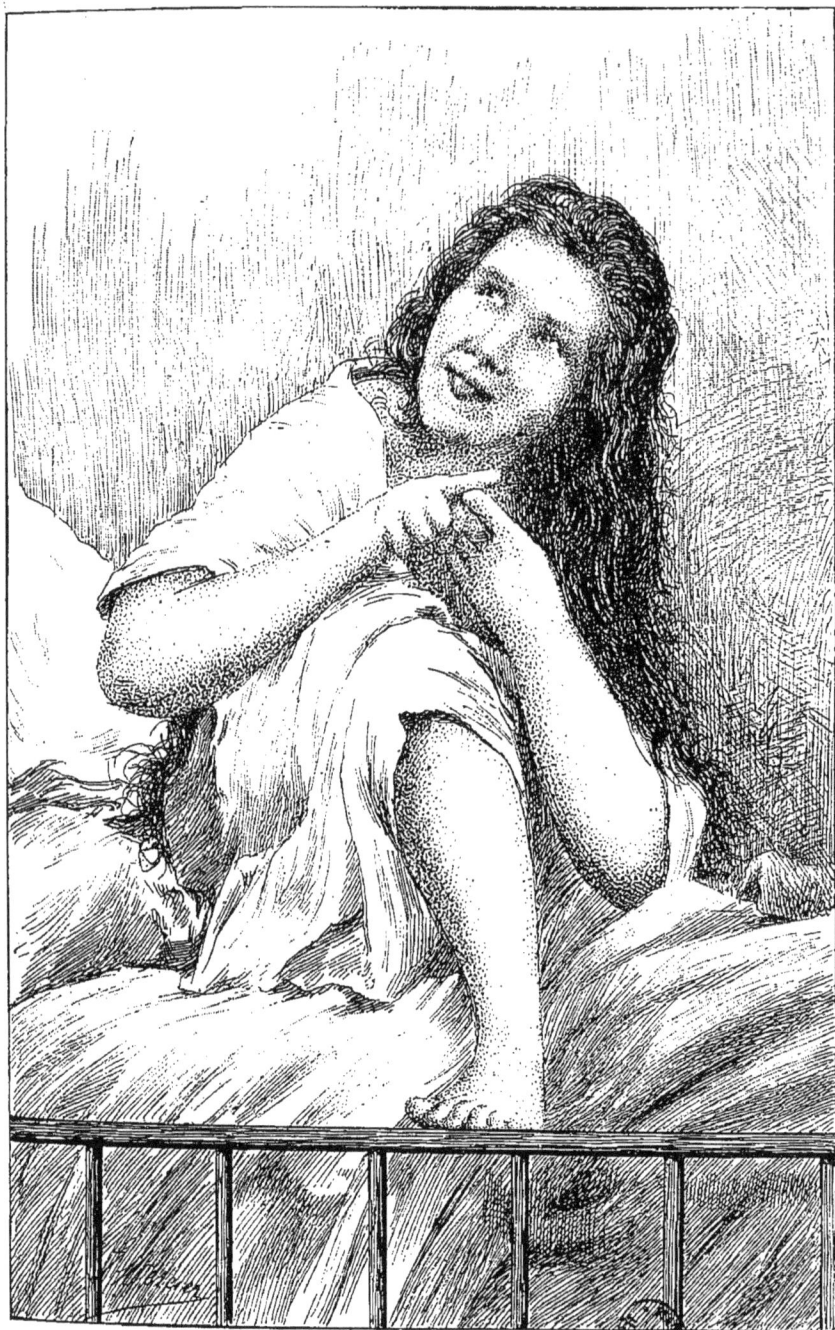

ATTITUDE PASSIONNELLE. Moquerie.

D'après l'Iconographie photographique de la Salpêtrière, par Bourneville et P. Regnard.

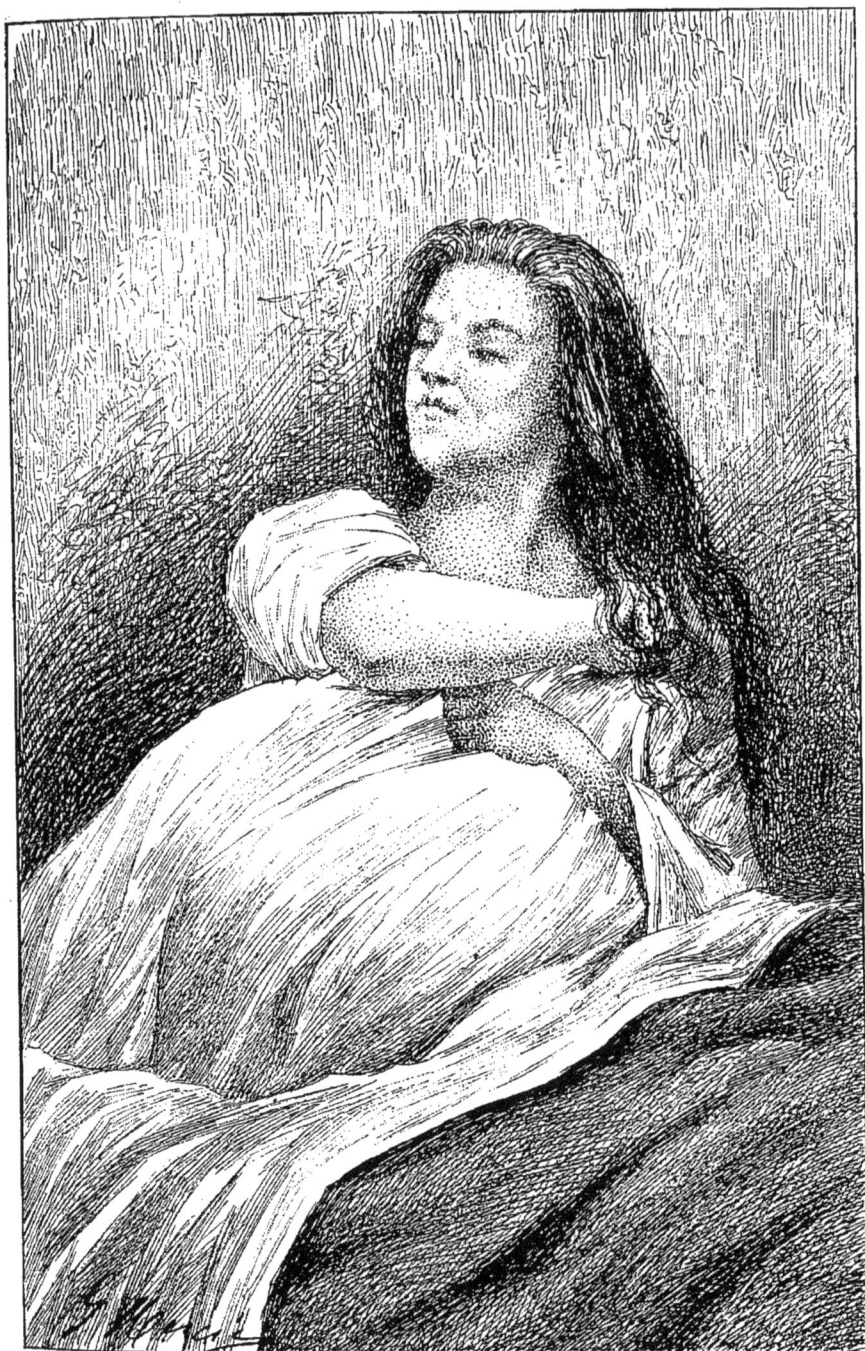

ATTITUDE PASSIONNELLE. Colère

D'après l'Iconographie photographique de la Salpêtrière, par Bourneville et P. Regnard.

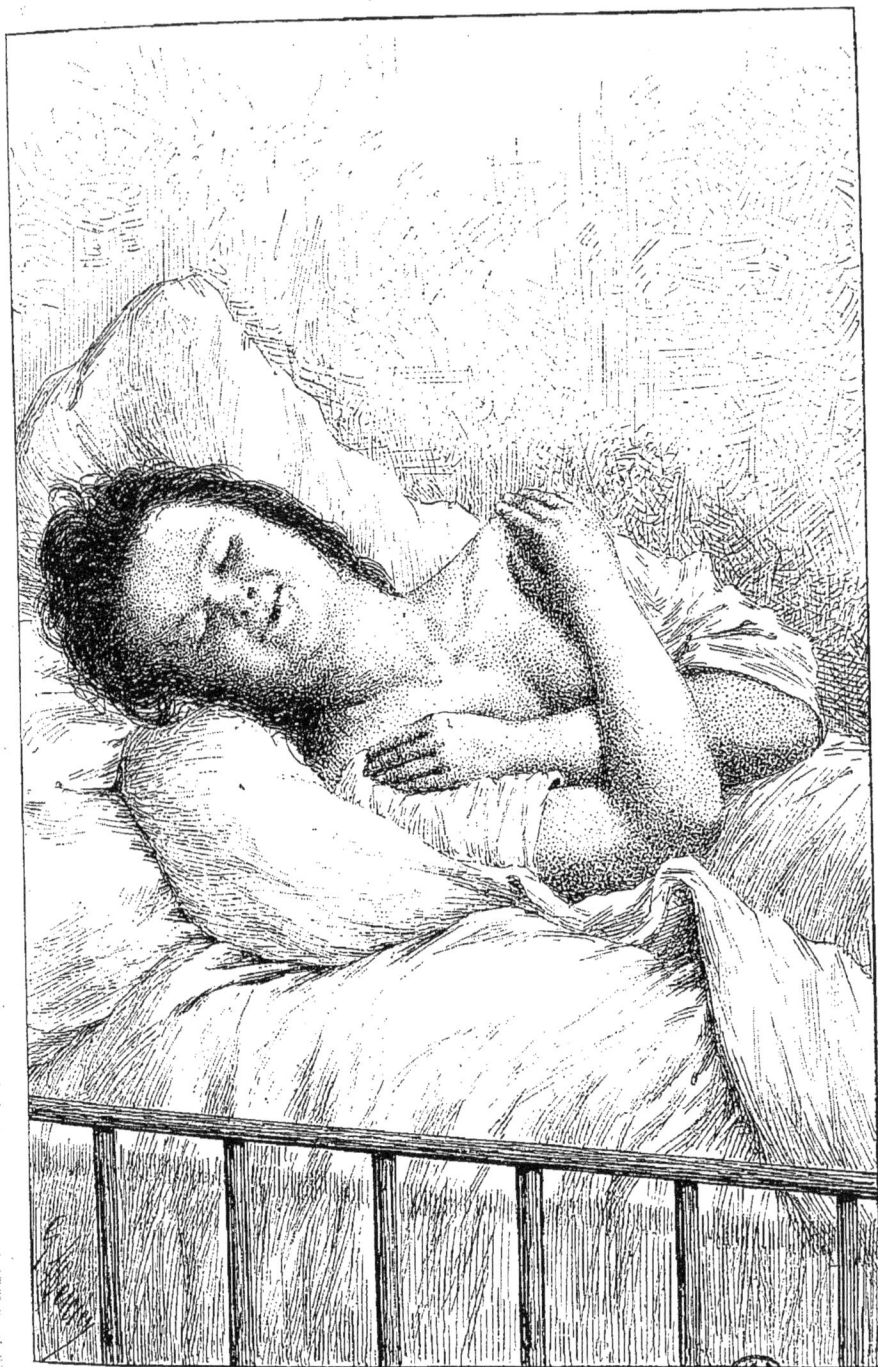

ATTITUDE PASSIONNELLE. Extase.

D'après l'Iconographie photographique de la Salpétrière, par Bourneville et P. Régnard.

personnes qui, parmi leurs titres officiels, portent celui d'exorcistes, gardent sur tout cela un silence qui est bien près d'un acquiescement [1].

Arrivé au terme de ma tâche, permettez-moi de vous répéter ce que je vous disais en commençant.

C'est avec un effroi véritable, avec un dégoût profond, qu'on parcourt et qu'on développe cette histoire de la sorcellerie dont je viens de vous entretenir. Mais n'est-ce pas une consolation pour notre esprit que de voir la science d'aujourd'hui nous apporter à chaque instant une explication ou un bienfait? Hier, l'Exposition d'électricité [2] vous montrait la foudre des dieux tombée entre les mains des hommes, domptée, fabriquant, par ordre, de la lumière et de la chaleur, portant des lettres à domicile et faisant de la musique.

Aujourd'hui, la médecine et la physiologie vous montrent les vieilles démoniaques dépouillées de leur attirail infernal, le bûcher transformé en douche hydrothérapique, et le tortionnaire en un placide interne.

Christ parlant avec autorité aux esprits, les faisant parler, les chassant du corps des malades, et ces derniers guéris à l'instant même.

« Pour moi et pour tous les hommes de foi, l'Évangile est l'expression de la vérité absolue, et, par conséquent, votre opinion sur l'objet dont il s'agit, une erreur.

« Si vous vous étiez borné à garder pour vous cette opinion, on pourrait vous plaindre sans vous blâmer. Mais en la rendant publique dans des conférences et par l'insertion au *Bulletin*, vous vous êtes rendu coupable des suites fâcheuses qu'elle a pu produire dans l'esprit de vos auditeurs et de vos lecteurs. Il y a là de votre part plus qu'une erreur, et vous aurez, je le crains pour vous, à en rendre compte à qui de droit.

« Votre très-humble et très-obéissant serviteur,

« X...,

« *Inspecteur général des mines en retraite.* »

[1] L'abbé Bergier (*Dictionnaire de théologie*) convient que le mot d'esprit mauvais a été donné par l'Écriture à des maladies inconnues alors et incurables. Le R. P. Debreyne, dans sa *Théologie morale*, admet que les possédés n'étaient que des malades ou des charlatans.

[2] L'Exposition d'électricité ouverte en septembre 1881.

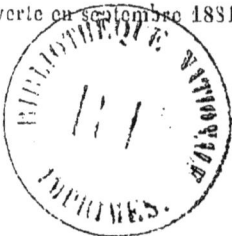

Puisse cette pensée consolante hanter votre esprit quand tout
à l'heure vous vous endormirez, puisse-t-elle alors vous préserver
des mauvais rêves et des cauchemars (que vous ne manqueriez
pas de m'attribuer), et me gagner ainsi un peu de votre indulgence!

LES MIRACLES DE SAINT-MÉDARD

MIRACLES DE SAINT-MÉDARD [1]

Nous n'avons fait qu'une étude bien incomplète de l'hystérie, mais ce que nous en avons appris était suffisant déjà pour comprendre ce qu'il y a de réel dans ces grandes épidémies de convulsion qui ont rempli les seizième et dix-septième siècles.

Les convulsions, du reste, ne sont pas les seules manifestations de cette maladie curieuse que les anciens auteurs appelaient un *protée,* mais qu'aujourd'hui nous savons bien être toujours identique avec elle-même.

Or, il se trouve que cette hystérie a encore eu dans l'histoire des hommes un tel rôle que je dois vous la faire connaître dans ses détails. Aussi bien nous explique-t-elle des faits restés mystérieux jusqu'à ces derniers temps.

Je n'ai guère jusqu'à présent décrit que l'hystérique en action, pendant sa crise intense. Nous n'en avons pas fini avec elle, nous allons la retrouver; mais au dix-huitième siècle elle va prendre une tournure nouvelle. L'opinion publique n'interprétera plus de la même façon le spectacle extraordinaire qu'elle donne.

De démoniaque qu'elle était cent ans auparavant, l'hystérique va devenir *théomane,* de damnée elle va se transformer en miraculée. La maladie n'aura pas changé, les manifestations n'auront pas varié, seule la manière de les comprendre se trouvera modifiée.

[1] Complément à la conférence du 18 mars 1882.

Au lieu de commencer par l'examen des faits et de les rapprocher de ce que nous observons aujourd'hui, j'aime mieux, maintenant que nous savons déjà une partie de la vérité, vous exposer
quelques notions pathologiques qu'il vous sera plus facile ensuite
de rapprocher des connaissances historiques que nous ont laissées
les auteurs.

L'hystérique n'est pas toujours en attaque ; elle y tombe spontanément de temps en temps, puis elle demeure pendant des
intervalles de temps très-variables sans y revenir. Le plus souvent c'est quelque émotion morale vive, la peur, une contrariété,
un chagrin, une colère qui amènent le début du mal.

Il y a des hystériques qui, dans leur vie entière, n'ont qu'une
ou deux attaques vraies. Le reste du temps ce sont des femmes
nerveuses, de caractère un peu difficile. D'autres fois, mais bien
plus rarement que ne se l'imaginent les gens du monde, elles ont
au contraire une tendance à aimer trop facilement les choses ou
les gens.

Beaucoup d'entre elles, la majorité certainement, s'en tiennent
là : quelques crises, de la bizarrerie de caractère, et c'est tout.

Mais il y en a chez qui apparaissent d'autres manifestations
morbides permanentes en dehors de tout dérangement mental, et
ce n'est pas ce que leur maladie a de moins curieux.

En tête de ces états singuliers nous devons placer la *paralysie
hystérique,* qui peut atteindre tantôt le mouvement, tantôt la sensibilité, tantôt enfin ces deux fonctions à la fois.

Vous savez comment débute, le plus ordinairement, une paralysie. Chez une personne d'un certain âge survient subitement une
attaque, c'est-à-dire que le malade tombe comme frappé par la
foudre, subitement, au milieu de ses occupations, à table... Il
demeure pendant un temps variable sans connaissance, dans une
sorte de sommeil profond dont rien ne peut le tirer. Puis il se
réveille peu à peu, et quand il veut se mettre à marcher, il s'aper-

çoit qu'il est incapable de remuer soit un bras, soit une jambe, soit même tout un côté du corps. Les symptômes arrivent quelquefois à s'amender, mais bien souvent l'état produit est définitif.

Dans ce cas, il s'est fait une hémorrhagie apoplectique du cerveau ou un ramollissement aigu d'une faible partie de cet organe, lésion que l'on trouvera intacte ou modifiée le jour où l'on fera l'autopsie du sujet.

Dans d'autres cas moins ordinaires, un individu, frappé subitement par le froid, verra aussi une partie de son corps privée de mouvement. C'est ce qui se passe chez les gens qui ont l'imprudence de dormir en laissant leurs fenêtres ouvertes ou chez ceux, plus nombreux encore, qui s'appuient aux vitres d'un wagon pour sommeiller la nuit.

Il n'est pas très-rare que le lendemain ils se réveillent avec tout un côté de la face paralysé. Rien n'est plus triste et en même temps plus comique. Cette sorte de paralysie résiste généralement peu ; elle disparaît petit à petit, jusqu'à ce qu'un jour la force des deux côtés du corps paraisse redevenue égale.

Il n'est pas très-rare de voir des paralysies subites survenir, chez les enfants surtout, pour des causes plus banales encore. L'évolution d'une dent, la piqûre de l'intestin par un ver peuvent suffire pour amener sur un membre une paralysie qui se dissipera au bout de peu de temps.

Eh bien! à côté de ces modes si divers par leur cause et si différents quant à leur gravité et quant à leurs suites, il en est un très-habituel, c'est, je l'ai dit, la *paralysie hystérique*.

Une femme d'un âge quelconque, plutôt pourtant une jeune femme qu'une vieille, se réveille un jour paralysée de tout un côté du corps : quelquefois d'un membre seulement, ou bien encore des deux jambes. Tout mouvement lui est impossible; les muscles sont flasques, la malade ne souffre aucunement. Un jour, subitement encore, elle s'aperçoit que tout est fini, la guérison est complète. La maladie aura duré de quelques heures à des années nombreuses. J'ai eu sous les yeux une paralysie hystérique qui durait depuis neuf ans le jour où elle a cessé.

La guérison peut être spontanée; elle peut aussi être provoquée par un traitement. On trouve dans la science bien des cas qui ont cédé à l'hydrothérapie, à l'influence de décharges électriques.

Mais un des modes de guérison les plus ordinaires est certainement celui qui succède à des émotions vives.

Tout le monde se souvient d'un militaire, un zouave, si je ne me trompe, qui étonna Paris il y a quelque dix ans par son audace, et on peut le dire aussi, par ses réels succès.

Cet homme, qui n'avait pas la moindre notion de médecine, guérissait des paralytiques.

Il se plaçait avec un air inspiré en face du malade, et lui disait: « Allez, et marchez! » Bien souvent le malheureux patient essayait vainement de se lever, quelquefois il est arrivé que le malade s'est en effet levé et qu'il est parti, laissant au zouave guérisseur ses béquilles ou sa petite voiture en souvenir et en témoignage.

La réputation du thaumaturge s'étendit assez pour qu'un maréchal de France, paralysé depuis longtemps, tentât l'aventure. Le simple soldat lui cria : « Marchez! » Mais le supérieur resta cloué sur sa chaise. C'était un hémiplégique apoplectique.

La paralysie hystérique fut la matière ordinaire des succès du zouave Jacob.

L'émotion que lui et les objets dont il s'entourait causaient aux malades était les éléments des miracles qu'il opérait. Il n'a pas eu la chance de les voir réclamés par quelque secte philosophique, et il est tombé dans l'oubli.

Dans le même ordre d'idées, je me souviens d'une malade qui, depuis plusieurs années, était couchée dans un lit de la Salpêtrière. Elle était atteinte de paraplégie que l'on soupçonnait d'être de nature hystérique : l'événement prouva bien qu'on avait raison.

Un jour la malheureuse, entraînée par quelque fâcheuse envie, se laissa aller à voler je ne sais quel objet appartenant à sa voisine. Elle ne s'y prit pas si bien qu'on ne l'aperçût étendant péniblement sa main jusqu'à la tablette du lit d'à côté. Grand bruit dans la section, et finalement dénonciation au commissaire de police, qui arrive dans la salle, ceint de son écharpe et accompagné d'un agent. La malheureuse coupable est prise d'une telle frayeur qu'elle ne fait qu'un saut et s'enfuit si vite qu'on peut difficilement la rattraper. L'émotion avait produit la guérison immédiate.

Un point important à noter, c'est que ces sortes de paralysies disparaissent souvent à la suite de l'attaque convulsive. Il est vrai qu'elles peuvent aussi survenir sous l'influence de cette même attaque.

Ce qui est vrai de la paralysie hystérique des mouvements l'est aussi des paralysies de la sensibilité. J'ai trop insisté déjà sur la paralysie du toucher, sur l'*anesthésie hystérique*, pour y revenir encore. Qu'il me suffise de dire que tandis que les paralysies du mouvement sont temporaires, celles de la sensibilité sont en général permanentes, ou tout au moins qu'elles se reproduisent plus facilement après guérison.

Les plus fréquentes de ces anesthésies, après celles de la peau, sont certainement celles de la vue. Elles sont complètes ou incomplètes. Dans le premier cas, il y a *amaurose hystérique*. Une jeune femme est frappée subitement de cécité. Rien n'est plus effrayant pour la malade et pour son entourage. Peu après, sous une influence analogue à celles que je vous ai déjà signalées, la vue lui est rendue, la guérison est instantanée. Le fait est moins commun dans nos asiles que celui de la guérison des paralysies motrices, mais il n'est pas de médecin instruit qui n'en ait été témoin.

Ce qui est bien plus commun, c'est la cécité incomplète, l'*amblyopie hystérique*. La plupart de nos malades, en effet, voient médiocrement; elles ont comme un nuage devant les yeux, et, chose bien étonnante, elles ne perçoivent que rarement les couleurs : tout au plus voient-elles le rouge, le reste est pour elles gris, sépia. Un courant électrique appliqué sur la peau, l'approche d'un aimant font cesser cet état sans la moindre intervention surnaturelle. La guérison ainsi obtenue est quelquefois définitive, d'autres fois l'infirmité ne tarde pas à reparaître.

A côté de l'amaurose hystérique nous placerons la *surdité* de même nature. Elle est certainement plus rare, et elle a ceci de particulier qu'elle n'est pas toujours accompagnée de mutisme. Il est assez ordinaire qu'elle apparaisse dès l'enfance et qu'elle ne disparaisse que lentement. Une émotion, une attaque peuvent encore la supprimer d'un seul coup.

Je parle là de la surdité absolue, mais il en est de cette infirmité comme de l'amaurose; elle n'est pas souvent totale. M. Gellé vient de démontrer que chez toutes les hystériques qui ont de l'anesthésie cutanée il existe du même côté et en même temps une amaurose et une surdité relatives.

Parmi les paralysies que nous montrent quelquefois subitement les hystériques, il convient d'en signaler une très-curieuse : c'est celle des fibres musculaires qui, normalement, font contracter notre intestin. Il résulte de leur lésion plus ou moins permanente que les matières circulant mal dans l'intestin des malades, les gaz s'accumulent en arrière d'elles, distendent outre mesure le tube digestif, et les malheureuses semblent gonflées comme des outres au point qu'elles ont souvent quelque peine à respirer. Cet état porte le nom de *météorisme hystérique*. Il est loin d'être rare, mais il se dissipe assez promptement dans la majorité des cas. Chez quelques sujets il peut demeurer assez longtemps pour frapper l'esprit de ceux qui en sont témoins, et comme chez les gens du monde le développement exagéré de l'abdomen rappelle l'idée d'épanchement aqueux, d'hydropisie, très-souvent les malades dont nous nous entretenons passent pour des hydropiques.

La guérison a lieu, en général, spontanément, et souvent par simple résorption. Comme les autres paralysies, le météorisme peut apparaître après une attaque ou disparaître avec elle.

Le protée hystérique ne nous offre pas seulement des paralysies, il est très-fréquent qu'à côté d'elles, en même temps qu'elles ou à leur suite, nous rencontrions des *contractures*. C'est ce que les anciens médecins, et aujourd'hui encore beaucoup de gens, confondent avec des *ankyloses*.

Pendant que dans la paralysie le membre est impuissant parce qu'il est flasque et pend inerte le long du corps, dans la contracture il est, au contraire, immobilisé par la roideur même des muscles, qui sont tous rigides à la fois.

La contracture porte quelquefois sur un seul côté du corps, bien plus rarement sur les deux à la fois.

On observe, par exemple, un bras violemment plié : les doigts sont si invinciblement fermés que les ongles entrent dans la paume de la main, où ils déterminent de petites ulcérations.

Chez une autre malade, ce sera du côté de la cuisse que l'on rencontrera la contracture, et cela avec une intensité telle que la maladie hystérique simulera la *coxalgie* si complétement que les médecins les plus expérimentés s'y tromperont. On sait aujourd'hui que beaucoup de coxalgies chez les jeunes filles sont purement des contractures hystériques; il n'y a pas de praticien qui n'en ait vu.

Si la contracture frappe les muscles de la jambe, le pied se trouvera tourné en dedans ou en dehors, exactement comme il l'est dans le raccourcissement musculaire congénital, et nous nous trouvons en face du *pied bot hystérique,* très-connu aussi aujourd'hui.

Le torticolis, le trismus hystérique ne sont, eux aussi, que des raccourcissements convulsifs des muscles du cou ou des mâchoires.

Toutes ces affections-là peuvent, je le répète, naître spontanément ou à la suite de quelque vive secousse; elles peuvent disparaître lentement ou par l'effet d'une émotion subite, exactement comme les paralysies.

Une forme extraordinaire de la contracture hystérique est celle qui atteint le muscle constricteur de la vessie. Il en résulte que les malades qui sont ainsi frappées ne peuvent plus uriner, il est même difficile de les débarrasser par la sonde, et si la maladie se prolonge, l'urine finit par n'être plus sécrétée. La malade se met à vomir, et dans ses vomissements, par une suppléance qui n'est pas rare en physiologie, on retrouve l'urée qui aurait dû être rejetée par le rein, désormais fermé.

On pouvait voir en 1875 un exemple des plus frappants de cet état singulier à la Salpêtrière, et, comme il m'a été donné d'en publier avec le docteur Bourneville l'histoire détaillée, je demande à la rapporter ici en abrégé :

Il s'agissait d'une fille d'une quarantaine d'années, couchée dans un lit de l'infirmerie depuis neuf ans; elle avait le bras gauche et la jambe gauche violemment contracturés; pour un observateur superficiel, elle présentait donc ce qu'on aurait appelé autrefois une ankylose du coude, une coxalgie et un pied bot. De plus, elle avait une contracture de la langue qui ne lui laissait articuler aucun son : elle était donc muette. A peine si, de son œil gauche, elle percevait la lumière.

Pour compléter un état aussi lamentable, la malheureuse avait une contracture de l'œsophage qui ne lui permettait de rien manger : on lui faisait chaque jour avaler un œuf et un peu de vin par la sonde. Bien plus, elle avait une contracture du col vésical, une *ischurie* si complète qu'en trois mois elle urina deux fois seulement. Elle vomissait, et dans ses vomissements nous trouvions de l'urée.

En 1872, M. Charcot, la montrant publiquement à son cours, disait que tout traitement avait échoué sur cette maladie si compliquée, mais qu'un jour peut-être tel événement pourrait survenir qui produirait la guérison de tout cela subitement, et d'un seul coup. Cette prédiction, recueillie par un journal de médecine, était imprimée à ce moment même.

Or, trois ans plus tard, la malade, désespérant de la médecine et cédant aux suggestions de son entourage, demandait que le Saint Sacrement fût placé sur sa tête au moment où passerait devant son lit la procession de la Fête-Dieu.

La pauvre femme attendait avec impatience le jour de sa délivrance; aussi était-elle fort émue quand le cortége pénétra dans la salle et s'arrêta auprès d'elle.

Elle fut prise d'un grand tremblement, perdit connaissance, entra en convulsion hystérique, et quand, cinq minutes après, elle reprit ses sens, elle était guérie : contractures, pied bot, coxalgie, amaurose, mutisme, tout avait disparu. Elle put tout de suite se rendre à la chapelle pour rendre grâces à Dieu. Et, comme il faut que le comique se mêle aux choses les plus solennelles, cette femme qui n'avait pas uriné depuis trois semaines, remplit trois grands bocaux dans sa soirée. L'aventure fit du bruit, mais la prudence de l'archevêque de Paris empêcha qu'elle ne fût exploitée autrement qu'il ne convenait, et tout rentra dans le silence. L'ancienne hystérique se fit infirmière et remplit ses fonctions à la satisfaction générale.

Supposez que l'affaire ait eu plus de retentissement, et que la Salpêtrière fût devenue un lieu de pèlerinage, il est fort probable que beaucoup d'autres miracles s'y seraient produits.

Pour en finir avec l'hystérie, j'ai encore à vous signaler une bien singulière particularité, découverte par M. Charcot :

La plupart des hystériques ont, au niveau de l'abdomen, dans ce qu'on appelle en anatomie la fosse iliaque, un point douloureux dont elles se plaignent sans cesse, et qu'elles-mêmes pressent souvent pour se soulager. On suppose, sans en être tout à fait sûr, que ce point douloureux réside dans l'ovaire, et l'on dit que les malades sont *ovariennes,* droite ou gauche, suivant le côté affecté.

Ce qui est étonnant, c'est que si une hystérique est en attaque, la compression brusque de ce point ovarien arrête instantanément la convulsion. Dès que l'on cesse la compression l'attaque reprend juste au point où on l'avait arrêtée, et elle continue sans la moindre variante. On peut ainsi arrêter une crise, puis la laisser reprendre vingt fois de suite, si on le désire. Si l'on avait eu l'idée de comprimer l'ovaire des sorcières, on aurait supprimé subitement leur démon mieux qu'avec toutes les paroles latines du monde. Malheureusement cela ne devait être inventé que cent ans plus tard, au cimetière de Saint-Médard.

Si les guérisons hystériques sont si subites et les rechutes si fréquentes, cela tient à ce que la maladie n'est qu'un dérangement du fonctionnement des organes, sans lésion des organes eux-mêmes. A l'autopsie d'une hystérique on ne trouve rien, si ce n'est l'affection étrangère qui l'a tuée; mais ni dans le cerveau, ni dans aucun autre organe l'hystérie n'a laissé de traces.

J'avais besoin de toutes ces notions pour arriver à vous faire comprendre ce qui s'est passé de 1728 à 1739 sur la tombe du diacre Pàris.

En 1690, naissait d'une famille noble un enfant qu'on nomma François de Pàris. Son père était conseiller au Parlement. Il fut mis en pension à Nanterre dès sept ans, et, bien qu'il fût d'une piété exemplaire, je pourrais dire excessive chez un enfant de son âge, il fit avec des condisciples le plan d'incendier son collége.

Les conjurés n'allèrent pas jusqu'à l'exécution, ou du moins la flambée de paille qu'ils arrivèrent à allumer réussit à peine à roussir une muraille.

C'est cependant cet événement de minime importance qui décida de la vie entière du jeune Pâris. Il en conçut de tels remords que, tout enfant qu'il était, il se mit à faire pénitence, pleurant et disant souvent ces paroles du livre de Job : « Ah! Seigneur, vous écrivez contre moi des choses bien amères, voudriez-vous me consumer pour les péchés de ma jeunesse!»

Quand Pâris eut l'âge de vingt ans, on essaya de lui faire accepter la charge de conseiller qu'occupait son père, mais il la refusa obstinément, décidé qu'il était à se consacrer à Dieu. Toutes les démarches que l'on put faire pour l'amener à prendre part à la vie du monde demeurèrent infructueuses. Enfin, en 1713, il obtint de ses parents l'autorisation d'entrer au séminaire. Là il se livra plus aux austérités qu'à l'étude; la naïveté de ses goûts et de ses allures fit qu'on le chargea du catéchisme des petits enfants à Saint-Jacques du Haut-Pas.

Sur ces entrefaites il perdit son père et distribua lui-même aux pauvres sa part d'héritage, mettant ses meubles sur son dos pour les porter à des malheureux qu'il connaissait à l'autre bout de la ville.

Si ses mortifications et ses aumônes faisaient l'admiration de tous, il n'en était peut-être pas de même de ses talents, car en 1718 il était arrivé seulement au sous-diaconat, et en 1720 au diaconat. Il ne put ou ne voulut aller plus loin, et il resta toute sa vie le diacre Pâris.

Ses occupations habituelles étaient la prière, et sa distraction, l'aumône. Il demeurait dans une chambrette du collége Saint-Magloire, il n'y faisait pas de feu et dormait sur la dure devant son lit. De temps en temps il se mettait en route et allait voir à la campagne quelque religieux de ses amis. Un Bénédictin qu'il visita à Argenteuil nous raconte dans quelles conditions il faisait ces voyages.

« En entrant dans le cloître, dit-il, je fus agréablement surpris de voir M. l'abbé de Pâris. Dans le moment je ne fis pas attention qu'il était bien mouillé et bien crotté, portant une méchante soutane rabattue. Je lui demandai où il avait mis son cheval, et sur l'aveu qu'il me fit qu'il était à pied, je le plaignis fort à cause des mauvais chemins, et surtout à cause de la pluie continuelle qu'il avait essuyée. Nous lui fîmes grand feu, mais il ne voulut jamais prendre les pantoufles qu'on lui présenta, sous prétexte que ses souliers sécheraient mieux dans ses pieds. Je remarquerai qu'il ne voulait jamais relever sa soutane pour faire sécher ses bas, il la laissait toujours traînante devant le feu, qui le fit paraître comme un tourbillon de fumée, tant il était mouillé. Lorsqu'il vit mettre le couvert, il nous demanda si nous n'avions pas encore dîné; on lui dit que c'était pour lui; il répondit : « Cela est inutile, je ne « mangerai pas. » En effet, il ne voulut pas même prendre un verre de vin. Ses refus, quoique très-humbles, furent persévérants, ce qui nous fut sensible, parce qu'il ne paraissait pas avoir dîné. Si j'eusse été au fait de ses jeûnes prodigieux, ma surprise aurait été moins grande. Il partit un moment avant les vêpres, la pluie continuant toujours; il refusa un cheval, sous prétexte qu'il n'était pas accoutumé à s'en servir, et promit cependant de nous revoir quand il repasserait. Il revint cinq jours après, à pied comme auparavant, et quoiqu'il nous eût promis de dîner à son retour, il n'en fit rien, et ne goûta pas même notre vin. »

C'est après de nombreuses promenades dans le genre de celle-là, que Pâris, renonçant décidément à entrer dans un couvent, s'établit dans une petite chambre de la rue de l'Arbalète, au milieu des pauvres, qui l'appelaient *Monsieur François*. Il n'avait là qu'un lit, une chaise et une table boiteuse. Sa nourriture consistait en quelques œufs durs qu'il cuisait lui-même et en un peu de

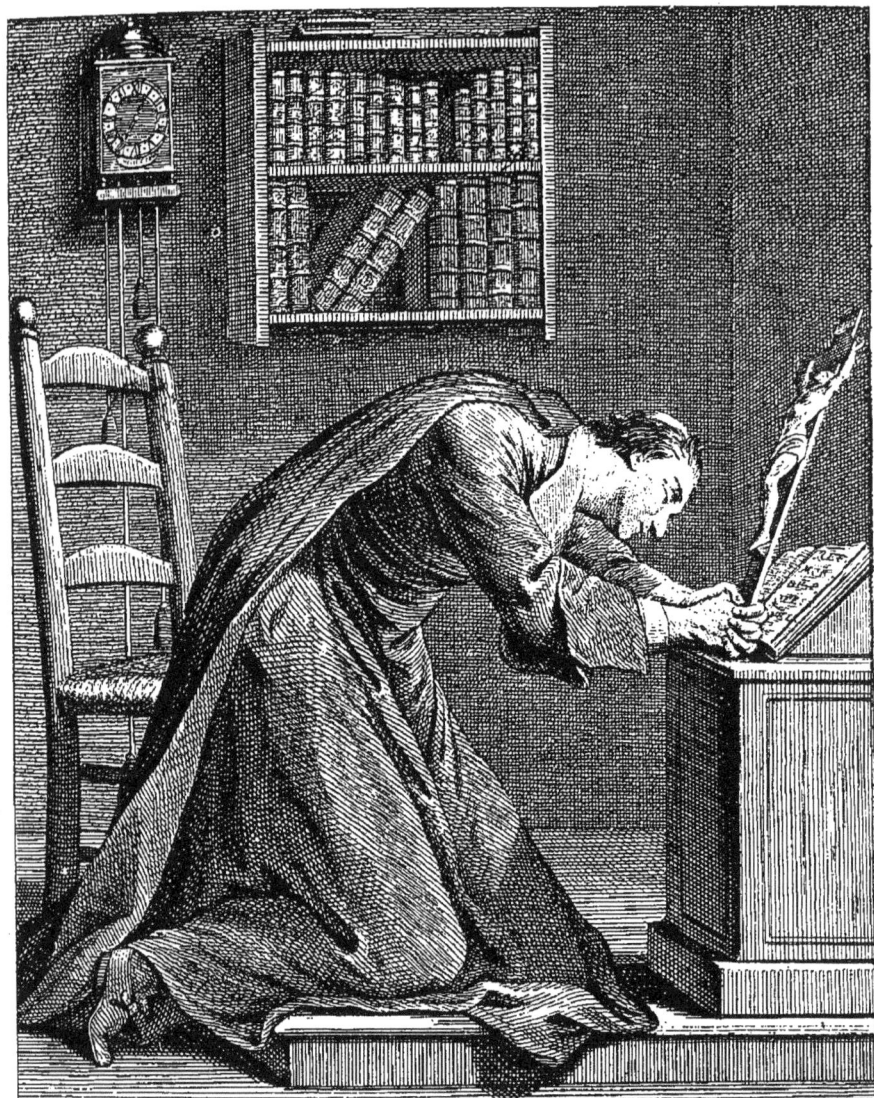

FRANÇOIS DE PARIS

Penetré que par luy même il n'est que pauvreté, qu'indigence
qu'impuissance a tout bien, et que sans la lumiere de la foy, sa
&c. et sans la Charité, il ne seroit que ténèbres qu'égarement
que péché, S'anéantit devant cette vérité Crucifiée

Dieu glorifie par des Miracles son humilité profonde
et la pureté de sa foy.

LE DIACRE PARIS.

Fac-simile d'une gravure du livre de Carré de Montgeron.

soupe que lui donnait une voisine. En retour, le bon diacre lui montait ses seaux d'eau tous les matins.

Mais le cénobite se trouvait encore trop bien dans ce logis, et, en 1724, il loua une sorte d'appentis où il installa un métier à faire les bas pour occuper le temps qu'il ne passait pas en oraisons. Ses austérités n'eurent plus de limites : « Il se retrancha le linge et ne se servit plus que de grosse serge, couchant tout vêtu, tantôt sur une paillasse, tantôt sur la terre. Aux haires et aux cilices dont il usait, il ajouta une plaque de fil de fer en forme de cœur, armée de pointes qui entraient si avant dans sa poitrine, par les coups qu'il se donnait, que le sang sortait. Il portait aussi sur lui une ceinture de fer avec des pointes, mais son confesseur l'obligea de la quitter et lui permit de porter une petite chaîne dont il faisait deux ou trois tours au bras droit. »

Par un surcroît de pénitence, Pâris avait associé à sa vie deux compagnons peu commodes : l'un était l'abbé Mabillaud, qui l'accablait de sarcasmes tout en partageant sa maigre pitance ; l'autre était un certain abbé de Congis, cadet de noblesse, presque imbécile, qui s'occupait du ménage et faisait la cuisine.

Le ménage se composait de quelques assiettes, d'une vieille marmite et d'une terrine. Le diacre Pâris ne se nourrissait plus que de ce qu'il appelait *une salade :* c'étaient des feuilles crues avec de l'eau et du sel. Ne voulant même pas des joies de la famille, il refusait de voir son frère et renvoyait l'argent que celui-ci lui faisait parvenir.

Avec un pareil régime la maladie ne pouvait tarder. Il semble résulter de la description qu'on donne de la sienne qu'il fut pris de caries osseuses multiples et qu'il succomba à l'épuisement causé par une incessante suppuration et à l'absence complète de soins.

Sentant sa fin s'approcher, le diacre dicta son testament religieux, protesta contre la bulle *Unigenitus* et se déclara janséniste convaincu.

Il mourut le soir du 1er mai 1727, à l'âge de trente-sept ans.

C'est sur le tombeau de ce mystique qu'allait se développer une des plus formidables épidémies de folie qu'on ait observées depuis l'extinction de la sorcellerie.

Elle ne mit pas longtemps à se montrer. Le 3 mai, on enterrait le diacre au petit cimetière Saint-Médard. Le jour même, une pauvre femme, Madeleine Beigny, qui avait entendu parler de François Pâris, qui connaissait sa sainteté et ses privations, pensa que par son intercession une paralysie qu'elle avait au bras depuis longtemps pourrait être guérie. Elle était dévideuse de soie, et, pour faire son métier, elle se voyait obligée de suspendre son bras gauche à une corde attachée au mur. Il s'agissait là, en somme, d'une paralysie incomplète, d'une *parésie,* comme on dit en médecine.

Madeleine Beigny se transporta donc au logis du Bienheureux, et voici comment elle raconte elle-même ce qui s'y passa. Ce récit est extrait de l'acte notarié qui fut dressé à propos du miracle.

« La comparante arriva dans la maison où demeurait le diacre, rue de Bourgogne, à huit heures du matin, le 3 mai 1727, jour de son enterrement. Elle vit que l'on apportait la bière où on allait le mettre. Elle devança celui qui l'apportait. Elle entra dans la chambre où le corps était enseveli; elle se hâta d'approcher; elle se mit à genoux, et, pleine de la confiance que Dieu lui avait donnée en l'intercession de ce saint homme, elle leva le drap qui le couvrait, et lui baisa les pieds par-dessus le suaire qui les enveloppait. Elle resta ensuite à genoux, et, pendant que les bedeaux de la paroisse de Saint-Médard mettaient dans la bière le corps du saint, elle lui dit : *Bienheureux, priez le Seigneur qu'il me guérisse, si c'est sa volonté que je reste sur la terre; vous serez écouté; pour moi, je ne le suis pas.* Dans ce moment elle fut par elle-même témoin de la vénération que l'on avait pour M. de Pâris, et elle vit que l'on emportait jusqu'à la laine du matelas du lit dans lequel il était mort.

« A peine la bière fut-elle placée, que la comparante se pencha un peu pour frotter plus aisément son bras malade à la bière, avant qu'on l'eût couverte du drap mortuaire. Les prêtres vinrent enlever le corps, et la comparante se retira ensuite dans sa chambre. Quand elle y fut arrivée, elle ne sait comment il se fit qu'elle ne pensa pas à passer son bras dans la corde ; elle se mit tout de suite à dévider sa soie sans faire attention si elle était guérie ou non. La réflexion ne lui en vint qu'après, et, toute surprise de ce qu'elle faisait, elle dit à sa fille et à une autre personne qui étaient présentes : Je crois que je suis guérie, et que je n'ai plus besoin de ma corde. En effet, dès ce jour, et au retour de la maison du bienheureux de Pàris, elle a cessé de se servir de sa corde pour travailler. Elle emploie son bras, non-seulement à dévider de la soie, mais même aux ouvrages les plus rudes ; il n'y est resté aucune des incommodités qu'elle y avait, elle n'y a pas senti la moindre douleur passagère, et elle y a actuellement le même degré de force qu'il y a eu dès ce premier moment... »

Ce que j'ai dit de la paralysie hystérique et de la manière dont elle disparaît ne peut guère laisser de doutes dans l'esprit du lecteur, si toutefois il ne préfère pas le merveilleux en toute chose à l'explication naturelle. Je dirai même que, dans ce cas, il doit encore se ranger à mon opinion, car ce premier miracle, comme tous ceux dont je vais parler, a été déclaré faux par la Cour de Rome, qui, en même temps (décret du 22 août 1731), déclarait le diacre Pàris rebelle au Saint-Siége, schismatique et hérétique.

Ce décret est pour moi une bonne fortune, puisque, grâce à lui, en expliquant les miracles de Saint-Médard et en contestant leur cause surnaturelle, je ne puis plus blesser les convictions de qui que ce soit.

Toujours est-il que la guérison de Madeleine Beigny fit grand bruit. Une simple dalle posée sur quatre dés avait été placée sur la fosse du diacre ; beaucoup de gens du quartier, qui l'a-

vaient connu, se portèrent au cimetière et prétendirent avoir été
guéris ou soulagés de leurs maux.

Un conseiller au Parlement, Carré de Montgeron, ardemment
convaincu de ces miracles, s'en fit l'historien, et c'est grâce aux
trois gros volumes qu'il publia, que nous pouvons aujourd'hui entrer dans le détail de toute cette affaire.

La première guérison qui ait eu quelque renommée fut celle
d'un jeune Espagnol nommé Alphonse de Palacios. Ce jeune
homme, fils d'un ministre du Roi Catholique, souffrait tellement
des yeux qu'il était presque aveugle. Le récit détaillé de son état
nous porte à croire qu'il s'agissait d'une inflammation des deux
cornées, d'une double *kératite*.

Il était soigné par le chirurgien Gendron, fort célèbre à cette
époque.

Désolé de la lenteur avec laquelle opéraient les remèdes, et
ayant entendu parler des miracles qui s'accomplissaient à Saint-
Médard, il résolut d'aller y faire une neuvaine. Chose curieuse,
il y fut fortement encouragé par le célèbre Rollin, qui était, comme
on sait, un janséniste déclaré. Écoutez la manière dont Carré de
Montgeron nous raconte sa guérison miraculeuse :

« Cependant don Alphonse, à mesure que les hommes déses-
pèrent de pouvoir le guérir, sent croître sa confiance au médecin
tout-puissant. Le soir du 30 juin, il met sur son œil un morceau
de la chemise dans laquelle était mort le bienheureux pénitent;
il est dans l'instant un peu soulagé. Le dimanche 1er juillet, la
relique est derechef appliquée le soir en se couchant, et peu
d'heures après arrive le moment de la visite et des consolations
du Seigneur. Cet œil qu'un rouge enflammé rendait affreux, cet
œil qui fuyait la clarté du jour comme une implacable ennemie,
cet œil que des principes essentiellement viciés faisaient tendre
sans cesse à l'affaissement et à la destruction, cet œil enfin dont
la douleur et les ténèbres faisaient tour à tour le supplice et l'en-

nui, cet œil éprouve bientôt la vertu bienfaisante du linge consa-
cré par l'attouchement du corps de l'illustre pénitent. La guérison
commence à s'opérer dans le secret du silence et du sommeil. A
trois heures du matin don Alphonse se réveille; il s'étonne, il croit
rêver en sentant que tous ses maux sont apaisés : que dis-je? il
s'en trouve entièrement délivré. Ses douleurs ne sont plus, ses
ténèbres sont dissipées, la source du mal est tarie et évanouie,
en un mot l'œil est renouvelé. Quels sont ses transports de joie
et de reconnaissance, lorsque, ayant levé la précieuse relique qui
couvrait son œil, il aperçoit à travers la fenêtre les murs de l'autre
côté! La vive impatience que lui cause le sentiment de son bonheur lui fait ôter son bandeau, et lui permet à peine d'attendre
jusqu'à six heures du matin pour aller avec empressement faire
son action de grâces au tombeau du serviteur de Dieu.

« Sa guérison cependant n'est pas encore parfaite. Les objets
ne se présentent encore à sa vue, non plus qu'à celle de cet aveugle dont il est parlé dans l'Évangile, que d'une manière peu dis-
tincte. Son œil est encore traversé par une barre rouge et enflam-
mée; il semble que Dieu diffère à achever son ouvrage, jusqu'à ce
que don Alphonse soit au pied du tombeau de M. de Pàris, pour
mieux lui faire sentir que c'est en s'attachant à la cause dans laquelle il est mort, qu'on reçoit la lumière, et qu'on sort des ténèbres épaisses où une soumission trop aveugle jette aujourd'hui un
grand nombre de personnes. Don Alphonse ressent tant d'onc-
tion dans ce sanctuaire de bénédiction, que la plus grande partie
de la matinée suffit à peine à sa tendre piété et à la vivacité de sa
reconnaissance. C'est un spectacle bien touchant et vraiment
digne des yeux de Dieu même, qui connaît si bien le prix de ses
dons, de voir ce jeune seigneur espagnol fouler ainsi aux pieds
tous les objets de terreur que les préventions de son pays et les
rigueurs inexorables de l'Inquisition lui présentent. Une foi si
vive est bientôt récompensée; le reste des infirmités de son œil

disparaît tout à coup. Cet œil, qui, la veille au soir, était encore
si enflammé, si douloureux et si difforme, paraît beau, vif et lumi-
neux, souffre sans s'éblouir la plus vive lumière des rayons les
plus ardents du soleil, résiste sans peine à la poussière que la foule
élève autour du tombeau, et annonce à tout le monde, par ses regards assurés et pleins de joie, la puissance de la main qui vient
de lui rendre la clarté.

« A peine est-il de retour chez lui, qu'il éprouve que son œil est
sans comparaison meilleur qu'il n'avait été depuis la perte de
l'autre. Sa vivacité est telle que rien ne peut suffire à l'avidité
qu'il se sent de voir. Il en fait sur-le-champ l'expérience la plus
décisive : il se presse en arrivant de lire et d'écrire; on admire
l'aisance avec laquelle il fait l'un et l'autre. Un maître de dessin
vient lui présenter des figures d'une finesse qui les rend presque
imperceptibles; on est tout étonné qu'il les démêle plus parfaitement et plus facilement que personne de la compagnie. Sa vue est
enfin si bonne et si parfaite, qu'il passe tout le reste de la journée
et une partie de la nuit à écrire, sans que cet exercice si appliquant soit capable de le fatiguer.

« Deux jours après, il va voir M. Gendron à Auteuil. M. Gendron, qui était dans son jardin, l'aperçoit de loin, marchant sans
conducteur, l'œil sans bandeau et bien ouvert, et sans qu'il paraisse incommodé des rayons du soleil qui donnaient sur son visage. Il s'étonne, il ne peut croire ce qu'il voit, il précipite ses
pas pour l'aborder, et tout en courant, il lui crie : Qu'avez-vous
fait, monsieur ? votre œil me paraît être en bon état. Don Alphonse
lui rend compte de sa neuvaine. M. Gendron examine l'œil avec
l'attention la plus exacte, et déclare que l'intérieur aussi bien que
le dehors en est parfaitement guéri. Il s'écrie que M. de Pâris a
fait dans une nuit ce que ni lui ni le plus habile homme du monde
n'auraient pu faire en trois mois. Il déclare enfin qu'il ne doute point
que cette guérison ne soit un miracle. »

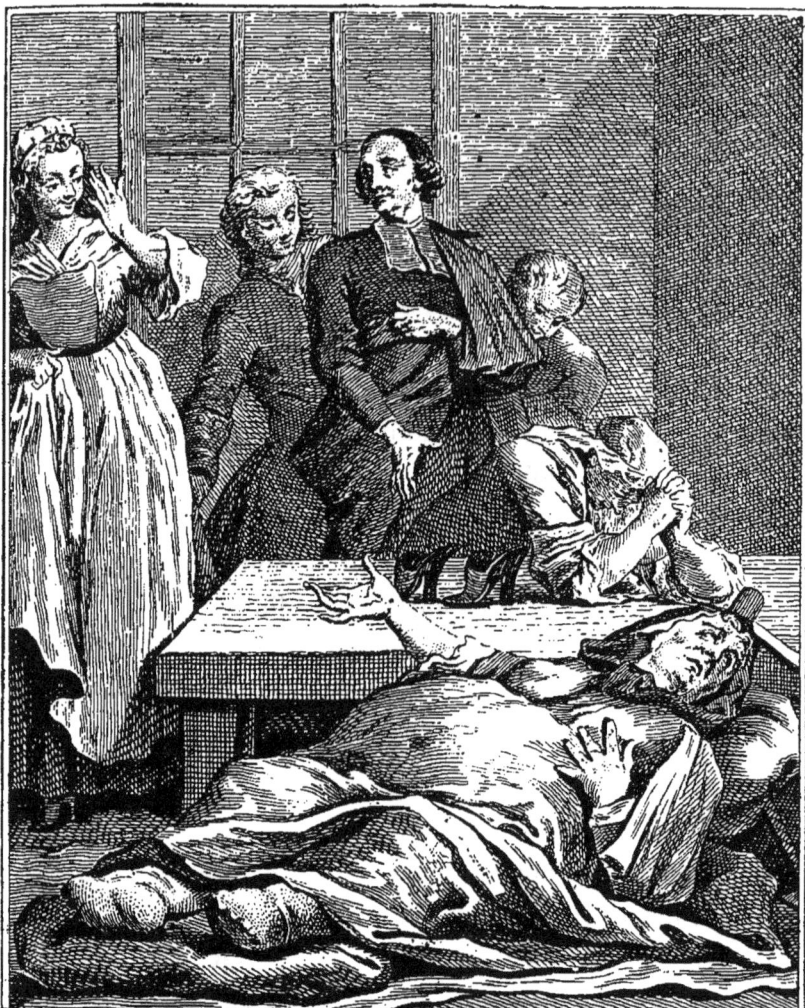

LA DEMOISELLE THIBAUT

Avoit le ventre enflé par un squire d'une grosseur enorme, les jambes grosses comme le corps d'un enfant, les pieds tout ronds gros comme la tête, le coté gauche en paralisie complete, les doits de la main gauche anchilosez, très écartez, et couverts d'ulceres; La malade en cet etat se fait coucher au bas du Tombeau de Mr. de PARIS le 19 Juin 1731 sur un drap destiné à l'ensevelir si elle mouroit, et fait mettre sur la Tombe les pentoufles qu'elle s'etoit fait faire en cas de guerison. Sa servante incredule se mocque de la foy de sa maitresse.

MALADIE DE LA DEMOISELLE THIBAUT

Fac-simile d'une gravure du livre de Carré de Montgeron.

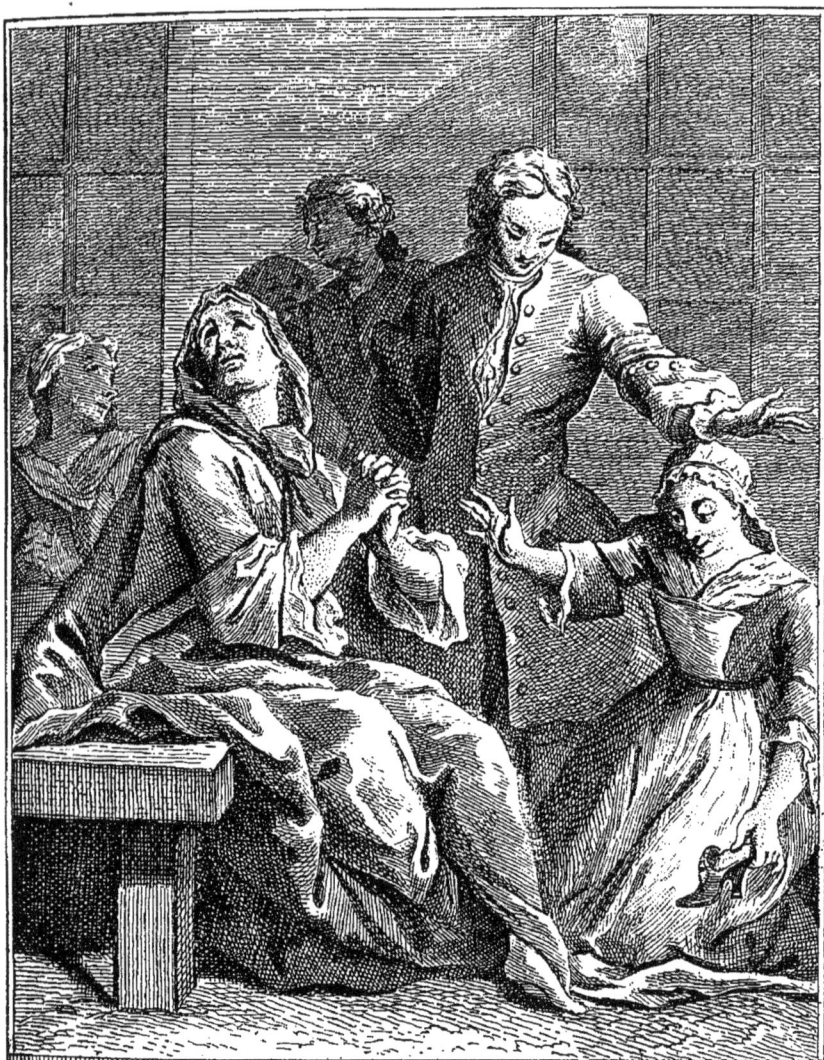

LA DEMOISELLE THIBAUT

Est guerie sur le champ le 8.º jour 19 Juin 1731, Tous ses membres hidropiques
se desenflent à la veue des spectateurs, elle se leve s'assied sur le Tombeau, et fait
voir en joignant les mains que son bras gauche cy devant paralitique, et ses doits cy devant anchilosés et couverts d'ulceres, sont gueris, Sa servante, qui luy met ses pentoufles,
est frappée d'étonnement de voir ses pieds si fort et si subitement desenflez .

GUÉRISON DE LA DEMOISELLE THIBAUT

Fac-similé d'une gravure du livre de Carré de Montgeron.

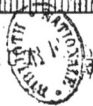

Il est certain qu'une conjonctivite et même une kératite peuvent guérir en deux ou trois jours sans qu'il y ait là rien de bien extraordinaire. Mais l'archevêque de Sens, qui s'est fait l'adversaire déclaré de la puissance du diacre Pâris, nous dévoile que, pendant ses pèlerinages, le jeune de Palacios soignait ses yeux par des bains de laudanum et de guimauve chaude. Il en faudrait peut-être tenir compte.

Je n'insiste d'ailleurs pas sur ce miracle, dont les causes sortent un peu de l'étude que nous avons entreprise.

Le second se rapporte à mademoiselle Thibaut. Cette fille était devenue énorme, tant son abdomen était gonflé. Carré de Montgeron la déclare hydropique. Pour lui aussi, les membres supérieurs étaient tellement ankylosés que les doigts ne pouvaient plus remuer, crispés qu'ils étaient dans la paume de la main, où ils avaient fini par déterminer des ulcérations et des plaies. Pour la médecine d'aujourd'hui, il s'agissait d'un cas de météorisme avec contracture hystérique. La manière dont survint la guérison le démontre assez bien.

« C'est dans cet état que, réduite à la dernière extrémité et désespérée par tous les maîtres de l'art, on porte cette moribonde à Saint-Médard, on la couche à côté du tombeau de M. Pâris ; sa vue fait autant d'horreur que de compassion, on croit à tout moment que le souffle de vie qui lui reste va s'éteindre. Cependant, au bout d'un quart d'heure, son bras paralytique, son ventre, ses jambes et ses pieds se désenflent à la vue des spectateurs, elle se lève.

« Ce n'est plus cette hydropique dont les membres noyés étaient d'une grosseur monstrueuse. Ce n'est plus cette paralytique dont la moitié du corps n'était plus qu'un poids à charge, incapable de tout mouvement ; elle marche, elle a l'usage de ses mains, elle se met à genoux, se relève, de retour chez elle monte un escalier difficile, n'a plus d'ulcères ni de plaies dès les premiers jours, jouit

au bout de huit d'une santé plus parfaite qu'avant le commencement de tous ses maux. »

Peu de jours après la guérison de mademoiselle Thibaut, un
autre miracle bien plus retentissant encore se produisait à Saint-
Médard. Il s'agissait d'une servante nommée Anne Couronneau,
qui, sur la fin de 1730, avait été frappée d'une paralysie incomplète
du côté gauche du corps.

Comme elle voulait continuer à marcher, elle avait inventé une
mécanique ingénieuse que nous décrit et que nous figure avec grands
détails notre historien ordinaire.

« Ayant fait connaître qu'elle souhaitait des lisières, elle en
fait un étrier par lequel elle soutient en l'air son pied paralytique.
Elle se fait attacher cet étrier avec des bretelles, qui, portant sur
ses deux épaules, s'accrochaient à sa ceinture, et soutenaient
ainsi son pied gauche, pendant que tout son corps était suspendu
sur ses deux béquilles; mais cela ne suffisant point encore, elle
joignit à tout cet attirail une seconde lisière qui tenait à sa jambe
gauche, et qui était passée autour de son bras droit, par le moyen
de laquelle tirant en avant sa jambe gauche de toutes ses forces
avec sa main droite, elle faisait avancer tout son corps par une
violente secousse. Mais, pour lui donner ce mouvement forcé, elle
était obligée de se renverser en arrière et de faire des contorsions
et des grimaces si affreuses qu'elles faisaient horreur à tous ceux
qui les voyaient. »

Mademoiselle Couronneau dut aller plusieurs fois à Saint-
Médard, elle n'obtint pas sa guérison tout de suite. Renonçant
même à prier pour elle-même, elle y vint une dernière fois pour demander la guérison de sa maîtresse, clouée au lit depuis longtemps.
Elle se traîne péniblement jusqu'au tombeau, se fait coucher sur la
dalle, au milieu d'un populaire nombreux qui attend le prodige.

« Tout à coup, au milieu des transports de son ardente prière,
elle sent un serrement et un mouvement dans le talon de sa jambe

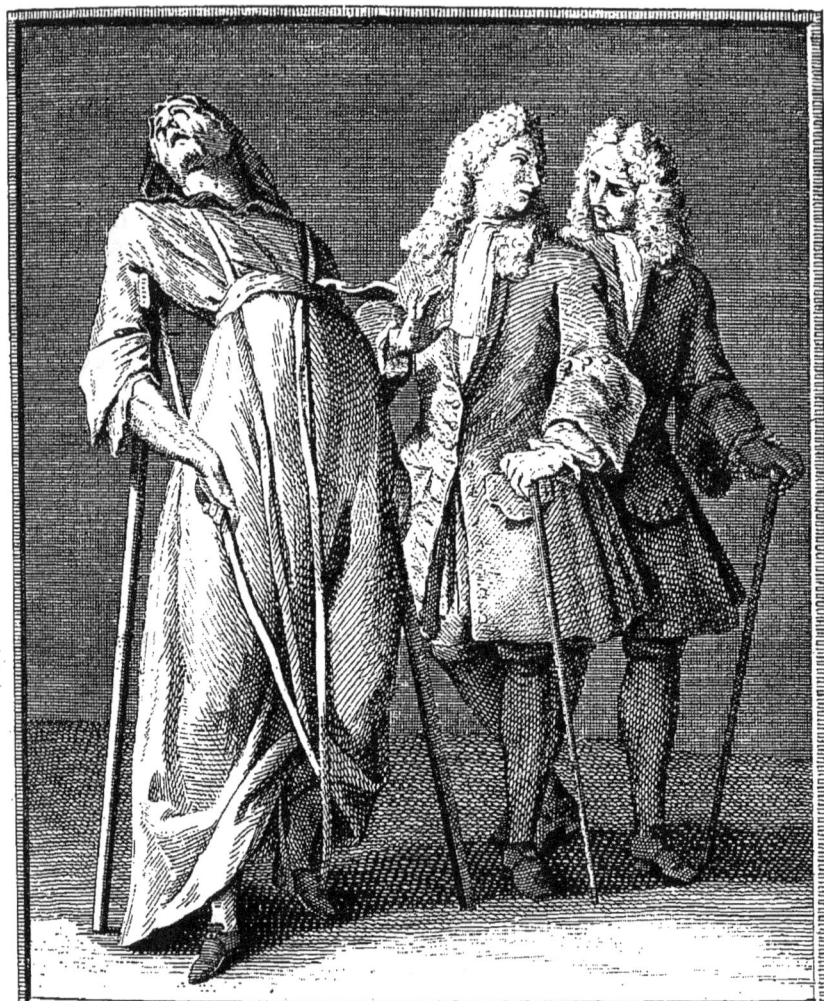

MARIE ANNE COURONNEAU,

Dont tout le côté gauche étoit paralitique, va à S. Medard le 13 Juin 1731 soutenue sur deux béquilles, elle est obligée à chaque pas de se renverser le Corps en arriere, & de faire de violents efforts, en tirant sa jambe gauche en avant avec une lisiere, pour faire avancer par secousses son côté gauche immobile; Mrs BAILLY & BOUDOU décident que la paralisie de sa jambe gauche est complette et parconsequent absolument incurable.

MALADIE DE LA DEMOISELLE COURONNEAU.

Fac-simile d'une gravure du livre de Carré de Montgeron.

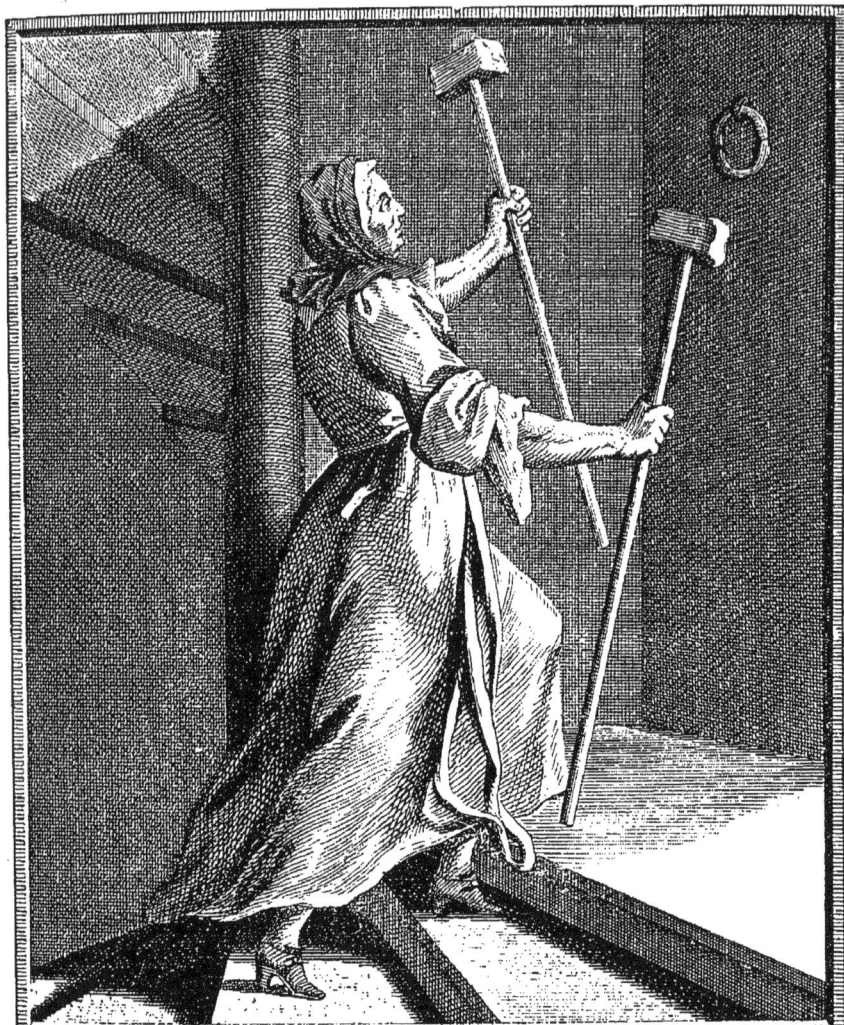

MARIE ANNE COURONNEAU,

*Ayant été subitement et parfaitement guerie le dit jour 13 Juin 1731
sur le Tombeau de M. de PARIS, monte son Escalier avec une vitesse
surprenante, portant ses deux bequilles en l'air.*

GUÉRISON DE LA DEMOISELLE COURONNEAU.

Fac-simile d'une gravure du livre de Carré de Montgeron.

paralytique, qui est le signe aussi bien que l'impression salutaire
de la main de Dieu sur elle. Notre infirme et ceux qui l'environnent
s'en aperçoivent également. Ce mouvement fut extérieur et
visible, et frappa la vue de ceux qui étaient présents; mais cependant personne ne comprit encore ce langage divin. La pauvre
Couronneau, au lieu de s'abandonner à la joie et à la reconnaissance, se trouble et s'imagine que le mouvement qu'elle a
senti et le bruit qu'elle vient d'entendre ont été causés par la
rupture de ses lisières. Néanmoins Dieu ne permet pas qu'elle
s'abandonne longtemps à cette inquiétude. Elle recommence sa
prière avec plus de ferveur que jamais; mais, dans ce moment, on
la retire de dessus le tombeau, on l'arrache comme malgré elle de
cet autel dépositaire de ses vœux, pour la remettre sur ses
béquilles, dont on présumait qu'elle avait encore besoin. Ainsi le
Dieu d'Israël a étendu sa main, et personne n'en a connu la
vérité; ce marbre, comme une autre fontaine de Siloë, vient
d'opérer en un instant une guérison aussi parfaite que subite, et
personne ne l'a compris; mais si l'Invisible a opéré en secret, les
effets de cette main toute-puissante ne tardent pas à se développer.

« A peine notre miraculée a-t-elle fait quelques pas, qu'elle sent
en elle-même une légèreté extraordinaire dans tout son corps,
accompagnée de frémissements dans tout le côté paralytique; ce
qui la jette d'abord dans la surprise et l'étonnement. Elle
s'aperçoit peu après qu'elle se soutient sur son pied paralytique
qui a recouvré toute son action et toutes ses forces, elle lève ses
béquilles en l'air et avance à grands pas; elle marche si vite qu'elle
eût pu suivre un carrosse, et, en un moment, elle se trouve à la
porte de la maison de sa maîtresse, si émue et si fort hors d'elle-
même qu'elle ne se connaît plus, et qu'elle ne peut comprendre
comment elle a pu faire en si peu de temps un si long trajet. Aussi
ce n'est plus cette impotente, obligée de faire les plus violents
efforts, et de fatiguer horriblement la moitié d'elle-même pour

faire avancer l'autre; c'est une fille forte et vigoureuse, qui, malgré son âge avancé, marche avec une agilité surprenante; elle
vient, pour ainsi dire, de laisser le vieil homme sur le tombeau de
notre saint pénitent; elle est devenue comme une créature nouvelle. Cette langue, qui ne pouvait que bégayer, s'énonce présentement avec la liberté la plus entière; ce bras privé de tout
sentiment et de presque tout mouvement, agit avec facilité et avec
force; cette cuisse, cette jambe et ce pied qui n'étaient plus pour
elle qu'un poids lourd et accablant, et qui, depuis plus de six mois,
ressemblaient davantage aux membres d'un cadavre qu'à ceux
d'un corps animé, se trouvent d'un moment à l'autre pleins d'une
vigueur infiniment supérieure à l'âge de notre miraculée, et aux
forces qu'elle avait avant sa maladie. Aussi cette pauvre paralytique qui n'avançait que par ressort et par artifice, va présentement d'un pas ferme, agile et délibéré; celle qui mettait quatre
ou cinq heures à se transporter de chez elle à Saint-Médard, fait
présentement le même chemin presque dans un instant; celle qui
ne pouvait faire un pas que par le secours de ses béquilles et de
toute sa mécanique, et avec des contorsions effrayantes, porte présentement avec joie ses béquilles en l'air, et les montre avec empressement comme des témoins muets qui annoncent d'une manière
sensible la grandeur du prodige que Dieu vient d'opérer sur elle.

« Impatiente de faire éclater aux yeux de sa chère maîtresse
cette résurrection de la moitié d'elle-même qu'elle vient de recevoir
sur le tombeau du saint diacre, et d'apprendre si Dieu lui a aussi
accordé sa guérison, elle monte avec précipitation un escalier de
trois étages qui va à son appartement. Elle rencontre sur la montée
une des demoiselles Garnier; mais elle est encore si hors d'elle-
même, qu'à peine la reconnaît-elle, et, sans lui rien dire, elle court
se décharger de ses béquilles qui ne font plus que l'embarrasser,
et va au lit de sa maîtresse lui raconter avec une rapidité étonnante
les merveilles que Dieu vient d'opérer sur elle; ses paroles se pré-

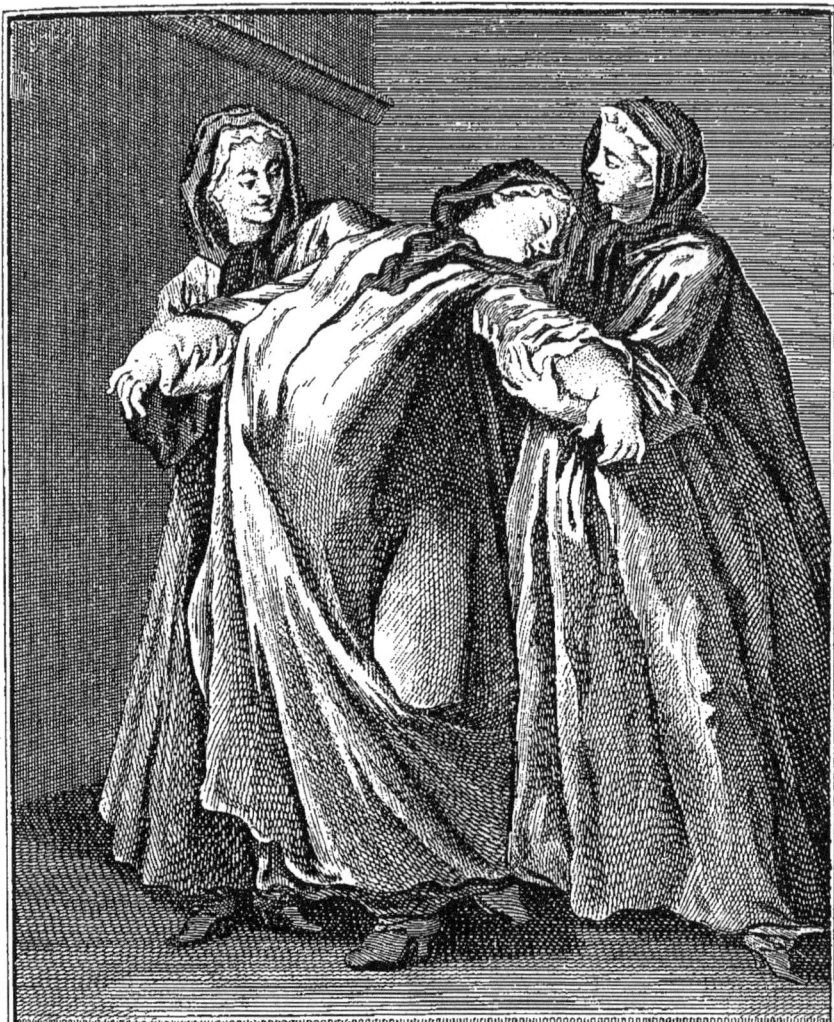

MARGUERITTE FRANÇOISE DU CHÊNE.

Depuis 3 ans perdoit son sang tous les jours par d'affreux vomissements causé par la rupture de plusieurs vaisseaux dans l'estomach; depuis 5 ans elle étoit consommée par une fiévre continue, & tourmentée par un mal de côté qui lui cau= soit une continuelle insomnie; elle étoit paralitique de tout le côté gauche, & hidro= piquè par tout le corps; enfin plusieurs attaques d'apoplexies et de léthargies l'avoient= reduit à l'extremité. Elle se fait traîner en cet état a S. Medard le 16 Juillet 1731.

MALADIE DE LA DEMOISELLE DU CHÊNE

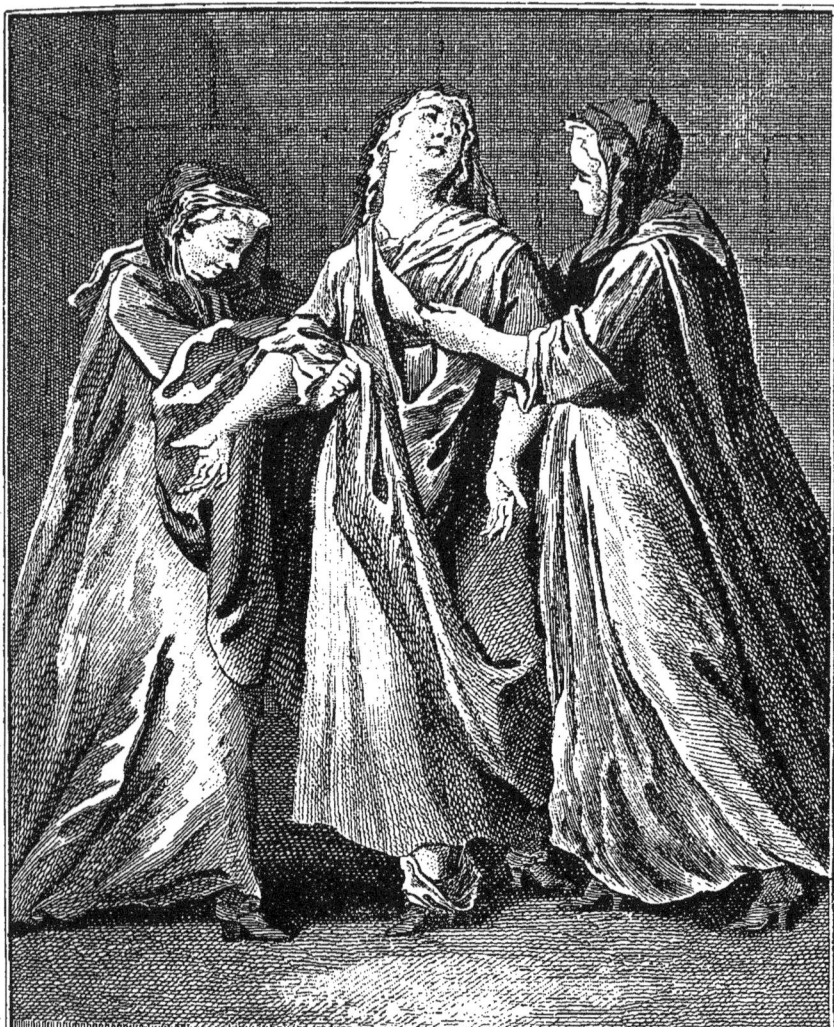

MARGUERITTE FRANÇOISE DU CHÊNE

Est guerie de son hémoragie et de sa fievre sur le Tombeau de M. de PARIS le 16 Juillet 1731. elle recouvre la voix le 17, le 18 son mal de côté cesse, et le 19 l'hidropisie disparoit. Tous ses membres se désenflent a la vue des spectateurs, sa mere estobligée de lui croiser ses habits devenus tout d'un coup une fois trop larges.

GUÉRISON DE LA DEMOISELLE DU CHÊNE.

Fac-simile d'une gravure du livre de Carré de Montgeron.

cipitent hors de sa bouche; elle voudrait pouvoir dire tout à la fois tout ce qui lui est arrivé, et rendre compte de tous les sentiments de reconnaissance qui embrasent son cœur. Tous ceux qui la voient et qui l'entendent sont dans la dernière surprise d'une si étonnante métamorphose, mais surtout M. Bailli et M. Boudou, qui l'avaient encore vue la veille, et qui, par les connaissances que leur donnent et leur profond savoir et leur longue expérience, étant plus certains que personne que son état était absolument incurable, ne peuvent s'empêcher de reconnaître l'œuvre de Dieu, en la voyant, ce jour 15 juin, subitement guérie, parlant, marchant et agissant avec facilité. »

Marguerite Duchêne a été le sujet d'une guérison miraculeuse au moins aussi frappante que celle de la Couronneau. C'était certes une hystérique des plus complètes : météorisme, boule hystérique, paralysies, violentes attaques convulsives, léthargie prolongée, elle avait tout ce qui constitue ce terrible état. Écoutez plutôt ce qu'en dit Carré de Montgeron :

« Voici une maladie d'un genre bien singulier : c'est une agonie de plusieurs années, c'est une complication de maux aussi effrayants dans leur réunion qu'inconcevables dans leur durée. Dans la tête ce sont des douleurs excessives, dans l'estomac une rupture de vaisseaux qui lui fait perdre continuellement du sang et l'empêche de prendre aucune nourriture. C'est au dedans une langueur mortelle jusque dans le principe le plus intime de la vie; c'est au dehors une couleur cadavéreuse qui semble avoir prévenu la mort. C'est enfin une personne qui éprouve sans cesse la faiblesse et des suffocations de l'hydropisie, la pesanteur et l'engourdissement de la paralysie, et qui tombe tous les mois dans les plus violentes attaques, à la suite desquelles elle reste souvent en léthargie pendant plusieurs jours. »

Cet affreux état disparaît par une neuvaine à Saint-Médard où se rend la Duchêne.

« Le 16 juillet 1731, premier jour de sa neuvaine, à peine reçoit-elle les impressions de la vertu bienfaisante qui s'exhale du tombeau du saint pénitent, que ses membres paralytiques sont agités par une force inconcevable, et dès lors le mal de tête qui l'accablait depuis cinq ans cesse pour toujours ; les vaisseaux rompus dans la poitrine et l'estomac, qui, depuis trois ans, étaient la source funeste d'un vomissement de sang presque journalier, sont rejoints et régénérés ; et la fièvre continue, dont les frissons et les redoublements ne lui laissaient pas un seul jour de relâche, se dissipe entièrement, ainsi que les vomissements de sang et de nourriture.

« Le 17, elle éprouve les mêmes agitations que la veille, et l'effet n'en est pas moins digne d'admiration ; sa poitrine, extrêmement enflée, reprend son état naturel, et la voix, presque entièrement éteinte, lui est rendue avec toute sa force ordinaire.

« Le 18, après ses agitations sur le tombeau, elle ne sent plus le mal de côté qui la tourmentait sans cesse depuis si longtemps ; et en effet, la tumeur est dissipée, et l'on ne trouve plus de vestige de la grosseur qu'elle formait au côté.

« Le 19, une sueur prodigieuse découle de tous ses membres, qui étaient d'une monstrueuse grosseur ; ils se désenflent à la vue des spectateurs étonnés, et l'hydropisie disparaît.

« Le 20, on voit ses veines et ses nerfs s'enfler et s'agiter avec une violence extrême, et dès ce moment la paralysie cesse d'être.

« Enfin, le 21, le Seigneur met le comble à ses dons : une force extraordinaire accompagne la guérison la plus complète ; elle marche avec tant de légèreté qu'on a peine à la suivre, et elle jouit dès ce moment de la santé la plus parfaite et d'une vigueur infatigable. »

A partir de ce moment les miracles affluent, Philippe Sergent, Gautier de Pézénas sont guéris l'un d'une paralysie, l'autre d'une affection oculaire. Mademoiselle Mossaron, Anne Lefranc, paralytiques aussi toutes les deux, reviennent délivrées après une visite au tombeau du diacre. Et, chose caractéristique, l'archevêque de Paris, M. de Vintimille, bien dans l'esprit de ce dix-huitième siècle qui n'aimait pas les miracles, l'archevêque de Paris déclarant fausse et non prouvée la guérison des deux malades, l'une d'elles le traduit pour ce fait devant le Parlement.

De tous ces prodiges, et pour ne pas sans cesse répéter la même chose, je n'en choisirai que deux[1] qui rentrent mieux dans notre cadre parce que les détails en sont bien connus.

Le premier se rapporte à une demoiselle Coirin, jeune encore, qu'une paralysie retenait au lit. De plus, depuis quinze ans, elle avait au sein une tumeur qui avait crevé un jour en laissant échapper du pus et qui en donnait toujours un peu depuis lors. Carré de Montgeron la qualifie naturellement de cancer, mais on me permettra de douter qu'une pareille affection puisse durer quinze ans chez une femme encore jeune. Il s'agissait sans doute d'un abcès et d'une fistule consécutive.

En somme il y avait longtemps que cette pauvre femme était au lit désespérant de sa guérison, quand elle eut l'idée de se rendre au tombeau du diacre. Se trouvant hors d'état d'être transportée (elle habitait Nanterre), elle demanda à une voisine d'aller lui chercher un peu de terre du tombeau et d'y porter une chemise qu'on ferait toucher à la pierre.

Ainsi fut-il fait, et la malade attendait avec impatience le retour de son émissaire; enfin elle arrive apportant la terre et la chemise. Cette fois le prodige est instantané. Voici le récit de Carré de Montgeron :

« A peine la moribonde s'est fait mettre la chemise qui avait touché le précieux tombeau, qu'elle éprouve presque à l'instant la vertu bienfaisante qu'elle y avait puisée; cette impotente, qui,

---

[1] Voir pour plus de détails le livre très-remarquable de MATHIEU, *Histoire des miracles et des convulsionnaires de Saint-Médard*. Didier et Cⁱᵉ, éditeurs à Paris.

depuis le commencement de sa paralysie, était restée perpétuelle-
ment couchée sur le dos sans pouvoir changer de situation, recouvre
subitement des forces, et se retourne elle-même dans son lit... Le
lendemain 12, elle s'empresse d'appliquer sur son cancer, source
funeste de tous ses maux, la précieuse terre qui a approché du
tombeau du saint pénitent, et aussitôt elle remarque avec admiration que le trou profond de son sein, d'où sortait sans cesse
depuis douze ans un liquide corrompu et infect, s'était séché sur-
le-champ, et commençait à se refermer et à se guérir. La nuit
suivante, un nouveau prodige redouble encore sa reconnaissance.
Ses membres paralytiques, qui depuis tant d'années représentaient
les membres d'un mort par leur froid glaçant, leur immobilité
pesante, leur maigreur affreuse et leur raccourcissement hideux,
se raniment tout à coup; déjà son bras a repris la vie, la chaleur
et le mouvement; sa jambe retirée et desséchée se déploie et s'al-
longe; déjà le creux de sa hanche se remplit et disparaît; elle
essaye si elle pourra, dès ce premier jour, se servir de ces membres
nouvellement rappelés à la vie, mais dont la maigreur porte encore
les livrées de la mort; elle se lève seule, elle se soutient sur le
bout du pied de cette jambe qui depuis si longtemps était beaucoup
plus courte que l'autre; elle se sert aisément de son bras gauche,
elle s'habille et se coiffe avec ses mains... Depuis ce moment,
chaque jour voit éclore de nouvelles merveilles. Le 14, notre
miraculée marche avec plus de facilité que le jour précédent. Dieu,
qui n'a pas besoin de temps pour créer tout ce qu'il lui plaît,
rétablit en peu de jours dans sa cuisse et sa jambe gauche un
nombre infini de vaisseaux qui avaient été détruits et anéantis
depuis longtemps par le dessèchement. Le 19 du même mois, elle
descend dans l'appartement de sa mère, qu'une longue maladie
retenait depuis longtemps au lit... Ses deux frères, l'un valet de
chambre du Roi, l'autre garde du corps de Sa Majesté, accourent
pour la voir dès ce même jour, 19 août; elle les aperçoit, elle se

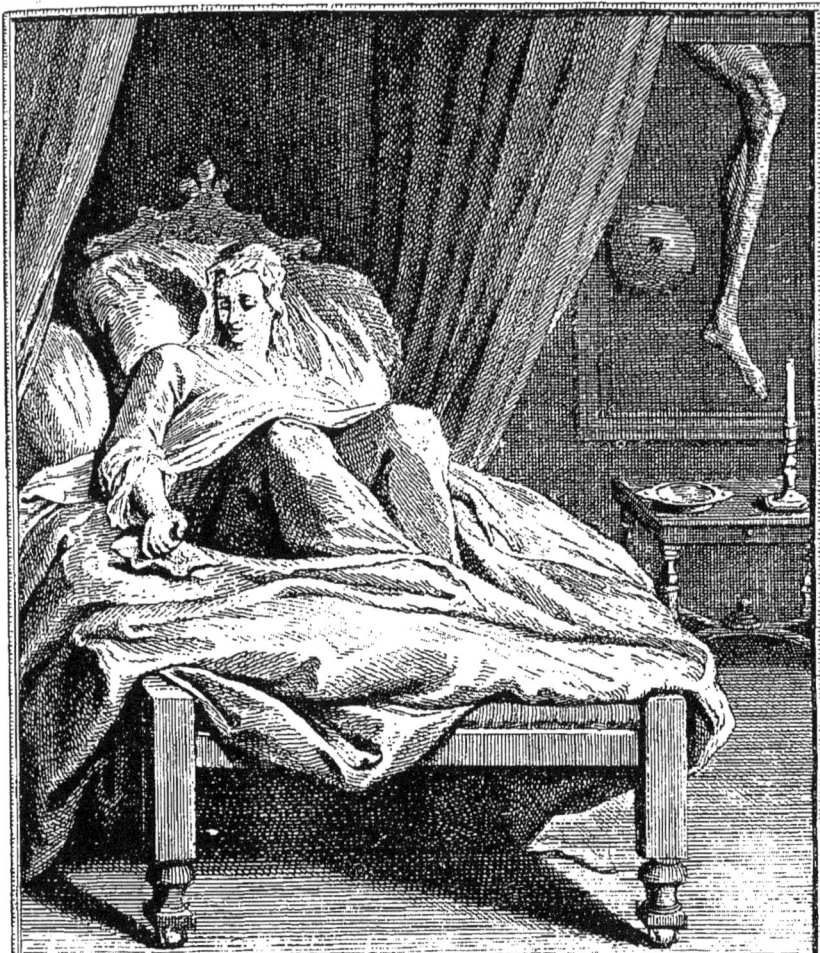

LA DEMOISELLE COIRIN

Rongée par un cancer au sein du côté gauche, qui depuis 12 ans luy avoit fait tomber le bout de la mamelle, et percluse par une paralisie sur tout ce même côté qui depuis le même temps avoit entierement retiré et desseché les muscles de sa cuisse et de sa jambe, applique avec foy le 12 Aoust 1731 sur ces maux in= curables de la terre prise auprés du Tombeau de Mr. de PARIS.

MALADIE DE LA DEMOISELLE COIRIN

Fac-simile d'une gravure du livre de Carré de Montgeron.

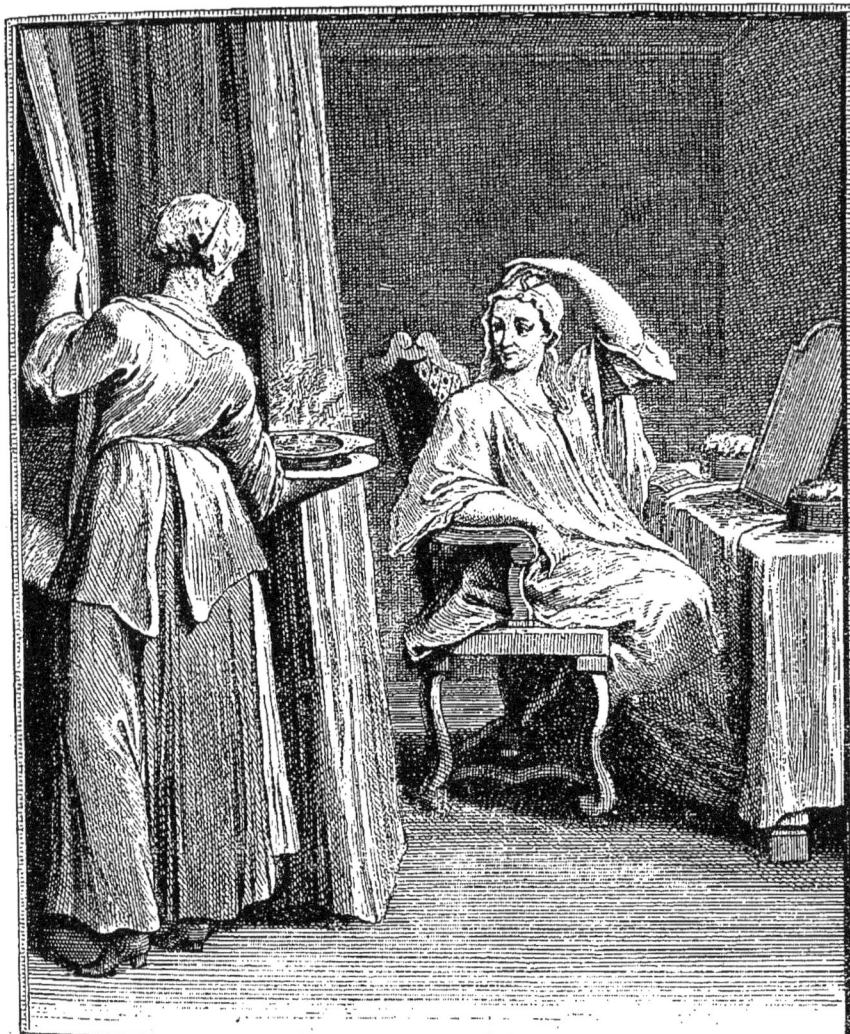

LA DEMOISELLE COIRIN

Est guerie subitement la nuit du 12 au 13 Aoust de sa paralisie et de
son cancer, elle se leve et shabille

Sa servante qui luy apporte un boüillon est si étonnée de la voir levée et droit
dans son fauteuil, quelle ne peut croire que ce soit elle, et quelle va la chercher
dans son lit, quoy quelle soit devant ses yeux

GUÉRISON DE LA DEMOISELLE COIRIN.

Fac-simile d'une gravure du livre de Carré de Montgeron.

lève et s'avance au-devant d'eux. Il n'en faut pas davantage pour les convaincre, quoique les postes qu'ils occupent ne les portent nullement à croire aisément aux miracles opérés à l'intercession de M. de Pâris. Mais notre miraculée va bientôt paraître devant tous les yeux. Le 24 du même mois d'août, elle va à pied à sa paroisse, où, depuis plusieurs années, elle n'avait pu se faire transporter, même dans un fauteuil... Elle a même la force de se soutenir à genoux... Elle marche en sortant de l'église avec encore plus de facilité qu'elle n'en avait eu pour y venir. »

Le cas de la demoiselle Hardouin est bien net aussi, l'hystérie s'y montre avec plus de détails encore que dans les autres, puisque la guérison se manifeste au milieu d'une de ces attaques convulsives que nous savons déjà être particulières à nos malades. D'ailleurs, chez elle, les paralysies venues coup sur coup ont entièrement l'allure de la paralysie hystérique aussi bien par leur début que par leur terminaison. Notre narrateur ordinaire, au texte duquel je ne veux rien changer, nous rapporte ainsi l'événement :

« C'est, dit-il, au milieu d'une situation désespérée, c'est après que toutes ses forces sont anéanties, c'est lorsqu'elle n'attend que l'heure qui doit l'affranchir de toutes les misères de la vie, qu'une personne de piété, dont la foi est encore animée par l'état affreux où elle voit cette moribonde, lui propose de se faire porter sur le tombeau du saint diacre. Elle savait qu'il y avait eu un grand nombre de miracles opérés par son intercession ; mais, brûlant du désir du bonheur éternel, elle préférait ses infirmités à la santé la plus parfaite, les regardant comme un moyen de satisfaire pour ses fautes et de quitter bientôt la terre.

« Cependant la personne qui lui conseille de demander sa guérison par l'intercession du saint pénitent, lui fait entrevoir combien un prodige si éclatant pourrait servir à manifester la sainteté de celui qui, par son appel canonisé de Dieu même, nous

a appris à discerner la vérité d'une manière sûre, à la lumière
des œuvres du Très-Haut. Ce motif la détermine, elle rassemble
tout le peu qui lui res'ait de forces pour écrire qu'elle veut qu'on
la transporte à Saint-Médard. Son directeur refuse d'abord d'y
consentir, et craint que ce ne soit tenter Dieu, tant il est persuadé
qu'elle ne peut s'exposer à faire un pareil trajet sans courir le
risque d'une mort qui lui paraît inévitable; il consent néanmoins
de s'en rapporter au chirurgien. Le chirurgien, qui avait entendu
parler des miracles, mais qui avait différé à les croire jusqu'à ce
qu'il en eût vu quelqu'un de ses yeux, fut curieux d'éprouver si
Dieu ferait celui-ci, et considérant que dans les maux désespérés
il est permis de tout tenter, il déclara que, loin de s'y opposer, il
serait charmé qu'on transportât sa malade à Saint-Médard.

« Le 2 août fut le jour pris pour l'exécution de cette entreprise;
mais tandis que la moribonde n'est occupée que de la gloire qui
doit revenir du miracle de sa guérison à celui par l'intercession de
qui elle la demande, les porteurs de chaise qui viennent pour la
transporter, s'effrayent en voyant son corps hideux, pâle, livide
et décharné, qui reste immobile, et qui a perdu jusqu'à l'usage de
la parole. Ils doutent d'abord si c'est un cadavre ou une agoni-
sante qu'on leur ordonne de descendre d'un troisième étage jusque
dans la rue. Ils l'enlèvent cependant avec son fauteuil, mais les
syncopes où elle tombe aussitôt qu'ils la remuent, augmentent
encore leur frayeur. Ces hommes endurcis, et accoutumés à
manier des personnes infirmes, croient à tout moment que celle-ci
va expirer entre leurs bras; ils n'osent presque la toucher, ils
craignent en l'agitant de faire exhaler le souffle de vie qui lui
reste, ils la placent avec son fauteuil dans leur chaise à porteurs
dont ils ôtent le siége à cet effet. Un second évanouissement dans
lequel elle tombe aussitôt qu'ils sont en chemin, redouble encore
leur crainte et celle des personnes qui l'accompagnent. Elle arrive
en cet état à Saint-Médard, en sorte qu'elle ne s'aperçoit qu'elle

est à l'église et qu'elle assiste à la messe qu'au moment de l'élévation. Son cœur aussitôt s'adresse à Celui qui est la résurrection et
la vie ; et d'abord que la messe est finie, on se hâte de la
transporter dans le petit cimetière, et de la coucher sur le tombeau
du saint diacre.

« Le corps perclus de cette pauvre moribonde n'a pas plutôt
touché la tombe salutaire, que l'immobilité de ses membres paralytiques se change tout à coup en des mouvements d'une violence
extrême. Leurs surprenantes secousses paraissent être le combat
de la vie qui s'empresse de repousser la mort, et qui veut la
chasser de ces membres où elle semblait régner depuis si longtemps, par son froid de glace et par l'inaction qui en était l'effet.
Au milieu de ces agitations qui effrayent et qui rassurent tout à la
fois, cette paralytique fait signe qu'on la ramène à l'église ; c'est
là que les spectateurs sont consolés, en voyant d'une manière
sensible que la vertu du tombeau est empruntée de la vertu même
du Tout-Puissant, puisque les agitations se renouvellent en présence du Maître comme elles avaient commencé sur le tombeau
du serviteur ; et il est si vrai que ces préludes de vie annoncent la
main toute-puissante qui les produit, comme ils ont fait souvent
aux tombeaux des saints les plus révérés, que c'est au milieu de
ces violentes agitations que la parole est subitement rendue à
notre impotente. ·

« Ce commencement de guérison, joint aux mouvements évidemment surnaturels qui continuent dans les membres de cette
paralytique, font croire que le moment de sa parfaite guérison
n'est pas éloigné, et que Dieu ne diffère de l'opérer que parce
qu'il veut faire ce prodige sur le tombeau de celui qu'il a dessein
de glorifier. On comprend cet ordre du Très-Haut, et on la rapporte
sur le tombeau du saint pénitent, où la violence des agitations
recommence avec plus de force qu'auparavant, comme si Dieu
voulait encore augmenter ce signal pour rendre les spectateurs

plus attentifs à ses merveilles. En effet, la mort, pour cette fois, se voit contrainte de céder, elle fuit, elle disparaît. Le mouvement, la chaleur et la force avaient déjà, pendant le combat, pris la place de l'immobilité, du froid et de l'impuissance. L'ennemie étant en fuite, la tranquillité, le repos et la paix succèdent aussitôt à la violence des agitations. Les douleurs cessent, les couleurs se raniment, la santé paraît avec tous ses apanages. La miraculée se lève, elle marche, soutenue, à la vérité, mais d'un pas qui commence à être ferme et délibéré ; elle rentre dans sa chaise à porteurs, au milieu des larmes et des acclamations de joie des spectateurs, qui la suivent en foule.

« Aussitôt qu'elle est arrivée dans sa rue, elle sort de sa chaise pour faire connaître à tous ses voisins les grâces que Dieu vient de lui faire, elle marche d'un pas assuré, elle monte légèrement jusqu'à un second étage, où elle entre dans une grande chambre, pour se faire voir plus commodément à une foule de personnes de toutes sortes de rangs et de conditions, qui s'empressent de venir admirer une guérison si subite et si parfaite. Des milliers de témoins avaient vu ses infirmités pendant six ans ; ils avaient été touchés de son état déplorable, et plusieurs de ceux qui virent le matin qu'on la transportait évanouie à Saint-Médard, crurent n'avoir d'autres vœux à faire que de prier le Seigneur d'abréger ses souffrances. Quel est leur étonnement de voir celle qui, depuis dix-neuf mois, était percluse de presque tous ses membres, et qui, depuis quelques jours, était réduite à la dernière extrémité et privée même de la parole, marcher, parler, agir comme une personne qui n'aurait jamais été malade ! que dis-je? soutenir dès le premier jour une fatigue qui aurait fait succomber la santé la plus robuste, ayant été, depuis son retour de Saint-Médard jusqu'au soir, entourée sans cesse d'une foule de personnes, amies et ennemies, devant qui elle ne se lassait pas de marcher et de raconter les merveilles que Dieu venait d'opérer en sa faveur par l'interces-

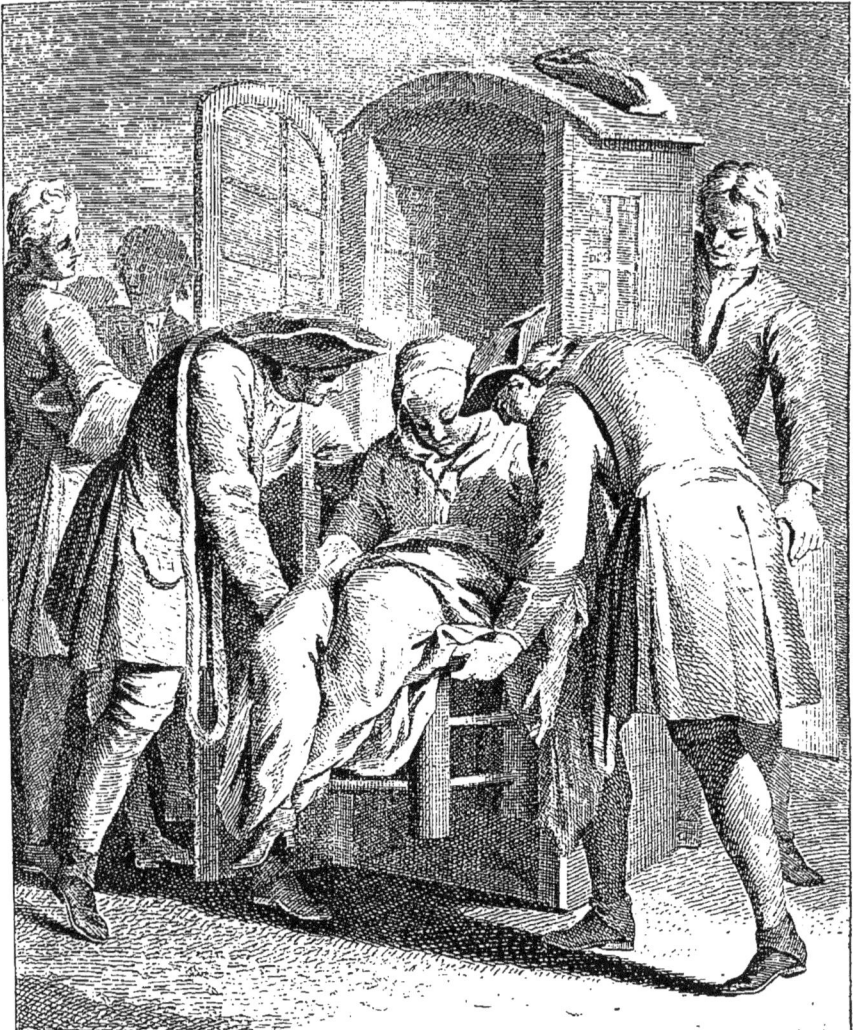

LA D.LLE HARDOÜIN

Paralitique des deux jambes depuis 1725, de tout le côté gauche depuis 1730, et
ayant entierement perdu l'usage de la parole depuis quelques jours, se fait porter
à St Médard le 2 Aoust 1731. Elle s'évanouit dans le fauteuil ou on la porte pour la
mettre dans une chaise a porteurs ce qui fait prendre le parti aux porteurs d'ôter le siège
de leur chaise, et de là mettre dedans a reculós avec son fauteuil, dans la crainte de lui
faire perdre le peu de vie qui lui restoit.

MALADIE DE LA DEMOISELLE HARDOUIN

Fac-simile d'une gravure du livre de Carré de Montgeron.

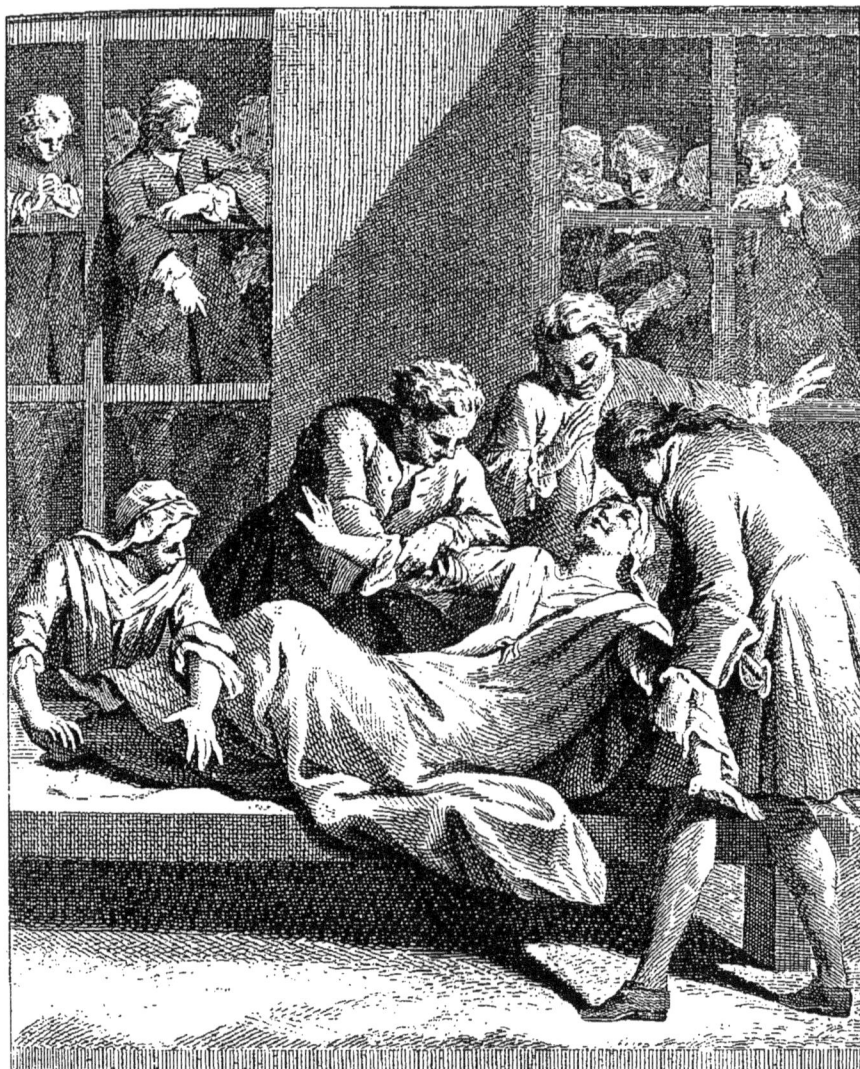

LA D^{lle} HARDOÜIN

S'étant fait mettre sur le Tombeau de Mr de PARIS le 9.e jour 2 Aoust 1731, tous
ses membres paralitiques se raniment et s'agitent avec une violence extraordinaire. Elle recouvre sur le champ l'usage libre de la parole, et dès le même
jour ses membres reprennent plus de force qu'ils n'en avoient jamais eû, et son
état de foiblesse extrème et d'agonie se change en une santé parfaite.

GUÉRISON DE LA DEMOISELLE HARDOU...

Fac-simile d'une gravure du livre de Carré de Montgeron

sion de M. de Pâris ! Dès ce premier jour, sa santé était si parfaite, et même ses couleurs et ses forces si bien revenues, que plusieurs personnes eurent bien de la peine à croire que ce fût elle qui avait été paralytique. »

Comme le fait remarquer Mathieu, l'aventure de la demoiselle Hardouin peut servir d'intermédiaire entre les simples miracles et ceux qui furent accompagnés des convulsions de la grande attaque hystérique. Nous prions le lecteur de se reporter à ce que nous avons dit en décrivant cette dernière, il aura le tableau de ce qui, à partir de 1731, se passa chaque jour au cimetière de Saint-Médard.

Comme il serait trop long de raconter tous ces faits par le menu, j'aime mieux emprunter à Carré de Montgeron quelques récits bien nets qui mettent en relief le caractère de la maladie.

Voici par exemple l'histoire d'une demoiselle Giroust naïvement racontée par son père dans le certificat qu'il donne aux notaires à propos de la guérison de sa fille :

« Convaincus que tous les secours humains nous étaient inutiles, ce que ne confirmaient que trop les violents et fréquents accidents de notre fille, nous nous jetâmes totalement entre les bras de la miséricorde de Dieu, espérant que cette même bonté qui opérait tous les jours tant de merveilles au tombeau et par l'intercession de son serviteur le bienheureux François de Pâris, daignerait jeter des regards de pitié sur nous et sur notre enfant.

« Nous cessâmes donc tous remèdes, et, à la fin du mois d'août 1731, nous commençâmes une neuvaine en l'honneur du saint diacre. Mon épouse visitait tous les jours son tombeau, demandant à Dieu par son intercession la guérison de notre enfant, et je m'y joignis d'intention.

« Notre fille ne pouvant aller à Saint-Médard, parce qu'elle tombait cinq ou six fois par jour dans ses accidents, partout où elle se trouvait, fit sa neuvaine à la maison. Les accès devinrent plus terribles et plus violents dans les premiers jours. Mais nous éprouvâmes bientôt que notre espérance n'était pas inutile; car environ au milieu de la neuvaine, les accès ne se firent sentir qu'une seule fois le jour, sur le soir. Un si heureux commencement engagea notre fille à profiter de ce calme pour faire une seconde neuvaine, et pour visiter elle-même le tombeau du bienheureux. Nous y consentîmes avec plaisir, et mon épouse l'y conduisit tous les matins, sur les cinq heures.

« Les choses continuèrent dans le même état pendant cette seconde neuvaine. L'assujettissement de notre négoce et la longueur du chemin ne permettant ni à mon épouse ni à ma fille d'entreprendre une troisième neuvaine, nous continuâmes nos prières à la même intention, jusqu'au mois d'octobre 1731, dans l'église la plus prochaine, et nous eûmes encore la consolation de voir que l'accident, qui ne prenait plus à notre fille qu'une fois le jour, devint très-modéré, ne demandait plus tant de secours, et manquait même quelquefois.

« Tant de sujets de consolation fortifiaient considérablement notre confiance, lorsqu'un événement singulier alors sembla nous promettre et nous laisser entrevoir la guérison de notre fille. Étant montée l'un des derniers jours de septembre, vers les dix heures du matin, à la chambre qui est au-dessus de notre boutique, et ayant ramassé un papier plié qu'elle trouva à terre, elle fut dans le moment saisie d'agitations violentes, dont le bruit se fit entendre jusqu'à notre boutique. Je courus à elle dans la pensée que c'était un accès de son mal, et la trouvai sans connaissance et dans des agitations bien différentes de celles de ses accidents ordinaires. Je lui arrachai avec beaucoup de peine un papier que j'aperçus dans sa main, et aussitôt elle devint tranquille et dans son état naturel. Je trouvais dans ce papier une croix où étaient des reliques du bienheureux François de Pâris, et qui était tombée par hasard à terre. Je résolus dans le moment de tenir la chose secrète, et d'examiner sérieusement ce qui en était, sans même en rien dire à mon épouse. Le lendemain, de grand matin, j'allai au lit de ma fille, qui dormait tranquillement, et je posai sur elle sans l'éveiller les reliques qui s'étaient trouvées dans le papier. A l'instant même elle fut agitée comme la veille, se plia et replia diverses fois, formant un cercle de son corps. Je retirai les reliques, et elle redevint tranquille, sans s'être éveillée. Je réitérai deux fois la même épreuve en présence d'une parente qui demeure au logis, et que je fis venir exprès, et toutes les deux fois elle eut la même issue. Ma fille étant levée, je l'interrogeai autant qu'il me fut possible pour ne lui rien découvrir; je la sondai même sur toutes les circonstances, et je reconnus qu'elle n'en avait aucune connaissance, ni aucun souvenir de ce qui s'était passé lorsqu'elle eut ramassé le papier. Alors je fis part de cet événement à mon épouse, à mes parents et amis, qui tous convinrent avec moi que c'étaient de véritables convulsions. Elles continuèrent ainsi jusqu'au premier d'octobre, qu'elle fut attaquée de la petite vérole...

« L'éruption de la petite vérole, qui, d'ordinaire, ne dure que neuf jours, continua trois semaines, parce que, s'élançant souvent hors de son lit, la tête en bas, les pieds élevés, étant roide, sans mouvement ni connaissance, il n'était pas possible de la recoucher ni de la couvrir suffisamment; ce qui fit souvent rentrer et noircir les boutons qui étaient répandus depuis la tête jusqu'aux pieds...

« Les trois semaines d'éruption étant passées, ainsi qu'il a déjà été dit, sa santé parut se rétablir un peu, et les convulsions diminuer avec le danger; de sorte que le degré de l'un était, pour ainsi dire, la règle de l'autre; ce qui fit qu'elles furent moins fortes et moins fréquentes, et redevinrent telles qu'après les neuvaines.

« Notre fille ne fut cependant en état de sortir que vers la fin du mois de décembre 1731. Je la menai une des fêtes de Noël à Saint-Médard y rendre grâces à Dieu, et remercier son ancien protecteur. Nous entendîmes la messe, et nous passâmes à l'endroit où il repose, pour y demander à Dieu, par son intercession, la guérison de l'âme et des infirmités de ma fille. Après notre prière, nous nous retirâmes sous le charnier, et nous nous joignîmes à des personnes qui récitaient des psaumes près d'une convulsionnaire. Ma fille tomba aussitôt en convulsion, et en eut pendant une heure. Nous retournâmes le lendemain et deux jours après au tombeau, et elle y en eut encore de même. Nous remarquâmes alors une différence essentielle entre les agitations que lui causait son mal ordinaire, et celles qui provenaient des convulsions : celles qui étaient occasionnées par son mal lui causaient de grandes douleurs, qu'elle ressentait encore après que ses accidents étaient passés; au lieu que celles qui provenaient de convulsions lui procuraient de la tranquillité et du soulagement après qu'elles étaient cessées.

« Les convulsions et son mal lui cessèrent également le premier de janvier 1732, et la laissèrent tranquille jusque vers le carême, pendant lequel temps elle n'eut qu'une seule fois ses agitations ordinaires; ce qui nous fit présumer qu'elle était guérie, et nous détermina, à la fin d'avril, à la mettre chez une demoiselle pour apprendre à travailler. Nous avons appris depuis que plusieurs fois elle y avait eu des convulsions, qui étaient comme des extases, lorsque l'on récitait des prières en l'honneur du bienheureux Pâris, ce qu'elle nous avait caché, comme elle l'a avoué depuis, dans la crainte qu'on ne la retirât de chez sa maîtresse.

« Une demoiselle à qui l'on avait remis un bonnet de laine qui avait servi au bienheureux Pâris, ayant été, vers la fin du mois de juillet 1732, voir la personne chez qui notre fille apprenait à travailler, et ayant montré ce bonnet, elle le baisa comme toutes ses compagnes, malgré la maîtresse. Elle fut à l'instant agitée de convulsions plus violentes que jamais pendant trois heures de suite, et depuis ce jour-là jusqu'à celui de sa guérison, elle en a eu tous les jours au soir, ce qui nous obligea de la retirer chez nous.

« Nous avons été si frappés des convulsions de notre fille, et nous avons pris tant de précautions pour nous assurer de leur réalité, que nous ne croyons pas pouvoir nous dispenser de les rapporter comme étant l'œuvre de Dieu. Nous le faisons avec d'autant plus de confiance, que nous n'avons jamais reconnu notre fille de caractère à en imposer; ceux qui la connaissent pensent de même à son égard. D'ailleurs, on ne lui parlait jamais de ce qui lui était arrivé dans ses convulsions, et elle ne pouvait soutenir la présence de ceux qu'on lui disait l'avoir vue dans cette état, ou qu'elle reconnaissait lorsqu'elles finissaient.

« Nous l'avons souvent éprouvée et contrariée dans ses convulsions. On lui a même refusé quelquefois des secours qu'elle demandait, ce qui nous a attiré en diverses occasions des reproches de notre famille et d'autres.

« Ce qui nous a fait le plus d'impression, c'est que sa guérison s'est opérée subitement dans la dernière convulsion qu'elle a eue, et qui était si extraordinaire que tous ceux qui y étaient présents, aussi bien que nous, croyaient qu'elle y succomberait et en mourrait.

« Dès qu'elle entrait en convulsion, ses yeux devenaient fixes et se renversaient; elle ne connaissait et n'entendait point pendant tout le temps qu'elles duraient, quoiqu'elle agît avec discernement et avec une grande dextérité. Elle courait, allant et revenant le long de la chambre avec une vitesse surprenante et très-longtemps sans en être étourdie. Elle se couchait par terre et se relevait très-promptement. Les modes et les façons de se mettre, indécentes ou mondaines, comme paniers, etc., lui causaient des horreurs et des peines qui allaient jusqu'à en faire de grands reproches aux personnes qui se présentaient ainsi devant elle, et même elle en venait aux voies de fait.

« Lorsque, étant en convulsion, plusieurs personnes lui remettaient des reliques, elle les rendait quelque temps après à ceux à qui elles appartenaient, sans faire de méprise, quoiqu'elle n'eût pas l'usage des sens.

« Elle se représentait souvent la tombe du saint diacre, se prosternait devant pour y prier, et invitait les autres à en faire de même et à profiter, disait-elle, du temps favorable.

« Jamais elle ne passait devant le portrait du bienheureux Pâris sans le saluer. Souvent on l'a déplacé, caché ou substitué en sa place un papier de même grandeur ; et d'abord, sans voir, elle s'apercevait de la transposition du portrait, et faisait la distinction de la personne qui s'en était chargée, quoiqu'on l'eût fait changer de place.

« Nous fûmes très-affligés de voir que les convulsions de notre fille exigeaient qu'on la traînât quelquefois par les pieds, ayant la tête nue et se roulant sur le carreau, qu'on la portât sur les épaules et qu'elle s'élevât ainsi en haut, quoique nous eussions soin, avant que d'accorder ces secours, qui ne se donnaient qu'avec répugnance, de l'habiller de manière à éviter les indécences qui, autrement, auraient pu en résulter.

« Elle tournait quelquefois sa tête avec une vitesse extraordinaire, comme sur un pivot, et on ne pouvait la traîner sur le plancher avec trop de précipitation. Lorsqu'on la portait sur les épaules, il fallait courir par la chambre sans interruption, et dès que la personne qui la portait était lasse, une autre prenait la place, ce qui se faisait ainsi pendant plusieurs heures. Il est même arrivé que cette opération a duré depuis neuf heures du soir jusqu'à sept du matin. En cet état elle s'élevait quelquefois toute droite, et restait comme une personne ravie ou en extase. Et après la convulsion cessée, elle était des plus tranquilles et aucunement fatiguée, tandis que ceux qui lui avaient donné les secours étaient rendus de lassitude.

« Un soir, à environ dix heures, de l'avis de ma famille, je m'opposai à porter ma fille sur mes épaules. Sur mon refus, et après l'avoir repoussée au moment où elle se présentait pour être ainsi portée, elle tomba à la renverse sur notre lit, où elle avait coutume d'être la plupart du temps dans ses convulsions. Ses agitations augmentèrent extraordinairement, et son visage et ses yeux devinrent enflammés comme si elle allait étouffer; ce qui ayant duré près d'un demi-quart d'heure, elle se releva comme en colère, et s'adressant à moi, elle me dit ces paroles étonnantes : « Tu « me porteras: » Ne pouvant supporter davantage l'état de souffrance où elle me paraissait être, je me déterminai à la porter.

« Le lendemain matin, une personne vint me prier d'aller chez une convulsionnaire, pour aider à lui donner les secours dont elle avait grand besoin, parce que ceux qui étaient actuellement autour d'elle étaient très-fatigués. J'y fus, quoique je n'eusse jamais vu cette convulsionnaire, et, étant chez elle, je fus extrêmement frappé de ce qu'on la portait aussi sur les épaules. Je me présentai à mon tour pour le secours, et lorsqu'elle fut sur mes épaules, elle me donna deux soufflets, en me disant aigrement : « C'est donc toi « qui as refusé des secours à ta fille; il te convient bien de vouloir « diriger l'œuvre de Dieu ! » Cet événement m'étonna si fort que je m'informai si quelqu'un de ceux de la compagnie n'aurait point vu quelqu'un de ceux qui étaient chez moi la veille au soir. On me répondit que non, et que ceux que je voyais présents avaient passé la nuit dans l'endroit où ils étaient, qu'il n'en était sorti aucun, et qu'il n'y était venu personne du dehors.

« Pendant les convulsions de notre fille, ceux qui étaient présents ne cessaient de faire des prières et de réciter des psaumes alternativement. Nous étions dans une admiration continuelle sur tout ce qui se passait sous nos yeux, et nous espérions toujours que Dieu aurait la bonté de faire éclater ses merveilles sur nous. Le moment arriva enfin.

« Le 26 août 1732, vers onze heures du soir, notre fille étant en convulsion et sur les épaules d'une personne de notre compa-

gnie, qui était composée de parents, amis et voisins, quelqu'un
lui mit en main un papier où il y avait des reliques du bienheureux Pâris; elle en devint plus agitée; la personne, craignant de
perdre ces reliques, les lui retira, ce qui la rendit toute troublée
et déconcertée. Une autre personne, touchée de son état, lui présenta un reliquaire qui renfermait un morceau du bois de la croix
de Notre-Seigneur et un morceau du bois de la couchette du bienheureux Pâris. Notre fille le saisit avec empressement et joie, et à
l'instant la convulsion redoubla; elle étendit ses bras avec violence,
s'élançant vers le plancher en haut, et jetant des cris perçants. La
personne qui la portait, ne pouvant plus la supporter à cause de
ses violentes agitations, la jeta sur notre lit. Alors les convulsions
furent si fortes et accompagnées de si grands cris, ce qui n'était
jamais arrivé, que tous les assistants en furent saisis de frayeur
et de crainte. Son corps se pliait et repliait à chaque instant, ses
yeux devinrent étincelants et rouges comme du sang. Nous étions
tous autour du lit, et après quelques minutes dans cet état violent,
nous l'entendîmes prononcer d'une voix extraordinaire, forte et
perçante, ces paroles : *Je suis guérie,* qu'elle répéta deux fois.

« Au moment même, ses convulsions cessèrent, et elle se mit
à son séant.

« Revenue à elle, et ayant recouvré sa pleine connaissance, elle
nous dit encore tranquillement : « Ah ! je suis guérie. »

« Nous fûmes tous remplis d'une grande joie, et nous lui de-
mandâmes avec empressement quelle preuve elle avait de sa
guérison. « J'ai ressenti, répondit-elle, tout à coup d'effroyables
« douleurs dans mon estomac, *et comme si une boule eût monté dans*
« *ma gorge et fût redescendue dans mon estomac,* où elle a crevé
« avec une telle violence que j'ai cru que mon corps se déchirait
« en deux; et dès qu'elle a été crevée, j'ai entendu au dedans de
« moi comme une voix forte et perçante qui a dit deux ou trois
« fois : *Je suis guérie,* ce qui m'a causé une grande surprise, mais

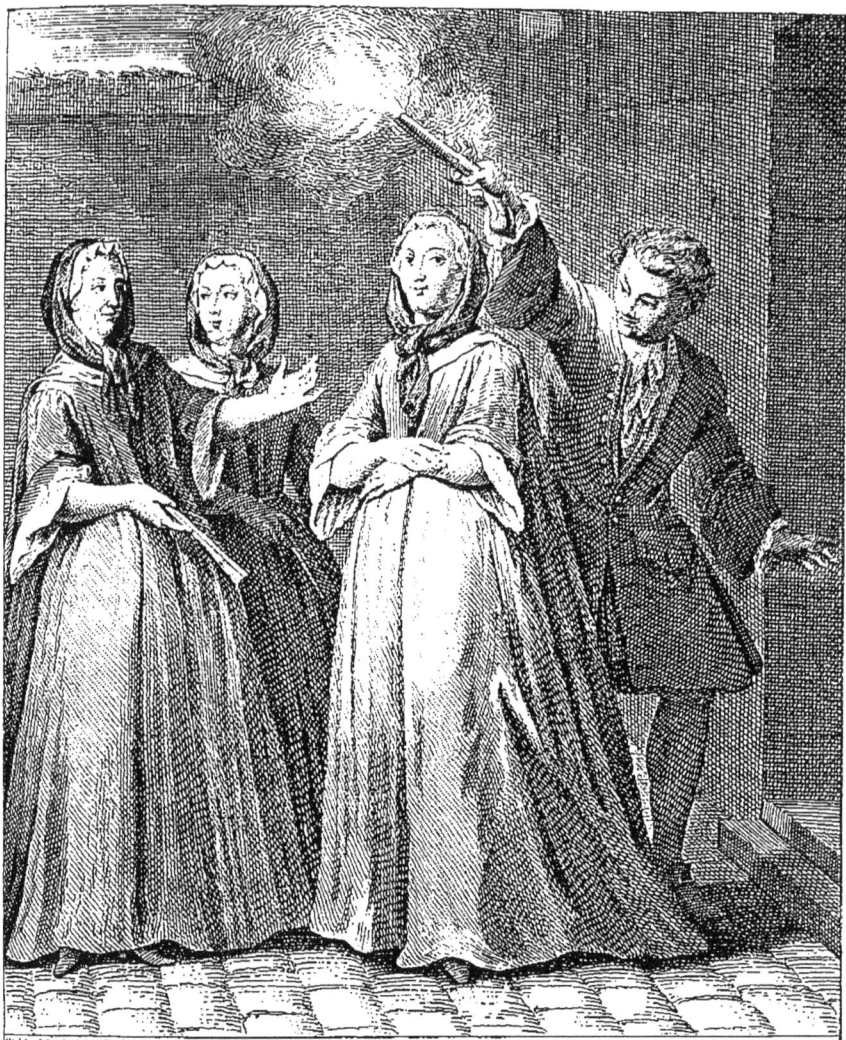

CATHERINE BIGOT

Etoit sourde et muette de naissance. Sa surdité étoit si entiere qu'elle n'entendoit pas même un coup de pistolet tiré à ses oreilles ; preuve évidente que le timpan et les nerfs, propres à faire entendre les sons, n'avoient pas été formés dans sa tête

MALADIE DE LA DEMOISELLE BIGOT

Fac-simile d'une gravure du livre de Carré de Montgeron.

11

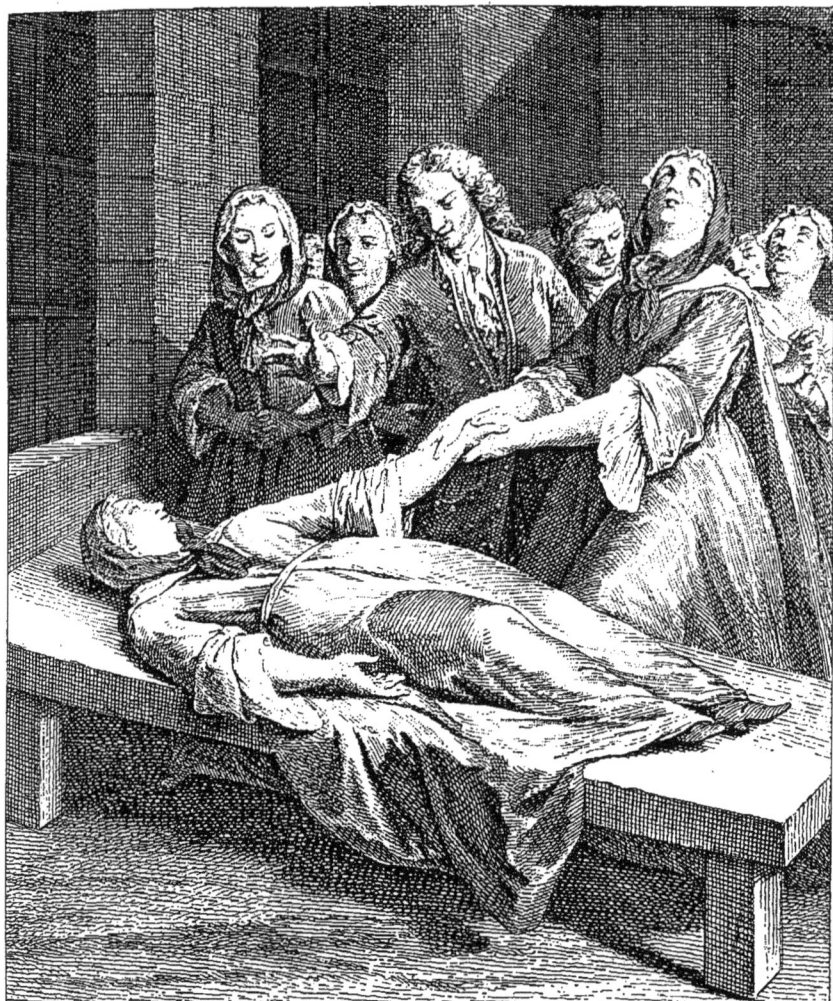

CATHERINE BIGOT

Des qu'on la met sur le tombeau du P. M.º de PARIS, est agitée par des mouve=
=mens d'une violence extrème. Elle tombe le 5.ᵉ jour en un évanouissement de convulsion
pendant lequel Dieu lui forme l'organe de l'ouïe dans un degré parfait. Si tôt qu'elle est
revenue de cet évanouissement, elle entend très clair et repete tout ce qu'on lui dit.

GUÉRISON DE LA DEMOISELLE BIGOT

Fac-simile d'une gravure du livre de Carré de Montgeron.

11.

« je ne sais pas si j'ai crié comme vous me le dites, et je ne sens
« plus aucun mal. » Elle fit ce récit avec tant de gaieté et de confiance, qu'il n'y eut pas lieu de douter qu'elle ne fût réellement
guérie... »

Ne retrouvons-nous pas ici l'attaque pure de tout mélange avec
sa période tonique, son clownisme, ses grands mouvements, ses
attitudes et son délire consécutif? Pour finir, la boule hystérique
intervient au moment même où va disparaître la maladie.

Fort peu après la guérison de mademoiselle Giroust, on en constata une nouvelle qui fit grand bruit. Il s'agissait d'une certaine
Bigot qui depuis longtemps avait perdu l'ouïe; Carré de Montgeron la dit sourde et muette de naissance, mais tel n'est pas
l'avis de ses contradicteurs. Toujours est-il que l'on pouvait tirer
un coup de pistolet à son oreille sans qu'elle s'en aperçût.

« Dans l'instant qu'on la met sur le tombeau, le 27 août, à
sept heures du matin, son visage devient pâle comme celui d'un
mort; elle tombe en défaillance, et, un moment après, il lui prend
des mouvements d'une si grande violence qu'on a peine à la retenir. Elle témoigne par son air et ses gestes qu'elle souffre les
plus vives douleurs dans la tête, les oreilles et la gorge; sa tête
tourne et se porte de droite à gauche avec une si prodigieuse vitesse qu'on ne distingue plus ses traits, et que la couleur de sa
bouche paraît traverser toute la largeur de son visage. Les femmes
qui l'avaient conduite, étonnées d'un tel spectacle auquel on n'é-
tait point encore accoutumé, la retirent de dessus le tombeau;
mais la sourde et muette fait connaître un moment après qu'elle
veut y être remise. Elle n'y est pas plutôt que ses agitations,
accompagnées des plus vives douleurs, recommencent avec encore
plus de force qu'auparavant... Tous ces préludes de la main divine
aboutissent enfin dès le matin du 31 août à lui former l'organe
de l'ouïe avec toute la finesse et la perfection que cet organe peut
avoir. »

C'est aussi vers cette époque que se place un miracle qui a
pour nous l'intérêt le plus grand. Il s'agit de la guérison de
Jeanne Fourcroi. Cette jeune personne, fille d'un épicier, était,
au dire de Carré de Montgeron, un *prodige de disgrâces et de maux*.
Mais ce qui frappait le plus dans son état, « c'était une ankylose
dont l'humeur corrosive et brûlante avait depuis plus d'un an
racorni, retiré et desséché le tendon d'Achille du pied gauche,
avait fait remonter le talon beaucoup plus haut qu'il ne devait être,
avait renversé le pied quasi sens dessus dessous, en avait gonflé et
contourné les os, et en cet état les avait soudés à ceux de la jambe,
ce qui rendait ce pied d'une difformité hideuse, et en avait fait
perdre l'usage à la demoiselle Fourcroi. Tout à coup, dans une
convulsion, ces os se décollent et se détachent de ceux de la jambe;
ils se dégonflent, ils se réduisent à leur premier état, ils se retour-
nent, ils se remettent dans leur situation naturelle. Le tendon
d'Achille se ramollit, s'étend et devient souple. Le talon descend
et reprend sa place. Une grosseur considérable qui était à côté de
la cheville rentre en elle-même et disparaît. Tout le pied qui avait
été si horriblement contrefait recouvre en un moment sa première
forme, et dès le même instant la demoiselle Fourcroi retrouve,
dans ce pied si nouvellement rétabli, toute la force et l'agilité qu'un
pied peut avoir. »

Il est difficile de donner une description meilleure du pied-bot
hystérique, et pour comble de certitude Carré de Montgeron dans
les gravures de son livre nous offre une reproduction amplifiée de
l'état lamentable où se trouvait la jeune fille. Je le demande à tout
médecin qui lira ces lignes, y a-t-il un doute possible sur la nature
du mal et sur la cause de la guérison? L'opinion que je soutiens
d'ailleurs en ce moment a été victorieusement défendue par
M. Charcot dans ses leçons de la Salpêtrière, où bien souvent le cas
de mademoiselle Fourcroi fut rapporté. Il convient, pour être
complet, d'ajouter que la guérison se fit au milieu d'une violente

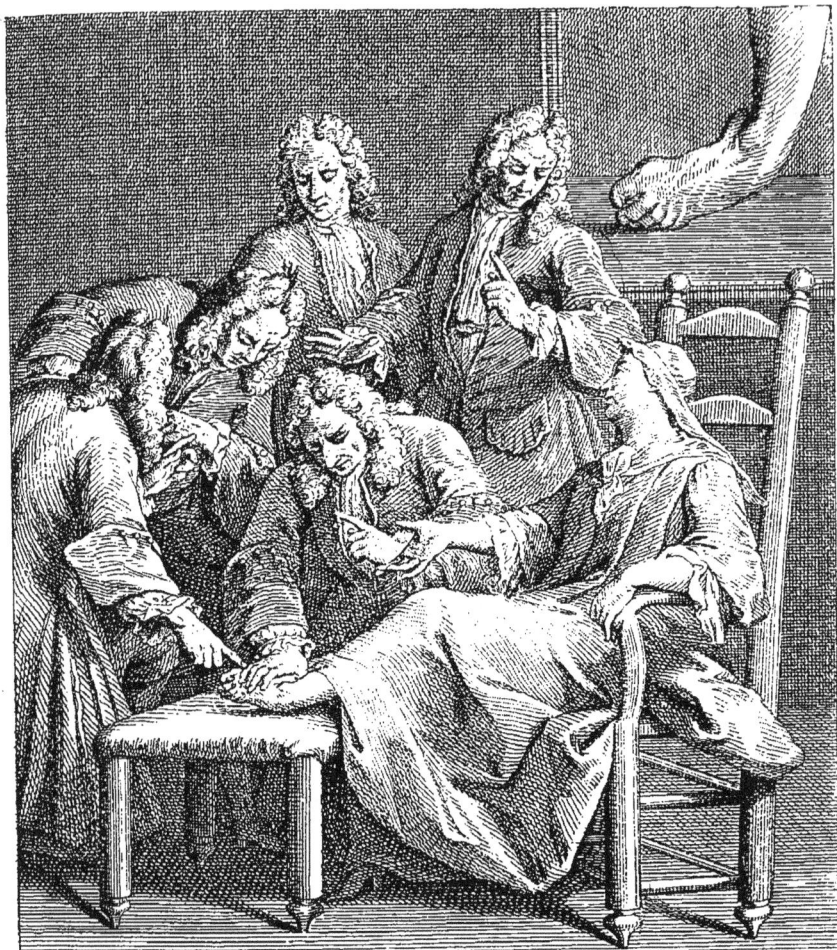

LA D.^{LLE} FOURCROI

Déja guérie d'une hidropisie par des convultions, fait examiner le 9. Avril 1732. son pied gauche, dont les os renversés étoient depuis long-tems soudés à ceux de la jambe. Cinq Chirurgiens célèbres assemblés à cet effet, déclarent dans leur rapport que cette difformité est l'effet d'une anchylose absolument incurable

MALADIE DE LA DEMOISELLE FOURCROI.

Fac-simile d'une gravure du livre de Carré de Montgeron.

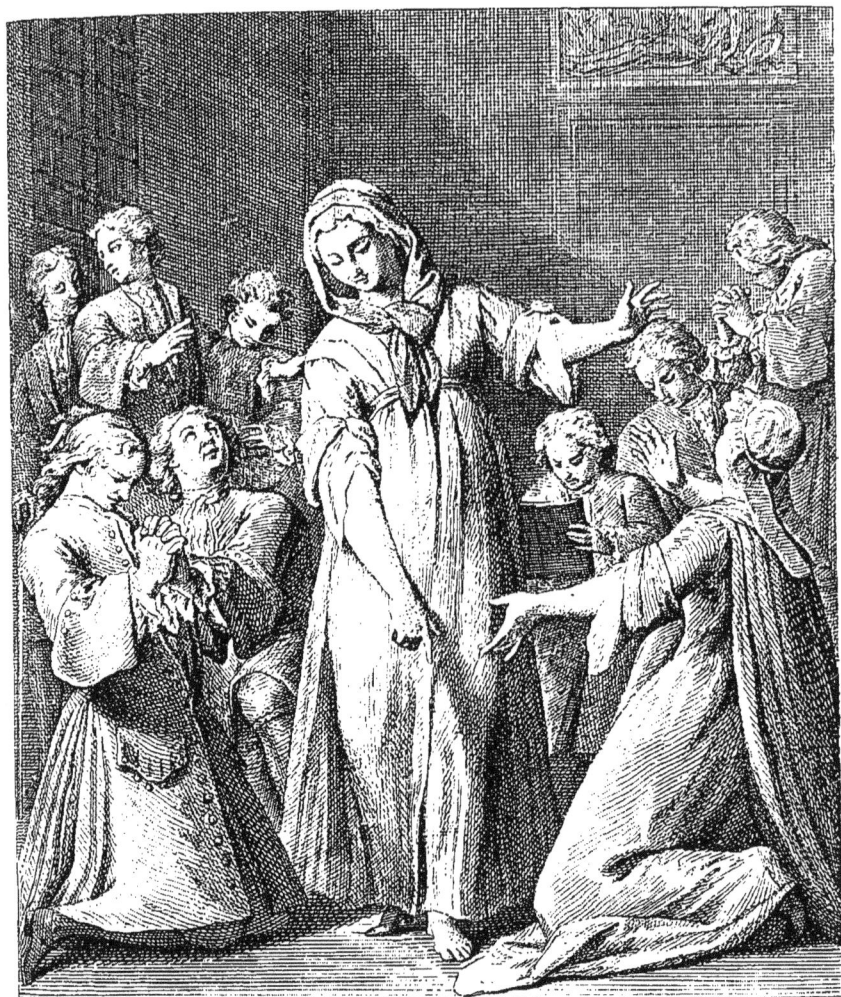

LA D.ᴵᴸᴱ FOURCROI

Etant en convulsion le 14 Avril 1732. cinq jours après l'examen des Chirurgiens, décole les os de son pied soudés à ceux de la jambe. Le pied reprend sa forme naturelle et recouvre, dans le moment, autant de souplesse, de vivacité et de force, que s'il n'avoit jamais été anchylosé ni difforme.

GUÉRISON DE LA DEMOISELLE FOURCROI

Fac-simile d'une gravure du livre de Carré de Montgeron.

attaque dont la jeune fille fut prise par imitation en entendant d'autres convulsionnaires et en voyant leurs mouvements désordonnés.

Le cimetière de Saint-Médard était devenu, en 1732, le rendez-vous de tout ce qu'il y avait d'hystériques à Paris.

Le célèbre vulgarisateur Louis Figuier nous donne, d'après les auteurs du temps, une description que lui emprunte Mathieu, et je ne puis résister au désir de vous en faire part :

« Les convulsions de Marie-Jeanne furent le signal qui donna le branle à une nouvelle danse de Saint-Guy, ressuscitée dans Paris même en plein dix-huitième siècle, avec des variations infinies, toutes plus lugubres ou plus bouffonnes les unes que les autres. De tous les quartiers de la ville on accourut au cimetière de Saint-Médard pour participer aux frissonnements, aux crispations, aux tremblements. Malade ou non, chacun prétendit convulsionner et convulsionna à sa manière. Ce fut une danse universelle, une véritable tarentelle. Bientôt les provinces elles-mêmes, jalouses des faveurs que le saint distribuait sur son tombeau, vinrent en réclamer leur part, apportant à la représentation le contingent de leurs originalités locales.

« Le sol du cimetière de Saint-Médard et des rues voisines est disputé par une multitude de filles, de femmes, d'infirmes, d'individus de tout âge, qui convulsionnent, comme à l'envi les uns des autres. Ici, des hommes se débattent sur la terre en véritables épileptiques, tandis que d'autres, un peu plus loin, avalent des cailloux, des morceaux de verre et même des charbons ardents; là, des femmes marchent sur la tête avec autant de décence ou d'indécence qu'en peut comporter un pareil exercice. Ailleurs, d'autres femmes, étendues de tout leur long, invitent des spectateurs à les frapper sur le ventre, et ne se déclarent contentes que si dix ou douze hommes leur tombent sur le corps. C'est le commencement des *secours;* bientôt il y en aura d'autres plus extraordinaires et plus meurtriers... On se cambre, on se tord, on s'agite en mille façons extravagantes. Il y a pourtant certaines convulsions étudiées où l'on affecte des pantomimes et des poses qui représentent quelques mystères religieux, et plus spéciale- ment des scènes de la Passion.

« Au milieu de tout cela, on n'entend que gémir, chanter, hurler, siffler, déclamer, prophétiser, miauler. Mais ce qui domine dans cette épidémie convulsionnaire, c'est surtout la danse. Le chœur est conduit par un ecclésiastique, l'abbé Béche- rand, qui, pour être aperçu de tout le monde, se tient constamment sur le tombeau du saint. C'est là qu'il exécute tous les jours, avec un talent au-dessus de toute rivalité, son pas de prédilection, ce fameux *saut de carpe* que les spectateurs ne sont jamais las d'admirer.

« Cet abbé Bécherand appartenait à l'école, déjà dépassée, des convulsions guérissantes. Il avait une jambe plus courte que l'autre de quatorze pouces, infirmité qui ne devait pas nuire au succès de sa danse favorite. Il affirmait que tous les trois mois cette jambe s'allongeait d'une ligne. Un mathématicien qui calcula le temps qui devait s'écouler pour que la guérison fût complète, le régla à qua- rante-cinq années de cabrioles. C'était bien long, mais l'important pour l'abbé était d'être assuré que le saint pensait à lui et du haut des cieux souriait à son saut de carpe. »

Ce fut cette excentricité qui perdit tout ; le Roi recevant chaque jour du clergé les plus fâcheux rapports sur ce qui se passait à Saint-Médard, ordonna au lieutenant de police Hérault de fermer le cimetière.

Le lendemain, comme chacun sait, on trouva qu'un plaisant avait écrit sur la porte :

> De par le Roi, défense à Dieu
> De faire miracle en ce lieu.

A la cour on riait beaucoup des miracles et des convulsions.

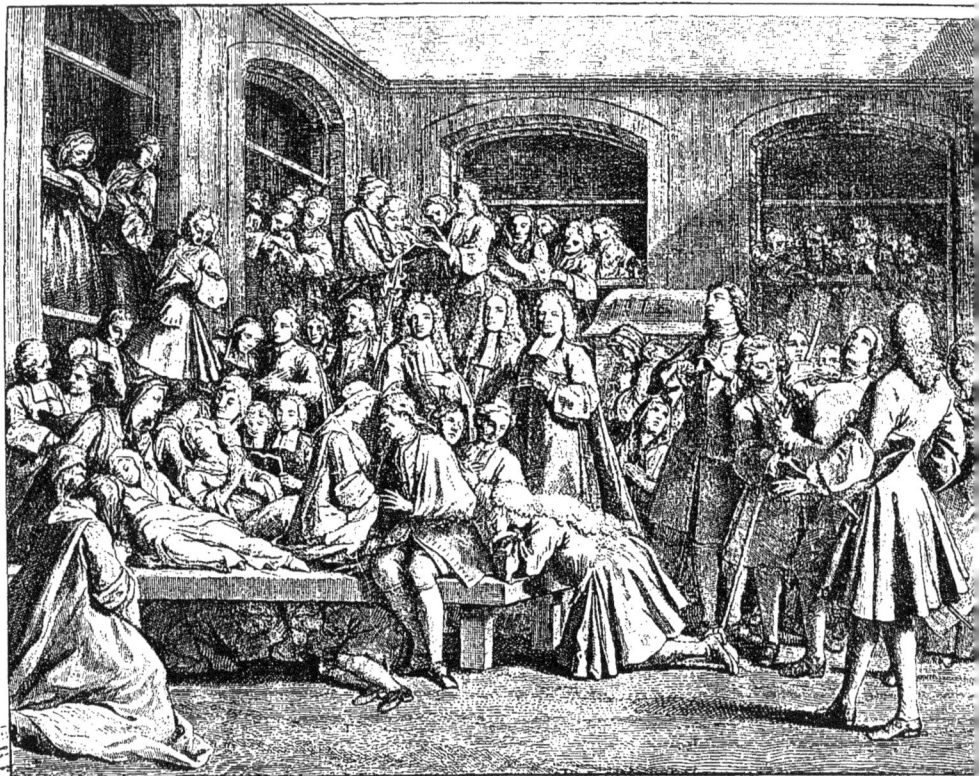

LE TOMBEAU DU DIACRE PARIS.

Fac-simile d'une gravure du livre de Carré de Montgeron

C'était l'époque où les grands seigneurs se targuaient de raison et de philosophie, et où la noblesse se mettait à la tête du progrès.

La duchesse du Maine fit le célèbre quatrain :

> Un décrotteur à la royale
> Du talon gauche estropié,
> Obtint par grâce spéciale
> D'être boiteux de l'autre pied.

Ne dirait-on pas qu'il y avait eu là un de ces fameux *transferts* que nous voyons aujourd'hui fréquemment dans les maladies nerveuses, une lésion hystérique passant quelquefois spontanément ou sur quelque influence d'un côté à l'autre du corps ?

Voltaire ne demeure pas muet dans le concert des railleries :

> Un grand tombeau, sans ornement, sans art,
> Est élevé non loin de Saint-Médard ;
> L'Esprit divin, pour éclairer la France,
> Sous cette tombe enferme sa puissance.
> L'aveugle y court, et d'un pas chancelant
> Aux Quinze-Vingts retourne en tâtonnant ;
> Le boiteux vient clopinant sur la tombe,
> Crie *Hosanna!* saute, gigotte et tombe ;
> Le sourd s'approche, écoute et n'entend rien.
> Tout aussitôt de pauvres gens de bien,
> D'aise pâmés, vrais témoins du miracle,
> Du bon Paris baisent le tabernacle.

Les jansénistes, eux, ne rirent pas, ils protestèrent, mais on ne tint aucun compte de leurs récriminations, le cimetière demeura fermé définitivement. Cette mesure ne devait pas malheureusement arrêter la folie convulsionnaire.

Puisqu'il était défendu de convulsionner en public, les jansénistes se mirent à avoir leurs crises à domicile, et le mal fut pis encore qu'auparavant. Saint-Médard était un seul foyer d'imitation, sa fermeture devint le signal de la dissémination des foyers. Partout, dans les cours, sous les portes cochères, on entendait ou l'on voyait quelque malheureux se débattant, et sa vue entraînait les assistants à l'imiter. Les choses allèrent à ce point que le Roi rendit un nouvel arrêt ordonnant que quiconque serait vu en convulsion passerait devant un tribunal institué spécialement à l'Arsenal et serait emprisonné aussitôt. Soixante curés, chanoines ou religieuses furent ainsi incarcérés en quelques jours.

Les convulsionnaires se cachèrent mieux, mais ne cessèrent pas. Parmi eux, il en est deux dont la folie se montre si extraordinaire que, bien qu'ils soient de simples aliénés et non des hystériques, il y aurait dommage à ne pas citer leur histoire. Il s'agit d'abord de M. Fontaine, secrétaire des commandements du roi Louis XV.

Fort ennemi des jansénistes et même un peu leur persécuteur, il eut comme saint Paul son chemin de Damas. Mais sa conversion ayant eu une forme peu ordinaire, j'en prends l'histoire dans Montgeron : il y a des textes où il n'est pas permis de changer un mot.

« Dès 1732, M. Fontaine se trouva sujet à ressentir de temps en temps une si grande faiblesse dans les jambes, que dans ces moments il était hors d'état de se soutenir. Il ne regarda d'abord les accès de ces faiblesses subites que comme une maladie extraordinaire ; mais la suite lui fit voir que c'était une espèce de prélude ou de préparation à la force surnaturelle avec laquelle Dieu avait résolu d'agiter tout son corps. En effet, au commencement de 1733, étant à Paris, dans une maison où on l'avait invité à dîner avec une grande compagnie, il se sentit tout à coup forcé par une puissance invisible de tourner sur un pied avec une vitesse prodigieuse, sans pouvoir se retenir, ce qui dura plus d'une heure sans un seul instant de relâche. Dès le premier moment de cette convulsion si singulière, un instinct qui venait d'en haut lui fit demander qu'on lui donnât au plus vite un livre de piété. Celui qu'on trouva le premier sous la main, et qu'on lui présenta, fut un tome des *Réflexions morales* du Père Quesnel ; et quoique M. Fontaine ne cessât pas de tourner avec une rapidité éblouissante, il lut tout haut dans ce livre tant que dura sa convulsion tournante, avec une facilité parfaite, et un contentement inexprimable qui pénétrait jusqu'au fond de son cœur, et qui édifiait tous ceux qui étaient présents.

« Si ce fait n'avait pas été répété plus de trois cents fois depuis ce jour-là, et n'avait pas été vu par une multitude de personnes au-dessus de tout soupçon, je n'aurais pas osé le rapporter ; mais il a un trop grand nombre de témoins pour pouvoir être contesté, car cette convulsion si étonnante continua pendant plus de six mois. Elle se fixa même régulièrement à deux fois par jour, et elle n'a quitté M. Fontaine que le 6 août 1733, dès qu'il eut achevé de lire, en tournant toujours d'une force prodigieuse, les huit tomes des *Réflexions* du Père Quesnel *sur le Nouveau Testament,* ce que M. Fontaine accompagnait de plusieurs élévations de son cœur vers Dieu.

« La convulsion tournante du matin lui prenait toujours précisément à neuf heures, et durait une heure et demie ou deux heures tout de suite ; celle de l'après-midi commençait à trois heures, et durait autant que celle du matin. Tous les jours M. Fontaine se trouvait en se levant une si grande faiblesse dans les jambes, qu'il ne lui était pas possible de se soutenir, ce qui continuait jusqu'à neuf heures que sa convulsion tournante le saisissait. Pour lors, son corps se posait sur une de ses jambes, qui, pendant l'heure et demie ou les deux heures que durait le tournoiement, ne quittait pas le centre où elle avait été placée, pendant que l'autre jambe décrivait un cercle avec une rapidité inconcevable, se tenant presque toujours en l'air, et posant néanmoins quelquefois très-légèrement à terre, mais sans rien perdre de l'impétuosité de son mouvement. Le tournoiement de tout le corps se faisait avec une vitesse si prodigieuse, qu'un grand nombre de personnes ont compté jusqu'à soixante tours dans une minute ; en sorte que, suivant le calcul de leurs observations, l'étendue de tous les tours que faisait une des jambes de M. Fontaine pendant une de ses convulsions tournantes, passait la longueur de deux ou trois lieues, lorsque l'autre jambe, qui ne posait que sur la pointe du pied, portait durant ce temps tout le poids de son corps.

« Après que la convulsion tournante du matin était finie, M. Fontaine se trouvait en état de se soutenir un peu sur ses jambes; mais elles ne reprenaient toute leur vigueur qu'après celle de l'après-midi, et pour lors il se sentait dans une force et dans une santé parfaites jusqu'au lendemain matin. »

Cette folie de derviche ne suffit pas à M. Fontaine, il voulut réparer ses torts passés envers la mémoire du saint diacre, envers les appelants de la bulle *Unigenitus,* et pour cela il se décida à des jeûnes extraordinaires.

Il résolut en particulier de demeurer quarante jours pleins sans boire ni manger. Il tint son vœu presque complétement, car il ne prit qu'un peu d'eau à partir du dix-huitième jour. Voici d'après Carré de Montgeron comment s'était entraîné ce malheureux fou :

« Forcé par sa convulsion de sortir du lieu de son domicile le lundi 9 mars 1733, sans pouvoir y retourner, quelques efforts qu'il pût faire, M. Fontaine alla, par l'effet de la même impulsion qui l'avait chassé de sa retraite, chez un solitaire de ses amis, qui le reçut comme un envoyé de Dieu, dont il s'estimait fort indigne. Le lendemain matin, il fut contraint d'annoncer que tout le reste du carême il ne prendrait qu'un repas par jour, qu'il ferait au pain et à l'eau à six heures du soir ; mais que les dimanches il mangerait à dîner du potage et du pain, et au souper tout ce qui lui serait présenté, à l'exclusion du vin. Tout cela fut exactement suivi.

« Après Pâques, il fut encore restreint au pa... à l'eau sans pouvoir faire autrement, avec la liberté néanmoi... manger à midi et au soir, et d'y joindre quelquefois douze olives ; ce qui dura jusqu'au 19 avril, que l'impression de sa convulsion lui fit déclarer forcément qu'il passerait quarante jours de suite sans prendre aucune nourriture, mais sans spécifier quand commencerait ce terrible jeûne.

« L'impossibilité où il se vit dès le lendemain lundi, 20 avril, de pouvoir rien porter à sa bouche, non plus que les jours suivants, malgré toutes ses tentatives, lui fit juger que le temps d'exécuter ce grand jeûne était déjà venu ; mais il se trompa ; celui-ci, qui ne dura que dix-huit jours, n'en était que la préparation. Cependant, si l'on fait attention à tout ce qu'il a été forcé de faire dans ce jeûne si singulier, on verra qu'il est aussi surnaturel que celui de la quarantaine, et qu'il a été bien plus rigoureux par rapport aux effets.

« Non-seulement M. Fontaine a été privé de toute nourriture et boisson pendant ces dix-huit jours, mais même il travaillait tout le jour à un ouvrage des mains, guère moins pénible qu'il était très-appliquant, qu'il n'interrompait que pour réciter les offices aux heures canoniales ; et il était forcé encore de passer les nuits presque entières à prier et à réciter des psaumes jusqu'à deux heures qu'il disait matines avec son compagnon de retraite ; en suite de quoi, toujours entraîné par une impulsion contre laquelle ses résistances étaient vaines, il était obligé d'aller à une messe qui se dit à quatre heures du matin à l'église de Saint-Eustache, dont il était assez éloigné.

« Mais ce qui l'a le plus épuisé, c'est un très-étonnant gargarisme auquel l'instinct de sa convulsion l'a obligé dès le cinquième jour de son jeûne, quelquefois avec du vinaigre très-fort et tout pur, qui lui enlevait la peau de la bouche et de la langue ; ce que néanmoins il fut forcé de continuer presque sans relâche le jour et la nuit, jusqu'au dix-huitième jour de ce jeûne, où il ne lui restait plus qu'un souffle de vie. »

A côté de M. Fontaine, il est juste de placer un second convulsion-naire célèbre ; je veux parler du commentateur de Polybe, du che-valier Folard. C'était un esprit distingué. Il était aussi des plus braves, et avait été blessé à Cassano, puis à Malplaquet, et finale-ment fait prisonnier. Ses ouvrages sur la tactique militaire étaient fort estimés. Cette intelligence ferme en vint à tomber dans la folie du temps. Sur ses vieux jours il fut d'une religiosité outrée, lui dont la jeunesse avait été assez mouvementée. Voici ce que nous en dit le pasteur Jordan, cité par Mathieu :

« Le chevalier Folard, qui prie sans cesse, récite par consé-quent les vêpres chaque jour. Quand il est au cantique des vêpres, c'est-à-dire au *Magnificat,* il ne peut jamais le commencer. Les convulsions le prennent aussitôt.

« Tout d'un coup il se laisse tomber et étend ses bras en croix sur le carreau. Là, il reste immobile. Ensuite il chante, et c'est ce qu'il fait fort fréquemment. C'est une psalmodie, qu'il n'est point aisé de définir. S'il prie, c'est en chantant; si l'on se recommande à ses prières, aussitôt il se met à chanter. Dans d'autres moments, il pleure. Après avoir pleuré, il se met tout à coup à parler par monosyllabes; c'est un vrai baragouin, où personne n'entend goutte. Quelques-uns disent qu'il parle la langue esclavonne dans ces moments, mais je crois que personne n'y entend rien.

« Il sort quelquefois de son oreille un son, qui se fait entendre des quatre coins de la chambre. Ce fait paraît tout à fait singulier. Une autre fois, on le verra placé sur un fauteuil, ses pieds simple-ment accrochés par un des bras du fauteuil, pendant que tout le reste du corps est dans un mouvement fort rapide. Il fait aller son corps comme une carpe qui saute. Cela paraît bien fort et bien surprenant dans un homme âgé, infirme et couvert de blessures. Il bat beaucoup des mains. Quand il ouvre les yeux, il déclare qu'il n'y voit pas, qu'il est dans les ténèbres; mais quand il les ferme, il dit qu'il se trouve dans une lumière éclatante, et on le

voit tressaillir de joie, tant il est content. Quand les dames se
recommandent à ses prières, il prend le bout de leur robe et s'en
frotte, par-dessus son habit, le tour du cœur. Quand ce sont des
ecclésiastiques, il prend le bout de leur soutane et il s'en frotte le
cœur pareillement, mais par-dessous la veste. Il s'en frotte aussi
les oreilles et d'autres endroits du corps.

« Il faut remarquer que tout cela se passe sans connaissance de
sa part, sans y voir, ni sans entendre. Il s'attache comme une
corde au cou, et, après avoir fait semblant de se secouer, il devient
comme immobile. Il chante beaucoup ; il arrive même souvent
qu'il chante une grande partie de la nuit. Sur la fin de sa convulsion, il chante, et dit en finissant : *Il me semble que je chante.*
C'est alors qu'il revient à lui-même, et que ses convulsions finissent. On dit de lui (mais c'est ce que je n'ai point vu) qu'il ne peut
pas entrer dans l'église de la Magdeleine, sa paroisse. Sitôt qu'il
approche de la porte, il se sent repoussé par une main invisible ;
d'autres m'ont dit qu'il s'imagine voir un spectre qui se présente
à lui et qui le fait reculer. »

Il est facile de voir en suivant notre récit que l'épidémie va
toujours en s'aggravant. Du simple miracle, nous voici arrivés à
la folie religieuse la plus accentuée. Il ne faut pourtant pas croire
que nous soyons au bout ; il me reste encore à raconter des choses
tellement surprenantes, tellement invraisemblables, que je supplie
quiconque pourrait croire à quelque exagération de ma part de
vouloir bien se reporter aux textes officiels, à Carré de Montgeron
et à l'auteur des *Convulsions du temps.*

Je trouve immédiatement après l'histoire de Folard celle de la
fameuse mademoiselle Sonet qui fit grand bruit à l'époque ; elle
en valait bien la peine, comme vous allez voir.

Mademoiselle Sonet portait le surnom de *Salamandre,* parce
qu'elle se livrait après ses attaques à l'exercice suivant : d'un air
de prophétesse, elle criait : *Tabous, Tabous!* On apportait deux

tabourets élevés, sur lesquels elle se plaçait en arche de pont,
comme le font toutes les hystériques et beaucoup de filles hypnotisées [1]. Puis on faisait au-dessous d'elle un peu de feu, et elle avait
l'air de rôtir à petit feu, demeurant plusieurs minutes en cet état.
Ai-je besoin de dire qu'il s'agissait seulement d'une de ces anesthésiques dont j'ai déjà trop parlé pour y revenir encore?

Mademoiselle Sonet avait d'ailleurs plusieurs procédés pour
étonner la galerie. Certains jours elle criait : « *Sucre d'orge! Sucre
d'orge!* » On apportait ledit sucre d'orge qui était un bâton pointu
par un bout, et on le lui mettait sous les reins la pointe en l'air.
L'hystérique criait alors : « Biscuit! Biscuit! » Le biscuit arrivait, c'était un gros pavé qu'on lui lançait sur le ventre.

Mademoiselle Laporte avait une autre spécialité, elle guérissait les plaies en les suçant et en les léchant. Elle n'avait pas
le mérite de l'invention, c'est un rôle qu'ont choisi beaucoup de
mystiques des deux sexes, même des orthodoxes [2]. Ce que j'ai
à raconter sur ce point est si horrible, que je prie le lecteur délicat
de tourner la page sans avoir lu. Seul celui qui se sentira le
courage de me suivre dans cette ordure parcourra ces lignes
avec dégoût. J'ai longtemps hésité à écrire ces détails, mais je n'ai
pas cru pouvoir les passer sous silence, puisqu'ils appartiennent
à l'histoire. Du reste, je laisse la parole à Carré de Montgeron, qui,
après Poncet, les admire sans réserve.

« Les convulsionnaires, dit Poncet, pansent des écrouelles ouvertes, pleines de pus et horribles à voir. Ils les lèchent, ils en
attirent le pus avec la langue; ils les sucent jusqu'à ce qu'ils aient
parfaitement nettoyé les plaies; ils l'avalent sans en recevoir la
moindre incommodité; ils lavent les linges qui ont servi de com-
presse dans de l'eau qu'ils boivent ensuite. Il y en a plusieurs qui,
avant que d'entreprendre ces horribles pansements, en ont

---

[1] Voyez plus loin le chapitre du somnambulisme.
[2] Voyez la *Vie de sainte Madeleine de Pazzi.*

toute l'horreur que nous en aurions nous-mêmes si nous étions condamnés à les faire; mais cette horreur passe aussitôt qu'ils sont déterminés à obéir. »

Carré de Montgeron est plus explicite encore :

« On apporte, dit-il, aux pieds d'une convulsionnaire une petite fille, pâle, étique, et qui paraît moribonde. Aussitôt que la convulsionnaire l'aperçoit, la joie se peint sur son visage. Elle est intérieurement instruite par l'instinct de sa convulsion que cette jeune fille a une jambe pourrie par des écrouelles, elle le déclare aux assistants et elle remercie le Seigneur avec de vives actions de grâces de ce qu'il lui commande de la panser. « N'est-il pas « juste, ô mon Dieu, s'écrie-t-elle tout haut dans le transport qui « l'anime, qu'étant destinés à être tous ensemble les membres de « votre famille, nous prenions part aux maux les uns des autres? « Non, mon Dieu, je ne crains pas de prendre sur moi une partie « du venin qui consume cet enfant et qui a déjà pourri un « membre de son corps ! Ne suis-je pas déjà trop heureuse que vous « daigniez m'employer à cette œuvre de miséricorde? Votre puis- « sance sans bornes ne tardera pas à nous guérir toutes deux. »

« Elle prend alors avec empressement la jambe de cette petite fille, elle ôte toutes les bandes dont elle est enveloppée, elle lève enfin un linge tout imbibé d'un pus rougeâtre et gluant qui découle sans cesse d'un grand nombre de trous qui percent cette jambe de tous côtés. Plusieurs de ces trous sont si larges et si profonds qu'ils laissent apercevoir l'os dont la noirceur est un signe qu'il est aussi corrompu que les chairs. Aussitôt tout l'air de la chambre est infecté d'une puanteur insupportable : le cœur de tous ceux qui y sont se soulève. Il leur semble que cette jambe appartient plutôt à un cadavre à demi pourri qu'à un corps vivant.

« La convulsionnaire pâlit elle-même à la vue d'un objet si affreux et si dégoûtant, elle ne peut s'empêcher de reculer d'hor- reur, tout son corps frémit et tremble lorsqu'elle pense qu'il lui

est ordonné de sucer toutes ces plaies. Elle paraît incertaine si elle
pourra se résoudre d'obéir, ses yeux versent des pleurs, son âme
est troublée, tous ses mouvements font connaître ce qui se passe
en elle. Enfin, élevant ses regards vers le ciel, elle s'écrie : « Ve-
« nez à mon secours, à mon Sauveur, dont la grâce est toute-puis-
« sante, vous voyez quelle est ma faiblesse. Je vous bénissais de
« m'avoir destinée à panser cette jeune fille si digne de compas-
« sion : mais à la vue de ses plaies, l'ardeur qui m'animait s'est
« tout à coup éteinte. Je sens que le cœur me manque, tout mon
« courage s'est évanoui. Ah! si vous m'ordonnez une chose pour
« laquelle j'ai tant de répugnance, donnez-moi en même temps la
« force de l'exécuter! Ah! bienheureux pénitent, hâtez-vous d'être
« mon intercesseur, je suis votre servante, je porte vos livrées,
« votre nom est gravé dans mon cœur, obtenez du Tout-Puissant
« que sa force surmonte ma faiblesse. »

  « On voit dans ce moment le visage de la convulsionnaire reprendre ses couleurs naturelles. Le calme paraît avoir succédé au
trouble qui l'agitait, elle s'approche de la jambe infecte dont les
chairs tombent en pourriture, elle y présente sa bouche, mais
bientôt elle la retire; elle n'est point encore maîtresse de son cœur,
elle a besoin de jeter quelques regards vers le ciel. Enfin pour
forcer la résistance qu'elle sent en elle-même, elle prend tout à
coup le parti de précipiter sa bouche ouverte sur la plus large de
ces plaies. Dès qu'elle a commencé une première fois à la sucer,
elle paraît n'y avoir plus de peine, et ses prières ne sont plus que
des actions de grâces de ce qu'il a plu au Seigneur de lui faire vaincre
sa faiblesse. »

  Ce que vous venez de lire est horrible; eh bien, il se passa pire
encore. Il faut toute la bonne foi de Carré de Montgeron, il faut
l'admiration sans bornes qu'il professe, pour que nous puissions
admettre qu'il ne se moque pas de nous. Une des plus saintes convulsionnaires fait pendant trois semaines ses repas de ce qui fut

pour Ézéchiel une nourriture dans le désert. Ceux de nos lecteurs qui tiendront absolument à comprendre se reporteront à la Bible, livre d'Ézéchiel, chapitre IV, versets 12 et 15.

Mais quittons ces abominations dégoûtantes et revenons à la grande convulsion telle qu'elle se passait alors, telle qu'elle se montre encore dans l'attaque hystérique. J'aime mieux, comme toujours, laisser la parole aux auteurs du temps, aux témoins oculaires. Voici une longue citation empruntée à Louis Debonnaire, Oratorien. Sa description est si nette, si complète, qu'on la dirait faite pour les besoins de l'explication médicale, et qu'à l'exemple de Mathieu, je ne crois pas pouvoir la scinder.

« Qu'on se représente des filles, car il y a peu d'hommes, et les indécences qu'on reproche à l'autre sexe ne sont pas remarquées dans les hommes ; à des heures incertaines ou marquées, et quelquefois après de légers pressentiments, ces filles tombent ou paraissent tomber subitement dans des frémissements, dans des espèces de frissons, dans des bâillements, dans des saisissements ; elles se jettent par terre, sont reçues sur des matelas ou des coussins qu'on leur prépare. Là, leurs grandes agitations commencent ; elles se roulent, elles se tourmentent, elles se frappent ; leur tête tourne de tous côtés avec une vitesse extrême, leurs yeux se renversent ou se ferment, leur langue sort au dehors, elle pend sur les lèvres, ou se retire au fond du gosier ; leur col s'enfle, leur estomac se gonfle, leur bas-ventre s'élève, leur respiration se contraint ; elles ont des suffocations, elles gémissent, elles poussent des cris et des sifflements ; elles aboient comme les chiens, elles chantent comme des coqs ; on aperçoit dans tous leurs membres des secousses et des contorsions ; elles s'élancent tantôt d'un côté, tantôt d'un autre ; elles font des culbutes et des mouvements dont la pudeur s'offense ; elles se trouvent dans des postures indécentes ; elles s'étendent, elles se roidissent, elles restent comme mortes des heures et des jours entiers ; elles deviennent, dit-on, sourdes,

aveugles, muettes, paralytiques, insensibles, et tout semble se
passer en elles, sans elles-mêmes.

« Il y en a dont ce qu'on appelle les convulsions sont moins des
agitations involontaires que des actions délibérées. L'une représente certains traits choisis de la vie de M. de Pâris ; elle met le
couvert, range les siéges, se choisit deux convives qu'elle fait asseoir
avec elle, et quoiqu'il ne paraisse aucun mets sur la table, elle
prend la cuiller, la porte à sa bouche, et mange à vide. Ce premier
acte est suivi d'un second sans aucun intermède : elle s'approche
d'un miroir, et passe le dos d'un couteau sur son visage, avec tous
les tours de main d'un homme qui se rase ; elle finit par l'exercice
du catéchisme, elle arrange les assistants, les interroge, et les
reprend quand ils font de mauvaises réponses. L'autre, au milieu
de l'obscurité de la nuit, se met quelques moments à la fenêtre,
elle la referme, demande une chandelle et puis un livre, qu'elle
ouvre et qu'elle met entre les mains de quelqu'un des spectateurs ;
elle lui reprend après qu'il en a lu quelque page, ou quelque demi-
page, et lui fait au nez de grands éclats de rire ; elle demande alors
à quelque prêtre s'il sait ce qu'elle vient de faire, et comme il
confesse ingénument son ignorance, elle veut bien en développer
elle-même le mystère : ce sont les divers degrés de la conversion
du pécheur. Une troisième ne prend de nourriture que le soir, et
quand on lui présente quelque aliment avant la fin du jour, ses
lèvres s'enfuient d'horreur, et sa bouche va se cacher alors dans
son oreille ; elle soupe avidement ; mais dès qu'elle a mangé ce
qui suffit aux besoins de la nature, sa bouche s'enfuit de nouveau
pour l'avertir de ne plus manger. C'est ainsi qu'elle nous retrace
l'image des anciens jeûnes des chrétiens. Une quatrième enfin ne
peut plus souffrir les matelas, elle fait coucher en travers une
bonne dame, se met dessus et s'écrie : *Ah ! que je suis bien, ma
sœur Marthe ! voilà l'Église fondée sur Jésus-Christ.* Voilà ce qu'il
me semble qu'on peut appeler le comique.

« Le tragique, ou le tragi-comique, est réservé pour d'autres actrices; celles-là suivent dans leurs extases les différentes actions de la passion de Jésus-Christ qu'on leur récite; elles les expriment par leurs mouvements et par leurs gestes, elles imitent tout, jusqu'au coq qui chante pour avertir Pierre de sa chute; elles s'étendent en croix, elles font semblant de boire, elles crient, elles expirent, et tout est consommé pour elles. Celles-ci se pendent ou se font pendre, tantôt par le col, tantôt par les pieds; elles saisissent des épées ou d'autres instruments, elles lèvent la main pour frapper, et désignent par là les divers tourments qui sont réservés aux vrais fidèles, c'est-à-dire à ceux qui s'attacheront constamment à l'œuvre des convulsions; les prêtres alors seront dégradés, et elles les dégradent, etc. Toute cette espèce est mise au rang des *figuratives.*

« Les *apocalyptiques,* ou visionnaires, ont des songes sans sommeil : elles découvrent sous diverses images la persécution qu'on fait souffrir aux convulsionnaires, et la protection que Dieu leur accorde; elles voient des anges tantôt en l'air, et tantôt à leurs côtés; le blanc est à droite, et le noir à gauche; ils leur parlent, et elles répondent; elles reçoivent d'en haut des avertissements bien articulés, elles y reconnaissent la voix de M. de Pâris, c'est lui-même, elles ne peuvent s'y méprendre, quoiqu'elles n'aient jamais eu le bonheur de l'entendre ni de le voir quand il était vivant.

« Passons aux *thaumaturges,* ou faiseuses de miracles. Elles s'imaginent, ou veulent persuader, qu'elles ont reçu ce grand don du ciel avec leurs convulsions; pour en donner des preuves, elles pétrissent des bosses, elles broient les poignets des enfants noués; elles les appuient sur leurs genoux, et paraissent les tirer fortement des deux mains pour les étendre; elles font de la boue avec de la terre du tombeau du bienheureux diacre, et vont, les yeux fermés, l'appliquer sur ceux des aveugles; elles font ôter un car-

reau du milieu d'une chambre, pour former une piscine de Siloë
de la place qu'il occupait, elles y mettent un peu de la même terre,
versent de l'eau dessus, et tournent trois fois autour à plusieurs
reprises ; après cette consécration d'institution convulsionnaire,
elles font coucher quelque malade, qui ne descend dans la piscine
que par le derrière de la tête, elles y mettent ensuite leur épaule à
côté du patient, dont elles prennent sur elles les douleurs : ce sont
là quelques-unes de leurs merveilles.

« Les *prêtresses* viennent après ; on les voit exercer les diverses
fonctions du sacré ministère ; elles confessent, et donnent des pé-
nitences ; elles lavent les pieds de leurs apôtres ; elles imposent les
mains aux prêtres, après les avoir fait mettre à genoux devant
leurs consécratrices ; elles célèbrent la messe ; on en sait même
quelques-unes, ou quelques-uns, qui baptisent, en joignant la parole à l'élément pour rendre le sacrement parfait. Au milieu de
ces cérémonies, et quelquefois dans d'autres temps, elles parlent
des langues inconnues, ou plutôt des jargons forgés, que personne
n'entend, et qu'elles n'entendent pas elles-mêmes.

« On nous en peint enfin comme de vraies *prophétesses,* selon
tous les sens qu'on donne au terme de prophétie : ce sont de
merveilleuses explications des grandes vérités, des découvertes de
choses qui ne peuvent se savoir par aucunes voies humaines, une
pénétration des pensées les plus secrètes, des divinations, des
connaissances du passé, des prévoyances ou des pressentiments
de l'avenir ; elles font des discours longs et sublimes, au-dessus
de leur portée naturelle, des exhortations pathétiques, des prières
admirables et sans préparation. Elles ont, nous dit quelqu'un, des
vues extraordinaires sur les maux de l'Église, les connaissant
d'une manière plus profonde et plus élevée que les savants ; elles
sont plus occupées et plus touchées des fautes commises par les
amis de la vérité que de celles des ennemis ; elles voient le fond
des cœurs, elles déclarent les péchés, inspirent des sentiments

de pénitence, et convertissent de grands pécheurs; elles distinguent les reliques, et surtout celles de M. Pâris, entre tout ce qu'on leur offre qui pourrait y ressembler; elles sont plus violemment agitées lorsqu'on les leur applique sans qu'elles le sachent, du moins on le dit. On publie que la même chose leur arrive lorsqu'on met sur elles les livres ou des écrits anticonstitutionnaires; qu'elles sont brûlées par l'attouchement des pierres tirées des ruines de Port-Royal; elles discernent les appelants de ceux qui ne le sont pas; elles sentent les convulsionnaires, ou ceux qu'on appelle miraculés, aux premières approches; elles nomment à leur abord des personnes qu'elles n'ont jamais vues; elles font à d'autres, sous des noms empruntés, ou sous leur simple nom de baptême, toute l'histoire de leur vie, de leurs démarches, et de leurs allures les plus secrètes; elles leur révèlent ce qui se passe, ou ce qui doit se passer dans leurs familles; on les interroge, et elles répondent au nom de l'esprit qui parle par leur bouche; elles disent à quelques-uns qu'ils seront pendus, rompus, décapités; elles promettent à quelques autres le don de Dieu, c'est-à-dire le don des convulsions, et ce don leur arrive; elles annoncent les états dans lesquels elles doivent tomber elles-mêmes, leurs propres guérisons ou celles des convulsionnaires, ou de ceux qui font des neuvaines; elles en marquent le jour et le moment précis; elles joignent à cela quelques singularités prophétiques, comme de dévorer des volumes entiers, d'avaler des charbons ardents, etc.

« Mais le grand objet des prédictions, c'est le retour prochain des Juifs, et la venue d'Élie, qui doit en être l'instrument : Il viendra, disent-elles, dans peu, dans quelques jours, dans quelques semaines, dans quelques mois. Sa venue sera précédée d'une éclipse de soleil, qui durera deux heures et cinq minutes : on verra paraître un arc-en-ciel d'une forme singulière, une grande étoile en plein midi, des anges autour du soleil et de la lune : circonstances avidement et scrupuleusement recueillies par les scribes de la Marguerite, si fameuse par ses divinations. Dans tout cet état prophétique, les convulsionnaires sont dans une perpétuelle aliénation d'esprit, elles parlent du milieu de leurs agitations, elles ne savent ce qu'elles disent, elles ne savent ce qu'elles ont dit, ou protestent qu'elles n'en conservent pas le souvenir le plus léger; cependant ailleurs les actions conspirent avec les prédictions. L'*époux* et l'*épouse* ont des colloques mystérieux sur le grand événement qui fait la plus chère attente du troupeau fidèle. Le *Juif errant,* après s'être égaré pendant quelques jours, revient, et son retour est célébré par des acclamations saintes, par de tendres démonstrations et par des cantiques de joie : c'est à peu près tout ce que présente le beau côté de la médaille.

« Tournez, et vos yeux tomberont sur des objets moins mystérieux, moins divins, disons-le sans détour, sur des objets moins édifiants et plus scandaleux. Imaginez-vous une fille qui fait asseoir un homme, dont les pieds sont bandés contre quelque appui solide pour tenir plus ferme la convulsionnaire qui s'assied près de lui, dos contre dos, et trois hommes qui la pressent par devant de toutes leurs forces; elle se relève, et six hommes la pressent entre eux avec effort, trois par devant et trois par derrière; neuf la prennent ensuite, deux par chaque bras, deux par chaque jambe, et le dernier par la tête, pour la tirer violemment en long sur un lit; d'autres, dans la même posture, se font comme écarteler en l'air; elles se couchent sur le ventre, et deux hommes les frappent du plat de la main sur les reins; ils sont successivement relevés par deux autres, de sorte que ce martelage dure quelquefois plusieurs heures. Quelques-unes se font berner dans des draps. D'autres, debout sur un seul pied, sont balancées entre deux nappes, qui les font tomber en devant et qui les relèvent en arrière. On prépare ailleurs un matelas avec des sangles étendues en travers, la convulsionnaire arrive, se couche dessus, et dans la violence de ses agitations, on la sangle depuis le bas-ventre jus-

que sous les bras, tandis qu'avec une sangle pareille, on la tire
fortement par le menton. La scène change, une grosse servante
vient se coucher auprès de sa maîtresse ; on roule le matelas pour
les emballer ensemble, avec toute la contention des plus robustes
emballeurs ; des cordes passées par-dessous enlèvent le ballot et
le suspendent par le moyen de plusieurs poulies attachées au
plafond.

« Ce n'est pas tout : plusieurs de ces filles paraissent avec des
habits flottants, sans ceinture, sans souliers, sans bas, sans bonnet,
sans coiffure, et le reste trés-négligemment couvert. Il y en a qui
n'ont que de petites camisoles et de larges culottes ; cela s'appelle
être en habit de convulsionnaire. C'est dans cette indécence qu'elles
font leurs sauts, leurs bonds, leurs cabrioles et leurs culbutes. Des
hommes leur mettent les pieds sur les bras, sur les jambes, sur
les cuisses, sur le ventre, sur le col et jusque sur les yeux mêmes ;
ils les enlèvent par les pieds avec des cordes, et leurs têtes éche-
velées se secouent, se tournent, se relèvent par secousses, retom-
bent ou demeurent quelque temps pendantes et comme immobiles. »

Nous voici donc enfin arrivés à ces fameux *secours* si célèbres
dans l'épidémie de Saint-Médard. Ils consistaient, comme vous
voyez, en une série de brutalités dont les principales aboutissaient
finalement à des pressions sur le ventre. Voulez-vous rappeler à
votre souvenir ce que je disais au commencement de cet entretien des *hystériques ovariennes,* de celles dont nous arrêtons
aujourd'hui l'attaque immédiatement, en leur pressant sur un
point de l'abdomen ? Vous vous souvenez, leurs convulsions
s'arrêtent tant que dure la pression, tant que dure le *secours,*
pour prendre le langage du dix-huitième siècle.

On avait soupçonné la chose à ce moment, l'instinct, la douleur
même des malades les avaient amenés à trouver le remède même
qui sert aujourd'hui scientifiquement à les calmer, seulement les

idées mystiques dont leur maladie était entourée avaient fait déroger complétement la méthode.

Écoutez, d'après l'auteur des *Convulsions du temps,* l'histoire de la Sœur Margot, et admirez la manière dont on lui administrait les secours quand elle entrait en attaque :

« On commençait par l'exercice de la *lisière.* Il se faisait en passant autour du corps de la convulsionnaire une lisière, dont les deux bouts passés derrière son dos étaient tenus par une personne ; deux autres la tenaient chacune par une main, la tirant les unes et les autres vers soi à tour de rôle. Si au lieu de prendre la convulsionnaire par la main, on la prenait par le poignet, elle criait et s'en plaignait ; je trouve ailleurs que cet exercice s'appelait le *balancement,* et cela, en effet, en a assez l'apparence.

« Ensuite venaient les *coups de poing sur le sein.* Pour les recevoir, Sœur Margot s'asseyait, et celui qui devait les donner se mettait à genoux devant elle. Il fallait frapper juste à l'endroit qu'elle montrait, immédiatement au-dessous des mamelles, sans quoi elle se plaignait. Plus on allait vite dans cet exercice, plus elle se disait soulagée. Elle recevait quelquefois jusqu'à trois mille coups de suite ; mon témoin oculaire a pris la peine de les compter.

« De là on passait au *battement de tête.* Pour bien faire cette opération, il fallait quatre personnes ; elles s'arrangeaient autour de la tête de la convulsionnaire, et la battaient dans une espèce de cadence ; une cinquième donnait du poing sur le sommet de la tête. Il ne fallait pas frapper trop fort, mais vite et doucement, et faire ce qu'on appelle le moulinet, ce qui plaisait infiniment à la convulsionnaire.

« Après cela on lui *pressait le ventre.* La Sœur Margot s'asseyait à cet effet sur une chaise, et un homme joignant alors les deux poings les appuyait sur son ventre. Trois, quatre, quelquefois cinq personnes poussaient ensuite celui-ci pour qu'il pressât plus fortement le ventre de Margot, et cela durait jusqu'à ce qu'elle prît la main d'un frère, qui criait aussitôt : « Holà! » et les travailleurs quittaient à l'instant, pour revenir à la charge au premier ordre. Il faut remarquer qu'il faut toujours que ce soient des hommes qui fassent cette opération.

« On *pressait* ensuite *le poignet*. C'est peu de chose, et cela, je crois, ne sert que pour donner le temps de reprendre ses esprits. Cela se faisait en pressant avec violence et avec les deux mains l'os du poignet. On sentait, dit-on, pendant cette opération, un mouvement violent dans le bras, pareil à celui que feraient des eaux qui coulent avec rapidité.

« Venait après le *serrement de tête*. Un travailleur passait pour cela une serviette autour de la tête de la convulsionnaire, et la liait derrière, de manière qu'on pût, entre elle et la tête, passer un bâton pour tortiller avec effort la serviette, jusqu'à ce que la convulsionnaire dît : « C'est assez. » Cela s'appelait le *couronnement d'épines*, ce qui n'empêchait pas quelqu'un des *frères* de dire par délassement quelques plaisanteries, qui faisaient rire quelquefois la Sœur Margot.

« Tout ceci préparait à des opérations plus grandes et plus hasardeuses. Elles commençaient par l'*étranglement*. Pour y parvenir, la convulsionnaire étant entre deux tabourets, on lui passait sur le menton une serviette, dont les deux bouts allaient derrière la tête. Deux personnes, alors, montant sur les deux tabourets, prenaient d'une main les bouts de la serviette, et mettaient l'autre sur le menton de la convulsionnaire; puis, faisant toucher leur tête en s'appuyant sur l'épaule l'une de l'autre, elles élevaient en haut la convulsionnaire, d'autres personnes la tirant par en bas, pendant qu'une autre encore appuyait sa main sur son gosier, ce qui faisait proprement l'étranglement. Tout ce manége fatiguait extrêmement les pauvres travailleurs.

« Après l'étranglement, venait se placer fort à propos le

secouement. Il se faisait en passant comme ci-dessus une serviette sur le menton de la convulsionnaire, dont les deux bouts passaient de même derrière sa tête ; et alors une personne, les prenant, montait sur un tabouret, élevait à quelque distance de terre la convulsionnaire, et la secouait quelque temps, à peu près comme le bourreau secoue les pendus.

« Le secouement était suivi du *jet au plancher*. Cela se faisait en passant deux lisières sur le corps de la convulsionnaire ; un travailleur en tenait une devant, et un autre une seconde derrière ; deux autres la prenaient chacun au-dessous des aissel'es, et, le tout ainsi arrangé, tous les quatre l'élevaient en même temps aussi haut qu'il leur était possible, et la laissaient ensuite (en la soutenant cependant toujours un peu) retomber sur ses pieds. Cela se faisait une vingtaine de fois de suite, après quoi les travailleurs se reposaient, et ils en avaient besoin ; car, si cette opération était assez divertissante pour la Sœur Margot, il faut avouer qu'elle était pour les travailleurs des plus fatigantes.

« A cela succédait le *tiraillement à quatre lisières ;* il se faisait ainsi : Margot étant assise sur un tabouret, on lui passait quatre lisières autour du corps. Quatre personnes tenaient chacune deux bouts de deux lisières, étant assises à égale distance de la convulsionnaire. Celle de derrière appuyait ses deux pieds sur son dos ; celle qui se trouvait devant, au-dessous de ses mamelles, après avoir ôté ses souliers, ce qui n'empêchait pas que quelquefois Margot n'en ressentît du mal ; les deux personnes des deux côtés mettaient chacune un pied sur chacune de ses aisselles ; après quoi, toutes les quatre personnes tiraient à qui mieux mieux, et pressaient de toutes leurs forces la convulsionnaire jusqu'à ce qu'elle donnât elle-même le signal pour finir ; c'était ordinairement un : *Je vous remercie.*

« Cela préparait à l'*écartelage,* qui se faisait ainsi : on couchait sur le dos la Sœur sur deux tabourets ; on l'attachait ensuite à l'un des deux avec une lisière; alors une personne la tenant par la tête, quatre autres la tiraient chacune par un pied et une main. Ceux qui tiraient les pieds étaient assis par terre, et, pour avoir plus de force, avaient les leurs sur une tringle de bois mise au bas du tabouret; ceux qui tiraient les bras avaient leurs pieds passés sur le tabouret même. Cet exercice était des plus violents, et mon témoin oculaire, d'après lequel je parle, ne put le soutenir jusqu'à la fin, en entendant craquer les os de la pauvre Margot, ce qui, à la vérité, faisait sur-le-champ interrompre ce violent exercice.

« A l'écartelage succédaient *différentes manières de rompre.* La première et la plus légère était celle qui se faisait en donnant du coin de la main sur le cou de Margot, à peu près comme on frappe sur les oreilles d'un lapin qu'on veut tuer, mais cela ne faisait pas même une blessure à Margot. La seconde était plus sérieuse : on prenait une tringle de bois, dont on posait les deux extrémités sur deux tabourets, et deux personnes s'asseyaient dessus pour tenir la tringle en état. Alors un homme fort et robuste se saisissait de Margot, et la poussant avec violence, lui faisait donner des reins sur la tringle. Une autre façon de rompre fera frémir : on prenait une chaise qu'on mettait sur un lit; on y faisait asseoir ensuite la convulsionnaire, qu'on y attachait avec des lisières; alors deux personnes fortes et vigoureuses prenaient la jambe cambrée de Margot et faisaient des efforts pour la redresser contre le pied du lit, qu'elles soulevaient quelquefois avec les personnes qui étaient dessus pour rendre la charge plus pesante.

« Mais la grande opération était le *battement à coups de bûche.* On le faisait en différentes manières. Tantôt la convulsionnaire se couchait sur le ventre, et on la frappait sur le dos; tantôt elle se couchait sur le dos, et on la frappait sur le ventre; tantôt c'était sur chacun des côtés que se faisait successivement la décharge. C'étaient quelquefois deux personnes qui la frappaient, quelquefois aussi il n'y en avait qu'une. L'instrument qui servait à ce rude exercice était une bûche de chêne; pour la facilité des travailleurs, on avait réduit un des bouts en poignée, l'autre bout, qui portait sur la convulsionnaire, étant beaucoup plus large, ce qui faisait une espèce de massue. Mon témoin a compté jusqu'à deux mille coups déchargés sur la pauvre Margot, qui avait soin de marquer l'endroit où il fallait la frapper par une lisière plusieurs fois repliée autour de son corps, et d'avertir quand on frappait au delà, ou quand les lisières se dérangeaient, à quoi les travailleurs apportaient sur-le-champ un prompt remède.

« Pour joindre ici tout de suite les opérations merveilleuses de cette convulsionnaire, j'en ajouterai encore une ou deux, que je tiens pareillement de témoins oculaires. Une par exemple, qui mérite de trouver ici place, est la convulsion de la *crosse* qui distingue spécialement la Sœur Margot entre les convulsionnaires. L'opération se faisait ainsi : Margot s'asseyait sur le plancher, adossée d'une part à un des assistants, pareillement assis à terre, et de l'autre les pieds appuyés contre les talons d'un autre en pareille posture. Alors un troisième, se soutenant sur les épaules des deux personnes assises à terre, montait sur les éminences en arc de la jambe de la convulsionnaire, et s'appuyait fortement dessus, jusqu'à ce qu'elle l'avertît qu'elle ressentait du mal.

« Une autre fois qu'elle se frappait le visage, paraissant désirer quelque chose qu'elle ne marquait pas, un des frères lui demanda si elle ne voulait pas *qu'on lui traînât le visage contre terre;* et sur la réponse qu'elle le désirait, on la prit aussitôt par les jambes, et la traînant sur le visage, on lui fit faire cent trente-six tours d'une chambre qui a dix pas de long. Son menton paya la façon de cette opération extraordinaire, et fut écorché par le coin d'un carreau qui se trouva sur la route; mais il n'en arriva d'autre inconvénient qu'une écorchure qui mit obstacle pour quelques jours à la convulsion de l'étranglement. »

A côté de Sœur Margot, Sœur Nizette convulsionnait aussi de la

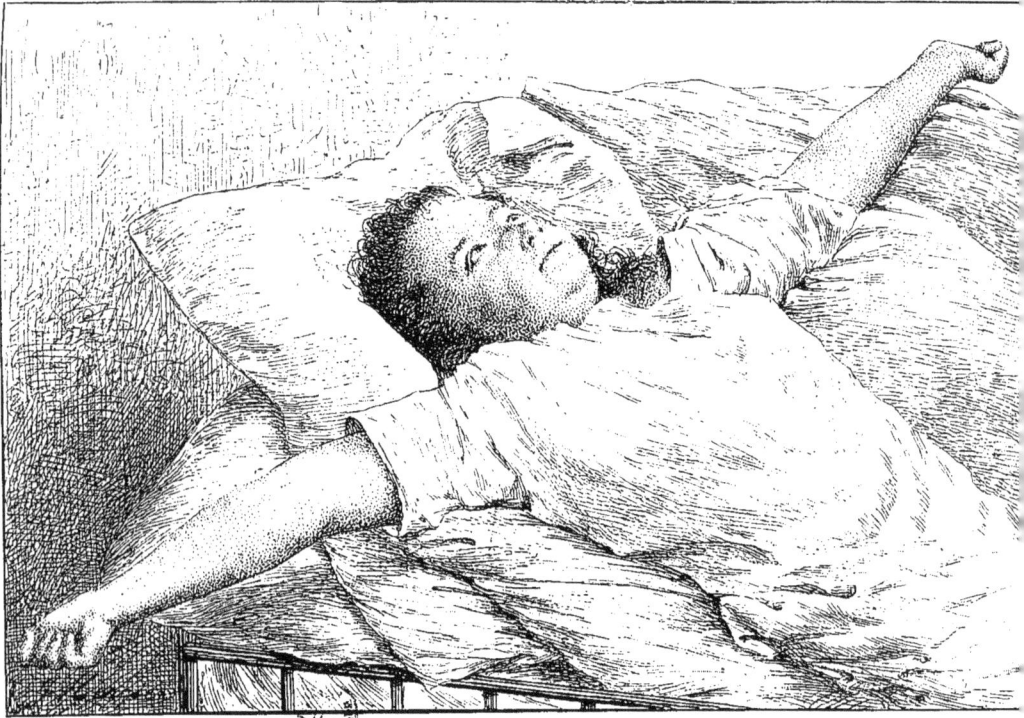

CRUCIFIEMENT

D'après l'Iconographie photographique de la Salpêtrière, par Bourneville et P. Regnard.

belle manière. Elle se faisait pendre, rouer et surtout crucifier.

C'est encore une forme qu'on observe chez les hystériques d'aujourd'hui en dehors de toute idée religieuse. — Leur contracture, à la période de l'attaque où ce phénomène pathologique apparaît, prend souvent cette forme; on en trouvera de nombreux exemples dans l'*Iconographie photographique de la Salpétrière;* j'en extrais un dessin, copié sur le cliché original, pris lui-même sur une fille qui n'avait aucune pratique religieuse.

Les supplices qu'inventent les malheureuses convulsionnaires sont d'une variété infinie, je suis forcé d'abréger : « Une jeune fille de vingt-deux à vingt-trois ans étant appuyée contre la muraille, un homme des plus robustes prenait un chenet pesant, dit-on, vingt-cinq à trente livres, et lui en déchargeait, de toute sa force, plusieurs coups toujours dans le ventre. On en a compté quelquefois jusqu'à cent et plus. Un frère lui en ayant donné un jour soixante, essaya contre un mur, et l'on assure qu'au vingt-cinquième coup il y fit une ouverture. »

Catherine Turpin se fait donner sur le ventre de grands coups d'une bûche en chêne; la petite Aubigan redresse son pied bot à grand renfort d'un battoir de lavandière. Sœur Jeanne Moler se fait enfoncer une clef énorme dans l'abdomen, Sœur Gabrielle Moler se fait appuyer sur la même région avec deux grandes pelles au tranchant très-aigu; elle dirige elle-même un pilon de fer dont deux frères secouristes lui donnent des centaines de coups sur le ventre; avec les Sœurs Dinah, Félicité et Madeleine elle se fait enfoncer des épées dans les chairs, et le sang ne coule pas!

Tenons compte des exagérations inouïes dont est empreint le livre de Carré de Montgeron, et nous reconnaîtrons encore nos hystériques anesthésiques, et ravies de se mettre en scène et d'étonner le public.

Les conversions et les miracles allèrent toujours en diminuant à partir de 1740. Le Roi, fatigué du bruit que l'on faisait, résolut

de mettre fin à l'épidémie et fit enfermer à l'hôpital les plus
célèbres des acrobates et leurs acolytes. Le conseiller Carré de
Montgeron, qui lui avait dédié les trois grands volumes dont
nous venons de faire l'analyse, Carré de Montgeron fut mis à la
Bastille.

Néanmoins il y eut encore quelques représentations secrètes,
mais, devenues moins éclatantes, elles produisirent de moins en
moins de contagion, et en 1762 les derniers miracles eurent lieu.
Les jansénistes n'avaient plus d'adhérents, et leurs ennemis les
Jésuites venaient d'être expulsés de France par Louis XV. Le
combat finissait faute de combattants.

Le dix-huitième siècle n'était pourtant pas encore délivré. Nous
allons le retrouver aux prises avec le magnétisme.

En terminant cette histoire des miracles de Saint-Médard, on
nous permettra peut-être une réflexion.

Ne semble-t-il pas que notre pauvre humanité tourne dans un
cercle vicieux? Il n'y a plus aujourd'hui de convulsionnaires,
ailleurs que dans nos hôpitaux : mais les prodiges durent encore,
il serait facile de trouver tel endroit où véritablement les *paralysies,* les *ankyloses,* les *hydropisies* guérissent comme par enchan-
tement. Là comme au tombeau du diacre pénitent on voit
nombre de béquilles abandonnées. Là aussi la foule pousse des
cris d'admiration.

Cent cinquante ans de travaux et de découvertes scientifiques
n'ont rien changé. Une partie de la société est revenue aux vieilles
erreurs qui lui plaisent et la flattent. Ce sera fatalement notre sort
toutes les fois que nous abandonnerons les voies de la science et
de la raison.

DIX-HUITIÈME ET DIX-NEUVIÈME SIÈCLE

SOMMEIL ET SOMNAMBULISME

SOMMEIL ET SOMNAMBULISME[1]

Mesdames, Messieurs,

Quand le savant éminent qui préside votre Association[2] est venu me demander de vous parler du somnambulisme, j'ai long-temps hésité, je vous l'avoue, à accepter sa proposition. Il semble, en effet, qu'il y ait dans la science des choses dont on ne doive pas parler, dans l'exposition desquelles un homme prudent ne s'aventure jamais, des sujets dangereux dont il n'y a jamais béné-fice à s'occuper. Le somnambulisme, ou, comme le disent encore certaines personnes, qui persistent à se servir d'une expression fâcheuse, le magnétisme animal, est certainement de cette caté-gorie.

Mystérieux en lui-même, puisqu'il ne nous est connu que par ses effets, il a encore contre lui tous ses adeptes, parmi lesquels on n'a guère rencontré jusqu'à ces derniers temps que des dupes qui acceptaient tout et des charlatans qui tâchaient d'en imposer à tous.

Ces réflexions que je vous soumets, je me les faisais à moi-même, peu désireux que j'étais d'être confondu avec les hommes de l'une ou de l'autre de ces deux classes. Une chose pourtant m'a décidé : je savais que je m'adresserais à un auditoire à la fois bienveillant et éclairé, habitué à entendre parler de science et à contrôler les faits qui lui étaient présentés ; je savais que les

---

[1] Conférence faite à la Sorbonne (Association scientifique de France) le 5 mars 1881.
[2] Henri Milne-Edwards, doyen de la Faculté de Paris, né en 1800, mort en 1885.

grandes et récentes découvertes de la physique vous avaient
appris à ne vous étonner de rien, à ne rien repousser *a priori*
dans le domaine des sciences exactes. Par conséquent, vous deviez
vous trouver dans les mêmes dispositions vis-à-vis des sciences
physiologiques et médicales.

Je vais donc, pendant les quelques instants qui me sont réservés, tâcher de vous faire connaître ce que les hommes éclairés et
de bonne foi acceptent et professent sur cette singulière maladie
nerveuse qu'on appelle le *somnambulisme*.

Messieurs, notre immortel poëte comique Molière a dit quelque part que l'opium faisait dormir parce qu'il avait en lui une
vertu dormitive; cette phrase, qui semble être une critique amère
de la médecine, n'est pourtant en réalité que l'expression définitive, exacte et complète d'un fait scientifique : l'opium fait dormir
parce qu'il a une vertu dormitive. Il nous est impossible d'en dire
plus aujourd'hui, et si nous ajoutions qu'il fait dormir parce qu'il
congestionne le cerveau, il nous faudrait encore dire qu'il congestionne le cerveau parce qu'il a une vertu congestionnante. Ce
serait, vous voyez, reculer la solution du problème et ne pas la
donner.

Cette précaution oratoire (car c'en est une) était nécessaire au
début de cette conférence pour bien vous en indiquer l'esprit et
le but. Je vais vous montrer des faits, vous exposer des expériences et, je l'espère, entraîner votre conviction; je vous don-
nerai la preuve de tout, mais je ne vous fournirai l'explication de
rien. C'est qu'en effet le rôle de la science est de constater les
faits, de déterminer les conditions dans lesquelles ils se produisent; mais elle n'en peut trouver la raison. Pourquoi un corps
abandonné à lui-même est-il attiré par la terre? pourquoi celle-ci
est-elle attirée par le soleil? pourquoi l'oxygène et l'hydrogène se
combinent-ils? pourquoi un morceau de fer autour duquel circule
un courant devient-il capable d'attirer le fer? Nous n'en savons

rien. Nous savons que cela est ainsi; nous constatons, mais nous n'expliquons pas.

Pourquoi donc alors ne traiterions-nous pas de même les questions qui se rapportent au somnambulisme? Les effets de cette névrose ne nous semblent extraordinaires que parce que nous n'y sommes pas habitués, mais ils le sont au fond infiniment moins que les effets physiques que je vous citais tout à l'heure, puisque, vous allez le voir, ils ne sont que les corollaires de faits physiologiques très-simples que personne ne cherche à contester. Restons dans notre rôle, examinons les faits, débarrassons-les des choses insensées dont on les a chargés; constatons, n'expliquons pas.

Il nous faudra, bien entendu, nous tenir en garde contre la supercherie. C'est le propre d'un homme habile et exercé de savoir s'en garer, et les quelques médecins qui disent que cela est impossible semblent par là-même proclamer l'infirmité de leur intelligence. Si toutes leurs années d'étude ne les ont pas mis en état de reconnaître, eux, hommes instruits, les jongleries de quelques charlatans ou de quelques filles hystériques, c'est, vous me l'avouerez, qu'ils ont peu profité de leur travail. Il reste donc bien entendu, tout au début de notre entretien, que je ne vais vous parler que de faits bien constatés, et que je répudierai complétement ceux qui n'ont pas été vus par tout le monde ou qui s'éloignent tellement des vérités physiologiques qu'il semble prudent de les réserver encore.

Le somnambulisme, Messieurs, est une maladie; c'est une névrose. C'est une maladie que l'on peut provoquer, traiter et guérir. Elle consiste dans l'altération d'une fonction physiologique, dans une modification du sommeil. C'est donc du sommeil que nous devons nous occuper tout d'abord. Aussi bien avons-nous besoin de connaître la fonction normale pour en comprendre les modifications.

C'est une grande loi à laquelle rien n'échappe dans la nature que le repos doit succéder à l'activité : nos organes ne peuvent indéfiniment fonctionner; notre cœur lui-même, qui semble battre sans cesse, se repose en somme un certain temps entre chaque battement; et, au lieu de prendre, comme le reste de notre corps, un grand repos après une grande activité, il prend un très-court repos après chacune de ses périodes d'action.

Notre cerveau n'échappe pas à la règle commune, et, quand il a travaillé toute la journée, il faut qu'il se repose; il cesse alors d'agir, sinon tout entier, du moins en partie, laissant à d'autres centres nerveux, à la moelle par exemple, le soin de gouverner ce qui reste d'actif encore dans les fonctions de notre organisme.

Ce que devient l'âme pendant ce temps-là, je ne saurais vous le dire; cela d'ailleurs ne rentre pas dans mon cercle d'étude, et puis, si j'avais l'intention de traiter devant vous ces questions de haute psychologie, je ne pourrais m'empêcher de me souvenir que c'est ici même, dans cette chaire de la Sorbonne où j'ai le périlleux honneur de parler aujourd'hui, qu'elles ont été débattues par Jouffroy et par Cousin. Je considérerais comme une sorte de profanation de vous en apporter un aperçu succinct, un écho affaibli, quand il vous est si facile de vous reporter aux ouvrages admirables de ces maitres illustres.

Et puis, ce que je veux étudier du sommeil, c'est le côté purement physiologique.

Un certain nombre de ceux qui se sont occupés de la question ont considéré que le sommeil était notre état normal; notre naissance serait un réveil, notre mort le retour à notre situation primordiale, et notre vie ne serait qu'un épisode où cet éternel sommeil serait entrecoupé par une série de veilles et de périodes d'activité. Buffon était moins exclusif que ceux-là, et il faisait remarquer que le sommeil était une façon d'exister tout aussi réelle et plus générale qu'aucune autre : « Tous les êtres organisés qui n'ont point de sens existent, dit-il, de cette façon-là. »

Nous ne nous arrêterons pas à ces considérations générales ; reprenons plutôt notre rôle d'observateur et examinons ce qui se passe quand un homme s'endort.

La première manifestation que nous observions, c'est le relâchement des muscles ; le corps tout entier reste comme anéanti, les bras tombent et laissent échapper le livre qu'ils soutenaient, hélas ! quelquefois, et chacun sait que la tête elle-même s'infléchit brusquement en avant, ce qui constitue un genre de réveil fréquent et peu agréable. A ce premier effet succède le sommeil des sens. Il semble que la vue soit la première à s'anéantir ; le monde extérieur disparaît, le rêve commence. Quelquefois, et chez l'enfant surtout, survient alors un mirage étonnant. On dirait d'un brillant kaléidoscope ; des sortes de feux d'artifice apparaissent, des flammes de toutes couleurs, de toutes formes, passent rapidement. Puis tout s'évanouit ; le sommeil n'est pas loin, mais il n'est pas complet ; l'ouïe veille encore.

Ce sens est le dernier qui s'éteigne. Que de fois, sur le point de nous endormir, n'avons-nous pas entendu tout à coup prononcer notre nom ou citer une chose qui nous intéressait particulièrement ! Nous nous réveillions alors en sursaut et nous disions une phrase consacrée : « J'avais déjà perdu connaissance, j'étais parti pour l'autre monde. »

Bien mieux, on dirait que par la persistance de son activité l'ouïe contribue en quelque chose à la production du sommeil. Que de fois la monotonie d'un son ne nous a-t-elle pas amenés à nous endormir quand, au milieu du silence général de la nature, nous entendions le bruit des vagues de la mer ou le murmure du vent à travers le feuillage ! C'est encore par un mécanisme analogue que les chansons naïves de nos mères ou de nos nourrices arrivaient dans notre enfance à assoupir tous nos sens, pendant que nos oreilles restaient encore sensibles à l'impression des sons. Les exemples que je pourrais vous fournir sont innombrables. Que de fois encore n'avez-vous pas été lentement endormis par le discours monotone et cadencé d'un orateur diffus et ennuyeux! L'esprit se tend d'abord, puis s'abandonne; les paroles succèdent aux paroles; on dirait du tic tac monotone d'une horloge; le sens des mots s'évanouit, et ce n'est que quand l'orateur s'arrête enfin que l'auditeur se réveille en sursaut.

J'ai peu à vous dire du sommeil de l'odorat et du goût : ils semblent disparaître rapidement et ne pas même persister dans le rêve. Un homme qui, pour n'être pas un savant, n'en était pas moins un observateur très-délicat et très-perspicace, Brillat-Savarin, nous fait remarquer combien il est rare que les sensations que nous éprouvons se rapportent au goût ou à l'odorat. Quand on rêve d'un parterre ou d'une prairie, on voit les fleurs sans en sentir le parfum; si l'on croit assister à un repas, on en voit les mets sans en savourer le goût.

Le toucher ne paraît pas tarder beaucoup plus longtemps que la vue à disparaître. Mais, en revanche, les impressions un peu fortes qu'il reçoit suffisent à chasser rapidement le sommeil. On prétend qu'un pli dans une feuille de rose suffisait pour empêcher les Sybarites de dormir; tenons compte de l'exagération et avouons que souvent, en voyage, la dureté inaccoutumée d'un lit d'hôtel nous a tenu longtemps éveillés malgré l'extrême fatigue qui nous accablait.

Pendant que la vie de relation s'annihile comme je viens de vous le dire, les fonctions organiques continuent à s'exécuter, et notre machine ne s'arrête pas; seulement, rien n'est plus soumis à notre volonté, et tout se passe *automatiquement*. Voilà un mot qui va revenir si souvent dans ma bouche, que je vous demande de m'arrêter un instant pour vous expliquer de quelle manière je l'entends.

Dans la vie ordinaire, notre volonté veille sans cesse; elle règle les mouvements de nos organes et préside à l'accomplissement de tous nos actes. Il en est cependant quelques-uns qui sont tellement habituels, que nous les exécutons, comme nous disons, sans y penser. Ainsi, par exemple, nous dilatons notre poitrine quand le besoin d'y faire pénétrer de l'air se fait sentir. Nous le faisons quelquefois en le voulant, mais le plus souvent nous n'y songeons même pas, et, en moyenne, nous accomplissons ainsi mille mouvements du thorax par heure sans nous en apercevoir, sans même que le besoin de respirer existe pour nous. Cela ne veut pas dire que les causes qui produisent ce besoin, cette sensation, n'existent pas alors ; cela signifie seulement que leur effet n'arrive pas jusqu'à notre entendement ; il s'arrête en route ; la sensation ne va pas jusqu'au cerveau, elle se réfléchit sur la moelle ; il y a, comme on dit, *action réflexe*. Dans l'état normal les impressions ressenties par la surface de notre corps viennent avertir notre cerveau ; celui-ci envoie immédiatement un ordre en vertu duquel nos organes réagissent. Ainsi, je suppose, nous nous brûlons le bout du doigt : l'impression pénible arrive à notre cerveau, et instantanément celui-ci fait contracter nos muscles, et notre bras se retire. Mais il peut arriver, et cela est fréquent, que notre bras se soit déjà retiré bien avant que notre cerveau ait compris la situation dangereuse où se trouvait notre doigt : c'est qu'alors la sensation a vivement impressionné notre moelle au passage, et ce centre a déjà envoyé au bras l'ordre de se retirer quand notre entendement n'était encore averti de rien. La sensation s'est alors réfléchie sur la moelle comme sur un miroir : il y a eu *action réflexe*. Vous voyez que cela est très-simple. Je pourrais multiplier les exemples à l'infini ; l'éternument, la déglutition, les mouvements de nos viscères sont des actes réflexes. Ils sont gouvernés par la moelle.

En voulez-vous la preuve ? Une expérience bien simple va vous la donner. Voici une grenouille à laquelle je viens de couper la tête : elle n'a plus de cerveau, et par conséquent plus d'entendement ; elle ne peut plus ni sentir, ni vouloir. Je dépose sur sa patte une goutte d'acide, et vous la voyez s'agiter violemment. Elle fait tout ce qu'elle peut pour enlever cet acide. C'est pourtant sa moelle seule qui agit ; elle accomplit une suite d'actes réflexes, combinés et associés.

Nous sommes bien loin du somnambulisme, pensez-vous. Nous en sommes au contraire tout près, et vous verrez bientôt qu'un somnambule est un être dont le cerveau est annihilé comme celui de cette grenouille et qui agit uniquement par automatisme, comme elle.

En somme, la caractéristique physiologique du sommeil est l'assoupissement de tous les sens et des mouvements volontaires avec persistance des actes réflexes et automatiques. Nous allons d'ailleurs retrouver ces derniers dans le rêve, et nous nous acheminerons ainsi lentement, mais sûrement, vers l'étude du somnambulisme.

Au moment où nos sens s'assoupissent, ils envoient à notre entendement une dernière notion, d'où résulte la dernière idée que nous percevons et en face de laquelle notre faculté de concevoir, notre imagination se trouve pour ainsi dire complétement libre. Il en résulte que cette idée produit une impression plus vive et qu'elle peut avec la rapidité même de la pensée donner naissance à une longue suite d'autres idées images qui se déroulent et que notre esprit incomplétement endormi (puisque la perception seule est anéantie et que la conception persiste encore), que notre esprit, dis-je, accepte comme réelles. Cette suite d'idées enchaînées, c'est le rêve. Si l'enchaînement se fait bien, le rêve a de la suite ; s'il est défectueux, nous sommes en présence de ces rêves n'ayant pas le sens commun dont nous nous souvenons quelquefois, en souriant, le lendemain.

Dans tous les cas, rien n'est plus rapide qu'un rêve ; il a la durée exacte qu'il faut à une série d'idées pour être enfantées par l'imagination, et tel songe qui semble avoir duré la nuit entière n'a pas en réalité occupé notre cerveau plus de quelques minutes.

Que de fois n'avez-vous pas été réveillé successivement à quelques instants d'intervalle alors que, très-fatigué, vous vous étiez rendormi? Dans les quelques minutes qui se sont écoulées vous avez fait un long rêve, et, si la pendule n'était pas là pour vous dire l'incontestable vérité, vous croiriez avoir encore dormi pendant des heures.

Ainsi, pour beaucoup de physiologistes et pour quelques psychologues, le rêve n'est que la prolongation par enchaînement des idées d'une notion première que les sens auront laissée à l'entendement au moment où ils se seront endormis, ou que la sensation aura apportée à cet entendement, alors qu'il était déjà réveillé et que les sens dormaient encore.

La preuve qu'il en est bien ainsi, c'est que chez certains sujets, il est possible de faire naître les rêves et de les diriger. Ainsi, chez certaines jeunes filles chlorotiques, le bruit de souffle qui se passe dans les artères arrive jusqu'à l'oreille et se trouve perçu par le cerveau pendant le sommeil. Il en résulte des rêves qui sont toujours les mêmes. La jeune fille des villes rêvera d'un concert, d'un bal ; celle dont les conceptions religieuses seront plus développées rêvera qu'elle perçoit le chant des anges et les hymnes des saints, pendant qu'une fille des champs rêvera qu'elle entend le bruit du vent à travers les bois, la pluie qui fouette les vitres, le murmure d'un ruisseau, le gazouillement des oiseaux. Les sens fournissent l'idée première, l'imagination fait le reste. Enfin il est, vous disais-je, possible de diriger les rêves ; chez certains sujets atteints de cauchemar, une interpellation subite, un choc inusité pourra changer le cours du rêve, réveiller une partie du cerveau et amener des réponses, des propos de la part du dormeur, qui prouveront que ses songes ont pris une autre tournure et qu'ils sont devenus conformes à ce qu'a suggéré la personne qui faisait l'expérience.

Voilà, Messieurs, l'état normal; exagérez-le, vous êtes en face de la névrose qu'on appelle le *somnambulisme*.

Sommeil ne s'étendant qu'à la perception et non à la conception, rêve que les assistants peuvent modifier par leur suggestion, automatisme dépendant de l'annihilation d'une partie du cerveau et de la prédominance de la moelle, voilà, Messieurs, comment on peut concevoir cette fameuse névrose, dont les effets paraissent si surprenants quand on ne les analyse pas et quand on les examine superficiellement.

Je ne vous trompais donc pas quand je vous disais que l'étude du sommeil normal était nécessaire pour bien comprendre les maladies qui en dépendent.

Maintenant, à quoi tient le sommeil physiologiquement? Si l'on enlève la voûte crânienne d'un chien qu'on a endormi et si l'on met à nu la surface de son cerveau, on remarque que pendant que l'animal dort cette surface est blanchâtre, tandis qu'elle devient rosée dès que le réveil se produit. On a même observé que cette teinte rosée survenait à un moment où le chien exécutait une série de mouvements automatiques qui donnaient lieu de croire qu'il rêvait. Ce serait donc à l'anémie subite du cerveau que serait dû le sommeil, et, de fait, on peut endormir un homme ou un animal en lui pressant les carotides au cou, c'est-à-dire en empêchant le sang d'arriver à son encéphale. Mais ce sont là des choses un peu problématiques, et j'aime mieux les laisser dans l'ombre pour m'occuper avant tout des maladies du sommeil.

La première modification que l'on puisse observer, c'est l'excès de sommeil, c'est la *léthargie*. Ce nom éveille en vous, j'en suis sûr, des impressions bien différentes. Les uns se souviennent de ces histoires terribles qu'on nous raconte de partout, sans grandes preuves, et dans lesquelles il est dit que des hommes atteints de cette maladie auraient été enterrés vivants. D'autres se souviennent d'un conte qu'ils ont souvent relu dans leur enfance et se rappellent cette Belle au bois dormant tombée en léthargie dans son palais enchanté, attendant l'arrivée du prince Charmant. Il se trouve, Messieurs, que ce sont les histoires terribles qui sont probablement fausses et que la science vient confirmer la possibilité de la fable.

Je vous étonnerais sans doute beaucoup si je vous disais que la Belle au bois dormant a pu exister : que direz-vous alors si je vous annonce qu'elle existe aujourd'hui même et qu'elle est à Paris? Il y a en effet en ce moment dans un de nos hôpitaux dont j'ai déjà prononcé souvent le nom, à la Salpêtrière, une femme, âgée de quarante-cinq ans, qui, sous mes yeux, a dormi pendant plus d'un an sans se réveiller. En vous racontant son histoire, je vous ferai connaître facilement les principaux traits qui caractérisent la léthargie. Cette malade, outre la singulière névrose dont elle est atteinte, est entrée à l'hospice pour une paralysie des membres inférieurs. Elle est depuis plus de vingt ans sur son lit, dont elle ne peut bouger; elle a pris un embonpoint peu ordinaire; elle est, en réalité, d'une intelligence médiocre. Habituellement elle n'est pas d'une mauvaise santé et se montre fort tranquille. Quelques jours avant son attaque elle s'agite, elle parle avec volubilité, et souvent elle est prise d'accès de fou rire tellement intenses, qu'autour d'elle tout le monde se laisse entraîner. On sait ce que cela veut dire, et les infirmières viennent avertir les médecins que la *dormeuse* va entrer en sommeil. Le rire se calme, les yeux se ferment, les membres tombent inertes, et en voilà pour une période qui peut durer de huit jours à plus d'un an. Pendant tout ce temps on nourrit la malade à la sonde, et aucune excitation extérieure n'est capable de la réveiller. De temps en temps, elle pousse un soupir, puis tout retombe dans le silence.

Extérieurement, cet état ressemble à la mort. La malade demeure ainsi des mois entiers, pâle, immobile et ne manifestant aucun signe de vie.

Voilà la léthargie type : c'est un long sommeil, probablement rempli de rêves. Un beau jour la malade se réveille et est fort étonnée de se trouver au milieu des neiges et des glaces, elle qui s'était endormie au printemps, entourée de fleurs.

Le deuxième état qui puisse résulter d'une modification dans l'acte du sommeil, c'est le *somnambulisme*.

On est convenu, Messieurs, de scinder en deux l'étude de cette névrose célèbre. On reconnaît un somnambulisme naturel, qui naît spontanément et se développe sans qu'on puisse beaucoup le modifier, et un somnambulisme artificiel ou provoqué, auquel donnent lieu les pratiques improprement appelées *magnétiques*. Je crois cette distinction bien fondée, et, si les effets des deux névroses sont fort semblables, la nature même des deux maladies doit être différente : vous le comprendrez bien quand je vous les aurai fait connaître.

Un certain nombre de médecins donnent au somnambulisme spontané le nom d'*automatisme* : ce nom me semble infiniment meilleur que le premier. D'abord il ne prête pas à la confusion, et il exprime une idée nette sur la nature même de la névrose.

Il y a d'ailleurs des degrés dans la maladie. Ce que nous pouvons observer de plus simple, c'est une sorte de sommeil de l'intelligence sans que tous les sens ou tous les organes soient endormis. Vous vous souvenez que, dans le sommeil naturel, nous avons vu l'intelligence persister encore alors que les masses musculaires étaient déjà en pleine résolution ; le contraire peut arriver : l'intelligence peut s'assoupir, alors que tous les organes ont encore les apparences de l'activité et de la veille.

C'est ainsi que dans les longues veillées, au village, on a signalé le cas de femmes qui, bien que profondément endormies, continuaient à tricoter ou à filer ; tous leurs mouvements s'accomplissaient normalement; mais si on leur adressait la parole, elles ne répondaient pas : elles dormaient. Je connais une fillette de douze ans qui, bien souvent, m'a présenté le fait singulier que je vais dire : dans les promenades qu'elle fait avec sa famille, les soirs d'été, sur une route très-plane et toujours la même, il arrive que, très-fatiguée, tout à coup elle cesse de prendre part à la conversation; on lui parle, elle ne répond pas : elle dort, et pourtant elle marche; bien mieux, elle règle son allure sur celle de ceux qui l'accompagnent. Il suffit d'ailleurs de la secouer légèrement pour la réveiller.

Je me souviens d'avoir souvent entendu dire aux guides des pays de montagnes que dans les ascensions de nuit il faut donner souvent de la cravache aux chevaux, sans quoi ils s'endorment tout en marchant et buttent facilement. Un des administrateurs de la Compagnie des omnibus de Paris me confirmait la chose l'autre jour, et me disait que souvent les chevaux attelés aux voitures faisaient en dormant leur service du soir.

Si, s'en tenant à l'étymologie, on appelle *somnambulisme* le fait de dormir en marchant, cela serait du somnambulisme. En réalité, ce n'est qu'une anomalie dans l'ordre où s'endorment nos fonctions et nos facultés; tout au plus est-ce le premier degré de l'automatisme.

Le vrai somnambulisme naturel est tout différent. Au lieu de vous le définir, j'aime mieux vous raconter un certain nombre de faits qui vous le montreront sous toutes ses faces.

A l'époque où j'étais interne à l'hôpital Saint-Antoine, j'ai eu la bonne fortune d'observer, dans le service de M. le Dr Mesnet, et en même temps que lui, que M. Maury et qu'un grand nombre d'hommes éminents, un des cas d'automatisme les plus curieux qu'on ait jamais signalés.

Il s'agissait d'un ancien zouave qui, au combat de Bazeilles, avait reçu à la tête une énorme blessure qui avait dénudé son cerveau. Le malheureux était resté sur place, paralysé et sans connaissance. Recueilli par l'armée ennemie et soigné par nos adversaires, il avait peu à peu repris ses sens ; sa paralysie même avait fini par disparaître, de sorte qu'au bout de deux ans il reprenait la vie commune. Doué d'un talent d'ailleurs contestable, il exerçait la profession de chanteur dans les cafés-concerts. C'est à ce moment qu'il fut pris de la singulière névrose que je vais vous exposer. Certains jours il devenait triste, puis tout à coup il se levait, s'habillait et se mettait à parcourir les rues. Il marchait droit devant lui, comme s'il ne voyait personne, et de fait il ne voyait rien ; il se jetait dans les obstacles, à moins que ses mains, qu'il tenait au-devant de lui, ne l'eussent averti.

Il était alors, comme disent aujourd'hui les médecins, en *condition seconde,* la condition première étant son état normal. Rien dans son allure n'aurait pu signaler ce somnambule à l'attention publique sans une particularité qui avait bien son importance. Ce malheureux était pris dans ces moments-là d'une propension au vol que rien n'arrêtait ; tout objet brillant, de valeur ou sans aucun prix, devenait le but de sa convoitise ; il le prenait simplement aux devantures des boutiques et le mettait sans précipitation ni crainte dans sa poche. Il ne s'inquiétait même pas de savoir si le propriétaire ou le marchand le regardait, ou si des agents de police se trouvaient là. Vous concevez, Messieurs, qu'un semblable manége ne peut se continuer longtemps à Paris sans attirer l'attention, et, de fait, le malade fut presque immédiatement arrêté. Le médecin de la prison fit rendre une ordonnance de non-lieu, et le malade fut envoyé à M. Mesnet, qui l'étudia et le montra à ses collègues et à ses élèves.

A l'hôpital, le malade entrait en condition seconde à peu près une fois par mois ; la crise s'annonçait comme d'habitude, et le malade se mettait en route ; il marchait, étranger à tout, les mains légèrement en avant, les yeux fixes et inertes ; il tournait les obstacles, ramassait tout objet brillant, les montres, les cuillers, les verres, et mettait le tout dans la poche de sa capote d'hôpital. On les lui reprenait d'ailleurs sans qu'il fît la moindre opposition. Il ne parlait pas, ne voyait rien d'extérieur à lui, n'entendait rien. Un rayon de soleil qu'on lui envoyait dans les yeux ne le faisait pas se détourner, ni même cligner; un bruit assourdissant produit à ses oreilles ne le faisait pas tressauter. Sa peau elle-même était tout à fait insensible; il était possible de le transpercer avec des tiges d'acier, de le brûler, sans qu'il retirât même la main. Voilà le vrai somnambulisme naturel. L'esprit dort; la perception, la conception sont annihilées; les sens sont anéantis en partie; la vie organique subsiste; l'être est comme cette grenouille que je vous montrais tout à l'heure et à qui j'avais enlevé le cerveau, c'est-à-dire l'organe de l'intelligence. Seulement, comme l'a fait remarquer M. Charles Richet, chez le somnambule, le cerveau n'est qu'endormi; il est possible de le réveiller en entier; il est possible aussi de ne le réveiller qu'en partie, de ne réveiller qu'une seule idée, qui, alors, deviendra la source d'un rêve, comme l'idée dernière que nous avons eue, en nous endormant naturellement, peut devenir le point de départ d'un rêve qui remplira notre nuit. Le rêve du somnambule a des manifestations particulières, puisqu'un certain nombre de fonctions, le mouvement entre autres, sont encore éveillées.

Notre homme est endormi; on lui met une canne recourbée à la main; il la tâte, la retourne, puis sa figure devient plus animée; il épaule la canne : il l'a prise pour un fusil. Une idée se réveille dans ce cerveau assoupi, et cette idée en recueille à sa suite une série qui s'y associent. Voilà le rêve constitué; la mémoire intervient alors, et nous sommes témoins d'une scène curieuse. Cet ancien zouave se met à marcher prudemment ; il écoute, fait quelques pas, puis il écoute encore, il recule vivement, et se cache derrière un lit; il épaule la canne, met en joue, vise, puis il saisit vite une cartouche imaginaire ; il recharge son arme, vise de nouveau ; son œil devient féroce ; il crie : « Les voilà ! ils sont au moins cent ! à moi ! » et il tombe à la renverse en portant vivement la main à son front : il reste mort ; le rêve est fini.

On essaye alors d'en provoquer un autre, par suggestion. Le malade est chanteur : il s'agit de lui faire rêver qu'il est en scène.

Pour cela on lui donne un rouleau de papier blanc, qu'il considère gravement ; en même temps on fait passer sous ses yeux une lampe allumée qui doit lui suggérer, si elle est aperçue, l'idée de la rampe. Le succès est complet ; le malade essaye sa voix ; seulement il semble gêné ; il a enlevé sa capote d'hôpital ; un des médecins lui passe alors sa redingote ; il la prend, mais il est frappé par quelque chose de rouge : c'est une rosette de la Légion d'honneur qui brille à la boutonnière ; il la saisit vivement et la met dans sa poche. Puis il endosse l'habit, tousse deux ou trois fois et se met à chanter un des airs patriotiques dont il a la spécialité.

Une autre fois on lui présente une plume et du papier : il se met à écrire automatiquement. Il écrit à son ancien général pour lui demander je ne sais quelle faveur ; dès que sa lettre est terminée, on la lui retire vivement ; il n'a plus devant lui que la feuille de papier blanc qui se trouvait dessous ; il relit alors sur cette feuille de papier blanc, mettant des points et des virgules par-ci par-là, et il signe bravement au bas de la page.

Le malade se réveille naturellement, et tout étonné d'être dans son lit, au beau milieu du jour, entouré de monde et de gens inconnus ; *il ne se souvient de rien.*

Voilà, Messieurs, un cas type de somnambulisme : sommeil du cerveau, réveil, soit par l'action de la mémoire, soit par une suggestion extérieure, d'une idée qui en entraînera d'autres, voilà la caractéristique de cet état, que M. Mesnet a fort bien appelé l'automatisme du souvenir et de la mémoire.

En terminant cette observation, M. Mesnet faisait remarquer qu'un jour peut-être l'automatisme ferait son entrée dans la médecine légale. L'idée qui se réveille chez un automate peut être quelconque ; chez notre zouave c'était une idée de combat, mais aussi quelquefois de vol. Je vais vous en montrer qui rêvent suicide, assassinat, incendie, et qui accomplissent des crimes dont ils ne se souviennent même plus au réveil. « Je ne désespère pas, disait il y a huit ans M. Mesnet, que nous ne puissions entraîner la conviction des magistrats et faire acquitter ces hommes. »

Eh bien, Messieurs, la chose est arrivée : il y a trois semaines, un de ces automates a été arrêté, emprisonné, jugé et condamné sans pour ainsi dire s'être réveillé ; quand il est revenu à lui, il était perdu, déshonoré, en prison ; il ne connaissait même pas son crime !

Il s'est souvenu alors que souvent des médecins avaient parlé devant lui des états singuliers dans lesquels il entrait ; il a appelé MM. Mesnet et Motet, et ces deux savants, devant la cour d'appel, ont réussi à le plonger, par le moyen que je vous dirai tout à l'heure, dans son état de condition seconde, à convaincre les magistrats et à faire casser l'arrêt des premiers juges.

Je viens de vous montrer un automate voleur ; voici maintenant un assassin. Un moine d'un couvent du midi de la France nourrissait une haine peut-être justifiée contre son supérieur : une nuit, sans s'être réveillé, il se lève, prend un poignard dans sa cellule, et, à travers le cloître, il se dirige vers le cabinet du prieur. Celui-ci, au lieu de se coucher, s'était mis au travail et écrivait sur une table éclairée par deux lampes. Le moine passe devant lui sans même apercevoir les lampes allumées, marche vers le lit et frappe l'oreiller de plusieurs coups de poignard ; puis il retourne tranquillement dans sa cellule, toujours endormi ;

le lendemain il ne se souvenait de rien quand il fut interrogé par
le chapitre de son couvent. Voilà un homme qui aurait été un
assassin inconscient et qu'on aurait condamné sans crainte n
scrupule.

Une dame que M. Mesnet a pu longtemps observer lui a présenté un cas de somnambulisme naturel des plus curieux.

Chez elle, c'était encore une idée lugubre qui s'éveillait et qui
entraînait le sens du rêve. Elle se levait la nuit et cherchait à se
précipiter par les fenêtres. Elle ne voyait même pas les gens qui
l'entouraient et ne s'en souciait pas : le lendemain elle ne se souvenait de rien.

Une nuit elle fait tranquillement infuser des sous dans un verre
d'eau; puis elle s'assied devant sa table et se met à écrire à sa
famille : « Je veux mourir, dit-elle; ma santé ne reviendra jamais,
ma tête est perdue. Adieu. Lorsque vous recevrez cette lettre, je
n'aurai plus longtemps à vivre; demain à pareille heure j'aurai
pris le fatal poison qui dans ce moment infuse. Encore une fois,
adieu! » Puis elle cache le verre dans son armoire, ne trouvant
pas le poison encore assez concentré. Elle est, à ce moment,
prise d'une attaque de nerfs et se réveille. Elle ne se souvient de
rien le lendemain et réclame même avec instance son verre,
qu'on lui a volé, dit-elle; on lui en donne un autre. La nuit suivante la crise reprend ; la malade se lève endormie, elle va droit
à son armoire, l'ouvre et prend le verre de poison. Il était remplacé, je n'ai pas besoin de vous le dire, par un verre d'eau pure.
La femme de chambre a averti toute la maison, tout le monde
est là. Madame X... ne s'aperçoit même pas qu'elle est entourée
de tant de gens, elle dort, elle rêve. Elle se jette à genoux devant
son crucifix et approche le verre de ses lèvres. À ce moment,
prise d'une résolution subite, elle le rejette vivement, se lève et
écrit à sa famille la lettre suivante :

« Au moment où j'allais prendre cette boisson meurtrière, un ange m'est apparu et a fait comme dans le sacrifice d'Isaac; il m'a retenu le bras en me disant : « Pense à ce que tu vas faire; « tu as mari et enfants. » Alors, en entendant ces paroles, mon cœur a frémi, et j'ai senti renaître en moi l'amour conjugal et l'amitié maternelle; mais mon cœur est encore bien malade et ma tête bien faible. Pardon encore de cette faute si grande à vos yeux et aux miens. »

Elle écrivait cela en dormant.

Madame X... fit encore une série de tentatives du même genre, et ce qui est curieux, c'est que dans les périodes d'état normal qui séparaient ses crises de sommeil elle ne se souvenait de rien; en se rendormant, elle reprenait son rêve où elle l'avait laissé et le complétait.

Cela m'amène, Messieurs, à vous parler d'un état singulier constitué par une sorte d'habitude du somnambulisme, état qu'on a nommé la *double vie*. C'est un professeur de la Faculté de médecine de Bordeaux, M. Azam, qui le premier a donné une bonne description de cette névrose.

La malade qu'observait M. Azam se nomme Félida X... C'est une couturière de Bordeaux, d'assez bonne santé si l'on veut ne pas compter les accidents nerveux dont je vais vous parler.

Certains jours, au milieu de son travail, elle devient tout à coup triste, obtuse; sa tête tombe sur sa poitrine, elle dort; rien ne peut la tirer de ce sommeil. Puis Félida se réveille; elle est gaie, enjouée, remuante, elle court partout, rit, est avenante, exaltée.

Après quelques heures, cette sorte de rêve disparaît; Félida redevient triste, elle se rendort, puis se réveille, et cette fois tout à fait, et ne se souvient de rien de ce qui s'est passé pendant sa *condition seconde*. Le lendemain elle se rendort et rentre en crise; alors elle se rappelle très-bien tout ce qu'elle a dit et fait dans sa première crise, mais elle ignore complétement ce qui

s'est passé pendant son état normal. Elle ne reconnaît plus les
gens qu'on lui a montrés dans ce moment. Félida a donc deux
personnalités, deux vies. Dans l'une elle est sombre et triste;
dans l'autre elle est gaie. En *condition première* elle n'a plus
aucune notion de ce qui s'est passé en *condition seconde,* et,
dans ce dernier état, elle reprend son existence au point exact où
elle l'avait laissée dans sa dernière crise. Au fond, cet état de
dédoublement de la personnalité paraît n'être que l'habitude du
somnambulisme naturel.

La science semble donc être déjà avancée sur la connaissance
de tous ces points. Vous devez alors, Messieurs, vous demander
ce que l'antiquité, le moyen âge et les temps plus modernes qui
nous ont précédés pensaient de ces phénomènes bizarres, et comment ils les comprenaient. L'antiquité nous a laissé peu de notions
sur ce point, et vous comprenez combien il est imprudent d'essayer de faire de la science rétrospective à de pareilles distances.

Au moyen âge, et jusqu'au dernier siècle, les somnambules
rentraient sans doute avec les hystériques et les épileptiques dans
la grande classe des possédés et des sorciers; ils étaient exorcisés
avec les autres malades de ce genre, et généralement brûlés vifs
en grande pompe.

Il s'est pourtant trouvé un homme dans ces siècles de ténèbres,
un tragédien de génie, qui, à propos du somnambulisme naturel,
s'est montré un observateur hors ligne et nous en a laissé une
description que ne répudierait pas un neurologiste moderne. Son
nom, Messieurs, est sur vos lèvres : c'est Shakespeare, qui, dans
son drame de *Macbeth,* nous fait assister à une scène d'automatisme décrite et figurée de main de maître.

Cela se passe à Dunsinane, dans un appartement du château.
Lady Macbeth, après les crimes qu'elle a commis, est sujette à
des accès de somnambulisme; une dame suivante a cru devoir

avertir le médecin de la cour, et tous deux veillent en attendant la reine.

LE MÉDECIN.

Voilà deux nuits que je veille avec vous, et rien ne m'a confirmé la vérité de votre rapport. Quand lui est-il arrivé la dernière fois de se promener ainsi?

LA DAME SUIVANTE.

C'est depuis que Sa Majesté est entrée en campagne, je l'ai vue se lever de son lit, jeter sur elle sa robe de nuit, prendre du papier, le plier, écrire dessus, le lire, le cacheter ensuite, puis retourner se mettre au lit, et pendant tout ce temps-là demeurer dans le plus profond sommeil.

LE MÉDECIN.

Il faut qu'il existe un grand désordre dans les fonctions pour qu'on puisse à la fois jouir des bienfaits du sommeil et agir comme si l'on était éveillé. Dites-moi, dans cette agitation endormie, outre sa promenade et les autres actions dont vous parlez, que lui avez-vous jamais entendu dire?

LA DAME SUIVANTE.

Ce que je ne veux pas répéter après elle, monsieur.

LE MÉDECIN.

Vous pouvez me le dire à moi : cela est même très-nécessaire.

LA DAME SUIVANTE.

Ni à vous ni à personne, puisque je n'ai aucun témoin pour confirmer mon récit. (*Entre lady Macbeth, avec un flambeau.*) Tenez, la voilà qui vient absolument comme à l'ordinaire, et, sur ma vie, elle est profondément endormie. Observez-la, demeurez à l'écart.

LE MÉDECIN.

Comment a-t-elle eu cette lumière?

LA DAME SUIVANTE.

Oh! elle était près d'elle; elle a toujours de la lumière près d'elle, c'est son ordre.

LE MÉDECIN.

Vous voyez que ses yeux sont ouverts.

LA DAME SUIVANTE.

Oui, mais ils sont fermés à toute impression.

LE MÉDECIN.

Que fait-elle donc là? Voyez comme elle se frotte les mains.

LA DAME SUIVANTE.

C'est un geste qui lui est ordinaire; elle a toujours l'air de se laver les mains; je l'ai vue le faire sans relâche un quart d'heure de suite.

LADY MACBETH.

Il y a toujours une tache.

LE MÉDECIN.

Écoutez, elle parle, je veux écrire ce qu'elle dira, afin d'en conserver plus nettement le souvenir.

LADY MACBETH.

Va-t'en, maudite tache... Va-t'en, te dis-je... Une, deux heures... Allons, il est temps de le faire... L'enfer est sombre... Fi! monseigneur, fi! un soldat avoir peur! Qu'avons-nous besoin de nous inquiéter? Qui le saura quand personne ne pourra demander de comptes à notre puissance?... Mais qui aurait cru que ce vieillard eût encore tant de sang dans le corps?

LE MÉDECIN, *à la suivante.*

Remarquez-vous cela?

LADY MACBETH.

Le thane de Fife avait une femme : où est-elle maintenant?... Quoi! ces mains ne seront-elles jamais propres? Plus de cela, monseigneur, plus de cela, vous gâtez tout par ces tressaillements.

LE MÉDECIN.

Allez-vous-en, allez-vous-en, vous avez appris ce que vous ne deviez pas savoir.

LA DAME SUIVANTE.

Elle a dit ce qu'elle ne devait pas dire, j'en suis sûre. Dieu sait tout ce qu'elle a su.

LADY MACBETH.

Il y a toujours là une odeur de sang. Tous les parfums de l'Arabie ne peuvent purifier cette petite main... oh! oh! oh!

LE MÉDECIN.

Quel profond soupir! Le cœur est cruellement chargé.

LA DAME SUIVANTE.

Je ne voudrais pas avoir un pareil cœur dans mon sein pour les grandeurs de tout ce corps.

LE MÉDECIN.

Bien, bien, bien.

LA DAME SUIVANTE.

Je prie Dieu qu'il en soit ainsi, docteur.

LE MÉDECIN.

Cette maladie est au-dessus de mon art; cependant j'ai connu des personnes qui se promenaient durant leur sommeil et qui sont mortes saintement dans leur lit.

LADY MACBETH.

Lavez vos mains, mettez votre robe de nuit; ne soyez pas si pâle. Je vous le répète, Banquo est enterré; il ne peut pas sortir de son tombeau.

LE MÉDECIN.

Et cela encore?

LADY MACBETH.

Au lit, au lit; on frappe à la porte; venez, venez, donnez-moi votre main. Ce qui est fait ne peut se défaire. Au lit, au lit, au lit. (*Elle sort.*)

LE MÉDECIN.

Va-t-elle retourner à son lit?

LA DAME SUIVANTE.

Tout droit.

LE MÉDECIN.

Il a été murmuré d'horribles secrets. Des actions contre nature produisent des désordres contre nature. Le sourd oreiller recevra les confidences des consciences souillées... Elle a plus besoin d'un prêtre que d'un médecin... Dieu, Dieu, pardonne-nous à tous!... Suivez-la, écartez d'elle tout ce qui pourrait la déranger, et ayez toujours les yeux sur elle; je pense, mais je n'ose parler.

LA DAME SUIVANTE.

Bonne nuit, cher docteur [1]. (*Ils sortent.*)

Ne trouvez-vous pas, Messieurs, que cette description magistrale renferme tous les détails que je vous donnais tout à l'heure, et que Shakespeare s'est montré (j'entends au point de vue scientifique) très-supérieur à tous ceux qui ont essayé de décrire la singulière névrose qui nous occupe?

J'en ai fini, Messieurs, avec le somnambulisme naturel, et j'arrive au point le plus difficile, je l'avoue, de mon sujet, au somnambulisme provoqué, au magnétisme, puisqu'il faut me servir de ce mot détestable.

Il est possible, par des pratiques que je vais vous faire connaître, de provoquer une névrose très-semblable au somnambulisme naturel, mais qui en diffère par plusieurs points. Et d'abord les effets que l'on obtient dépendent du sujet, des méthodes; il en résulte des états très-différents qui peuvent être séparés ou que l'on peut produire quelquefois sur le même sujet; ce sont :

1° L'état hypnotique; 2° le sommeil; 3° la catalepsie; 4° l'automatisme.

Messieurs, dans la seconde moitié du siècle dernier, arrivait à Paris un médecin autrichien qu'annonçait une grande réputation.

---

[1] *Macbeth :* Traduction Guizot, Didier et Cⁱᵉ, éditeurs. Paris, 1868.

Il avait trouvé le moyen, par des pratiques toutes physiques, de produire sur l'organisme humain des effets qui tenaient du prodige. C'était au moment où les premières découvertes de l'électricité faites par l'abbé Nollet remuaient le monde entier, au moment où l'on étudiait l'action singulière sur l'aiguille aimantée d'une force qui semble parcourir la Terre. Mesmer annonçait qu'il était maître d'un fluide particulier, qui n'était qu'une modification du magnétisme terrestre, qui agissait sur les forces vitales et devenait par la suite, quand il était bien dirigé, un moyen curatif d'une importance qui se conçoit.

Mesmer offrait au gouvernement de lui vendre son secret, qu'il n'estimait pas moins de plusieurs millions de francs. Les ministres français furent prudents et laissèrent l'aventurier livré à ses propres forces. Ce qui se passait chez Mesmer ne ressemblait en rien au magnétisme actuel. Au milieu d'un salon plongé dans une demi-obscurité se trouvait une grande cuve, généralement recouverte. Une série de tiges traversaient le couvercle, et les adeptes se rangeaient tout autour. Bientôt les sons d'un clavecin se faisaient entendre; des parfums répandaient leur odeur enivrante. Mesmer traversait la salle d'un air prophétique, touchant au front chaque personne et faisant des gestes de théâtre. On voyait alors les adeptes tomber dans une sorte d'état syncopal et comateux; ils étaient comme ravis en extase, presque privés de mouvement et de sensibilité, et ils ne sortaient de cet état que quand ils étaient ramenés au grand jour et à l'air frais. Il n'y avait pas de magnétisme dans tout cela; les sujets étaient généralement des femmes atteintes de vapeurs, comme on disait alors, atteintes d'hystérie, comme on dit aujourd'hui. Leur imagination était vivement frappée, et il se passait chez elles ce que les grandes émotions religieuses produisent encore aujourd'hui chez quelques personnes nerveuses : elles étaient *hypnotisées*.

Mesmer n'avait même pas le mérite de l'invention, car cet

hypnotisme, ce somnambulisme incomplet, ce sommeil exta-
tique était et est encore en honneur dans un grand nombre de

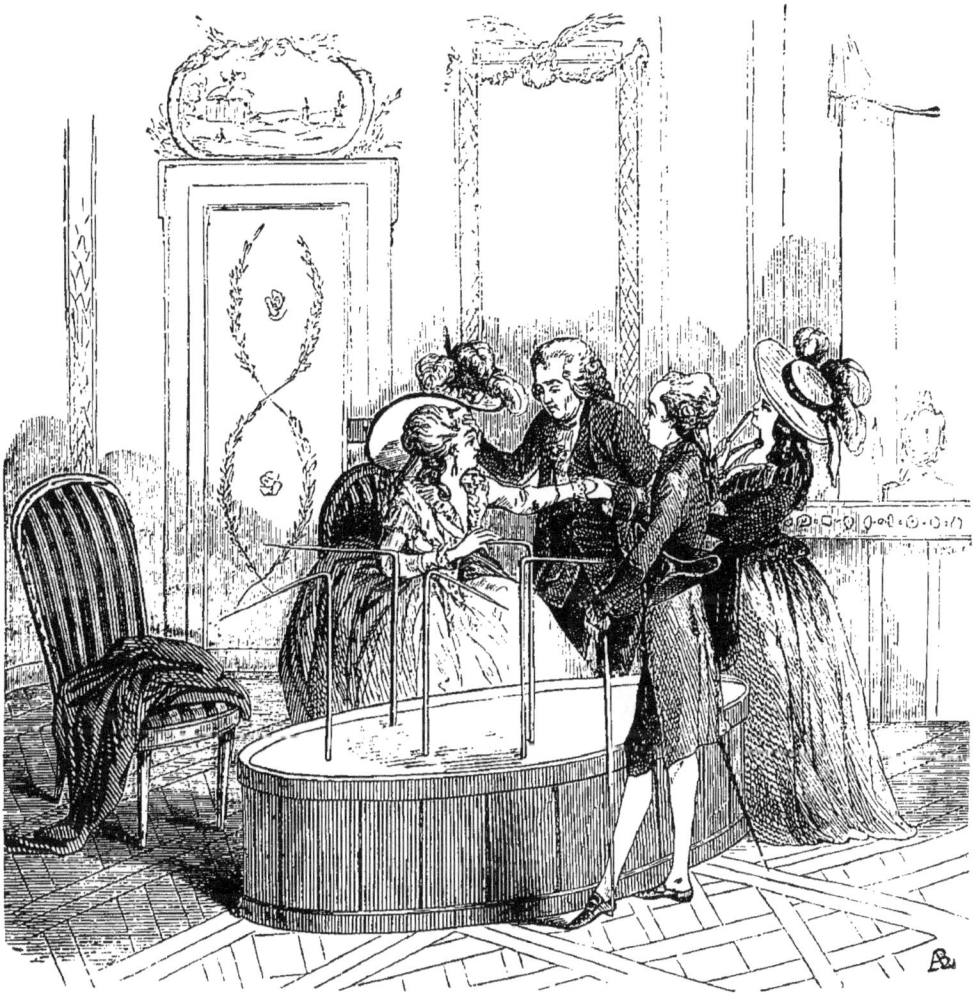

LE BAQUET DE MESMER.
D'après une gravure du temps.

sectes religieuses. Il constitue l'état d'*extase* où la connaissance
extérieure se perd et se trouve remplacée par une série de visions,
de rêves en rapport avec les préoccupations du sujet. Je vais tout
à l'heure vous montrer que, si l'extase est le plus souvent reli-

gieuse, elle ne l'est pas toujours, et que toute vive émotion de l'âme peut la provoquer.

Les fakirs de l'Inde y arrivent souvent, non plus en s'absorbant dans quelque idée poétique ou sainte, mais simplement en contemplant l'espace ou un point vivement éclairé; d'aucuns même regardent simplement le bout de leur nez. Les moines grecs du mont Athos sont aussi célèbres à ce point de vue, et c'est par la contemplation prolongée de leur nombril qu'ils arrivent à l'hypnotisme, assez pour devenir inertes et insensibles pendant fort longtemps. Il en résulte pour eux une réputation de sainteté ou de sorcellerie, suivant la forme que prend le délire dont ils ne tardent guère à être frappés.

De tout temps ce qu'on a appelé l'*ascétisme contemplatif* a été produit par la fixation d'un objet brillant ou non, auquel on attachait quelque vertu, auquel on supposait quelque sainteté. Ces contemplations, aidées d'une violente excitation intellectuelle, étaient rapidement suivies d'hallucinations, d'apparitions, et, en somme, de l'attaque d'extase telle que la décrivent à la fois les hagiographes et les médecins.

L'islamisme même, si peu mystique qu'il soit, a donné, lui aussi, naissance à des procédés spéciaux d'hypnotisation. Le son prolongé et monotone y entre pour plus que la contemplation.

Chez les disciples d'Hussein le Martyr, on provoque l'extase au moyen de tambourins frappés sans cesse avec la même cadence rapide et monotone. Des initiés accompagnent par une mélopée rhythmée sur le bruit d'un tambour. La cérémonie a souvent lieu la nuit, et bientôt les adeptes tombent dans une sorte de ravissement où l'insensibilité cutanée est telle, qu'on peut reproduire sur eux les différentes phases du martyre du maître sans leur arracher un cri, sans même qu'ils semblent se douter de rien.

Mais c'est encore dans la secte des Aïssaouas, dont bien des représentants se rencontrent dans notre colonie algérienne, que les phénomènes se montrent avec la plus grande intensité. Ceux qui ont eu la chance fort rare d'assister à une de leurs cérémonies ont été frappés du degré d'anesthésie auquel arrivent ces hommes.

C'est la nuit que la chose se passe, dans quelque plaine isolée ; les tambourins font entendre leur bruit monotone. Les adeptes sont assis autour d'un grand feu. Peu à peu ils tombent en extase ; quelques-uns sont même pris de crises convulsives et poussent des cris prolongés : l'anesthésie devient complète, et l'on voit les uns appliquer leur langue sur une barre de fer rouge, tandis que d'autres, inondés de sang, mâchent à pleines dents des figues de Barbarie dont les longues épines leur traversent les joues et viennent sortir en dehors.

Un certain nombre avalent des araignées et des scorpions vivants, et de graves accidents peuvent survenir de ce fait.

Tous ces hypnotiseurs inconscients procèdent toujours de la même manière : fixation d'un point, en général, avec strabisme interne, ou fixation de l'ouïe par un bruit toujours le même.

Ce sont ces procédés que nos prédécesseurs et nous-mêmes employons encore pour reproduire des phénomènes qui sont, on le verra, tout à fait déterminés.

C'est à Braid, en somme, que l'on doit le premier manuel opératoire bien réglé de l'hypnotisme, et c'est en 1841 que ce chirurgien de Manchester, après avoir été témoin d'expériences dites *magnétiques,* reconnut que c'était à la fixité prolongée du regard et de l'attention, et non pas à quelque fluide mystérieux, qu'il était juste d'attribuer les phénomènes incontestables qu'il avait observés. C'est à Braid que commence le magnétisme scientifique.

. Ce chirurgien connaissait une série d'expériences très-curieuses qui venaient d'être faites en France par Du Potet et de Puységur. Ces deux hommes, imbus des idées de Mesmer, s'étaient demandé si le baquet était bien utile, et si le fluide magnétique universel qui nous imprègne tous ne pouvait pas passer d'un homme à l'autre. Dès lors, s'adressant à des sujets nerveux, ils avaient essayé, par une série de ces attouchements qu'on appelle encore aujourd'hui des *passes,* de réaliser quelques effets. Par ce moyen, l'état de sommeil avait été produit beaucoup plus vite que par l'appareil de Mesmer : le magnétisme par communication était né, et il existe encore aujourd'hui, considérablement augmenté et enrichi de folies de toute espèce.

C'est qu'en effet, par un grand malheur, ce fut entre les mains de véritables malades que tombèrent les premières observations. Il semble que certaines personnes ont un amour passionné pour le surnaturel, et qu'en présence d'un fait inexpliqué leur esprit a toujours de la tendance à accepter les raisons les plus extraordinaires. Pour les premiers adeptes du magnétisme, on se trouvait en face de forces nouvelles ; l'âme agissait sur l'âme par une sorte d'induction. Il y avait comme un fluide nouveau passant d'un homme à un autre à travers l'espace. Il parut alors des centaines de volumes où l'absurdité s'étale au grand jour. J'ai été obligé de les lire, Messieurs ; rien n'est plus ennuyeux, rien n'est même plus douloureux. En voici d'ailleurs quelques échantillons. Je copie dans Vasseur-Lombard la manière de guérir le cancer par le magnétisme :

« Le magnétiseur, après la magnétisation préparatoire, fait des passes attractives au siége du mal, avec la volonté de soutirer les fluides impurs qui l'alimentent ; ensuite il fait des passes répulsives vers le siége du mal, avec la volonté de couper le mauvais fluide et de le chasser ; et il termine par des passes médiatrices, sans mouvements, dirigées vers le siége du mal, avec la volonté de calmer les ardeurs du mal et de fortifier le principe vital affaibli. »

Le même auteur, du reste, n'est pas fier ; il traite aussi les animaux :

« La magnétisation des animaux malades se fait aussi comme
celle de l'homme. Le magnétiseur se place devant l'animal dans
la position qu'il lui est le plus convenable de prendre, soit à cause
de sa forme, soit à cause de sa grandeur ou de sa petitesse.
Il commence par exercer sa puissance fluidique sur l'animal malade par des passes répulsives faites à distance convenable, depuis
la tête, en suivant le dos et les côtés, jusqu'à l'extrémité du corps,
avec la volonté de dégager les fluides impurs qui forment son
atmosphère.

« Ensuite le magnétiseur fait quelques passes médiatrices de
la tête, toujours en suivant le dos jusqu'à l'extrémité du corps,
en continuant le long de ses jambes jusqu'aux pieds, avec l'intention de maintenir l'équilibre dans l'organisme de l'animal. »

Le magnétisme est encore applicable à l'horticulture :

« La magnétisation des végétaux malades diffère, dans son
application générale, de celle de l'homme ou des animaux, en ce
sens qu'elle se fait de la base du végétal au sommet. Le magnétiseur se tient debout en face du végétal à magnétiser, et à distance convenable. Il exerce son action fluidique par des passes
répulsives faites de la base au sommet, en suivant le tronc ou la
tige et les branches, selon son importance, avec la volonté de
chasser les fluides impurs qui forment son atmosphère ambiante.
Il dégage ensuite l'intérieur du végétal par des passes attractives
faites avec cette inversion de la base au sommet. Il continue l'action magnétique par des passes médiatrices, faites toujours de la
base au sommet, en s'arrêtant un peu aux jointures des branches,
avec l'intention de fortifier le principe vital du végétal, et de faire
circuler la séve depuis ses racines jusqu'aux branches les plus
élevées de son sommet.

« On peut, à l'aide des mêmes procédés, magnétiser les végétaux d'un jardin, d'un verger, ainsi que toute une récolte de
céréales, de légumes ou de fourrages, pour les fortifier ou les

faire croître; seulement on emploie, pour cette magnétisation, le fluide vital universel. On peut encore saturer de fluide les végétaux d'un jardin, d'un bois, d'un champ ou d'une prairie pour servir de promenade hygiénique aux malades. »

Il y en a des volumes entiers de cette force! Il faut le reconnaître, à côté de ces magnétiseurs grotesques, il en est quelques-uns qui, tout en persistant dans des idées erronées et antiscientifiques, ont rendu quelques services et ont amené des progrès qu'on a ensuite utilisés. Un de ceux-là est Teste, à qui je vais emprunter ses méthodes pour vous donner une idée de ce qu'était le magnétisme avant Braid et avant les recherches physiologiques de l'école de la Salpêtrière.

MÉTHODE ORDINAIRE D'APRÈS DELEUZE.

« Une fois que vous serez d'accord, et bien convenus de traiter gravement la chose, éloignez du malade toutes les personnes qui pourraient vous gêner; ne gardez auprès de vous que les témoins nécessaires (un seul s'il se peut), et demandez-leur de ne s'occuper nullement des procédés que vous employez et des effets qui en sont la suite, mais de s'unir d'intention avec vous pour faire du bien au malade. Arrangez-vous de manière à n'avoir ni trop chaud ni trop froid, à ce que rien ne gêne la liberté de vos mouvements, et prenez des précautions pour n'être pas interrompu pendant la séance. Faites ensuite asseoir votre malade le plus commodément possible, et placez-vous vis-à-vis de lui, sur un siége un peu élevé, et de manière que ses genoux soient entre les bras jusqu'à l'extrémité des doigts, en touchant légèrement. Vous recommencerez cette passe cinq ou six fois, en détournant vos mains et les éloignant un peu du corps pour remonter. Vous placerez ensuite vos mains au-dessus de la tête, vous les y tiendrez un moment, et vous les descendrez en passant devant le

visage à la distance d'un ou deux pouces jusqu'au creux de l'estomac : là, vous vous arrêterez environ deux minutes en posant les
pouces sur le creux de l'estomac, et les autres doigts au-dessous
des côtes. Puis vous descendrez lentement le long du corps jusqu'aux genoux, ou mieux, et si vous le pouvez sans vous déranger,
jusqu'au bout des pieds. Vous répéterez les mêmes procédés pendant la plus grande partie de la séance. Vous vous rapprocherez
aussi quelquefois du malade de manière à poser vos mains derrière ses épaules pour descendre lentement le long des vôtres, et
que vos pieds soient à côté des siens. Demandez-lui d'abord de
s'abandonner, de ne penser à rien, de ne pas se distraire pour
examiner les effets qu'il éprouvera, d'écarter toute crainte, de se
livrer à l'espérance et de ne pas s'inquiéter ou se décourager si
l'action du magnétisme produit chez lui des douleurs momen-
tanées.

« Après vous être recueilli, prenez ses pouces entre vos deux
doigts de manière que l'intérieur de vos pouces touche l'intérieur
des siens, et fixez vos yeux sur lui, vous resterez de deux à cinq
minutes dans cette situation, ou jusqu'à ce que vous sentiez qu'il
s'est établi une chaleur égale entre ses pouces et les vôtres : cela
fait, vous retirerez vos mains en les écartant à droite et à gauche,
et les tournant de manière que la surface intérieure soit en dehors,
vous les élèverez jusqu'à la hauteur de la tête; alors vous les
poserez sur les deux épaules, vous les y laisserez environ une
minute et vous les ramènerez le long de l'épine du dos, et de là
sur les hanches, et le long des cuisses jusqu'aux genoux ou jusqu'aux pieds. Après les premières passes, vous pouvez vous dispenser de poser les mains sur la tête, et faire les passes suivantes
sur les bras en commençant par les épaules, et sur le corps en
commençant par l'estomac.

« La méthode dont on vient de lire la description est en général
celle qu'il faut suivre lorsqu'on commence à magnétiser. Cepen-

dant je crois pouvoir observer que le contact absolu des mains sur la tête et l'épigastre n'est point indispensable ; ce contact au contraire est un sujet de distraction et n'ajoute rien à l'efficacité du procédé. J'ai cru remarquer également que les passes que l'on pratiquait le long du rachis n'avaient point une action bien marquée, et pour mon compte, j'ai depuis longtemps cessé d'en faire usage. — Enfin, règle générale, toute espèce de toucher direct me paraît superflu, et dans l'intérêt des convenances, j'engage tous les magnétiseurs à s'en abstenir.

« Le plus ordinairement, je me tiens debout devant la personne que je veux magnétiser, et même à une certaine distance d'elle ; après les quelques minutes de recueillement qui doivent précéder toute expérience, je lève ma main droite à la hauteur de son front, et je dirige lentement mes passes du haut en bas, au-devant du visage, de la poitrine et du ventre : seulement, à chaque fois que je relève ma main, j'ai le soin de laisser retomber mes doigts, de telle façon que leur face dorsale regarde le magnétisé pendant mon mouvement d'ascension, et leur face palmaire pendant les passes.

« Ce procédé est simple, trop simple peut-être : aussi ne conseillerai-je de l'employer que sur des sujets accoutumés déjà au magnétisme, et susceptibles de s'endormir facilement. La méthode de Deleuze avec les légères modifications que j'ai indiquées est de beaucoup à préférer pour les premiers essais.

« Mais en définitive tous les procédés réussissent lorsqu'ils inspirent la confiance à ceux qui les emploient, et lorsque ceux-ci sont bien pénétrés de leur pouvoir. »

MAGNÉTISATION PAR LA TÊTE.

« C'est un des procédés les plus prompts et les plus énergiques que je connaisse ; voici en quoi il consiste : vous vous asseyez

en face de la personne que vous voulez magnétiser : vous faites
d'abord quelques longues passes de haut en bas, dans la direction
des bras, au-devant du visage et suivant l'axe du corps ; après
quoi, vous étendez vos deux mains à quelques pouces du front et
des régions pariétales, et demeurez ainsi pendant quelques minutes.
Tout le temps que dure l'opération vous variez peu la position de
vos mains, vous contentant de les porter lentement à droite et à
gauche, puis à l'occiput pour revenir ensuite au front où vous les
laisser indéfiniment, c'est-à-dire jusqu'à ce que le sujet soit
endormi. Alors vous faites des passes sur les genoux et les jambes
pour *attirer le fluide* en bas, suivant l'expression des magnétiseurs.

« Le fait est que l'intervention du fluide est au moins très-com-
mode, pour expliquer clairement ce que l'on veut faire comprendre,
et dans le cas dont je parle, je voudrais bien être sûr que cet
impondérable existe, afin de pouvoir dire qu'en recommandant
des passes sur des extrémités inférieures, c'est une révulsion ou
plutôt une dérivation magnétique que je conseille. »

MAGNÉTISATION AU MOYEN DU REGARD.

« Ce procédé ne peut pas être employé par tout le monde. Il
exige dans celui qui s'en sert un regard vif, pénétrant et susceptible d'une longue fixité ; encore ne réussirait-il que fort rarement
sur des sujets qu'on magnétiserait pour la première fois, quoiqu'il me soit arrivé dernièrement d'endormir par la simple puissance du regard, et dès la première séance, un homme de trente
ans, sans contredit plus robuste que moi. Au surplus, je ne magnétise presque jamais autrement mes somnambules habitués, lorsqu'il s'agit de quelque expérience de vision ; car j'ai cru remarquer
que ce genre de magnétisation augmente la clairvoyance. Voici la
manière de procéder : vous vous asseyez vis-à-vis de votre sujet ;
vous l'engagez à vous regarder le plus fixement qu'il pourra, tan-

dis que, de votre côté, vous fixez sans interruption vos yeux sur les siens.

«Quelques profonds soupirs soulèveront d'abord sa poitrine; puis ses paupières clignoteront, s'humecteront de larmes, se contracteront fortement à plusieurs reprises, puis enfin se fermeront. De même que dans le procédé précédemment décrit, c'est encore ici la cas de terminer par quelques passes dérivatrices sur les membres inférieurs; mais encore, si votre sujet vous a offert de la résistance, aurez-vous de la peine à lui éviter les atteintes de migraine que la magnétisation par les yeux occasionnent volontiers et dont vous-mêmes ne serez pas toujours exempts. L'expérience m'a d'ailleurs démontré que plus le magnétiseur était rapproché du magnétisé, plus l'action du regard était puissante; mais cela n'empêche pas qu'on ne puisse magnétiser ainsi à des distances considérables. »

MÉTHODE DE FARIA

« L'abbé Faria, magnétiseur célèbre, qui montrait ses somnambules en spectacle, et mourut avec la plus belle réputation de charlatan qu'homme du monde ait jamais eue, et surtout mieux méritée, l'abbé Faria, dis-je, pour augmenter le merveilleux de ses expériences et, partant, donner plus d'éclat à ses représentations, avait imaginé une méthode qui n'eut point d'imitateur et ne réussit guère qu'entre ses mains. Il faisait commodément asseoir dans un fauteuil la personne qui voulait se soumettre à son action, lui recommandait de fermer les yeux, et, après quelques minutes de recueillement, lui disait d'une voix forte et impérative : Dormez!

« Cette simple parole, jetée au milieu d'un silence prestigieux et solennel par un homme dont on racontait des prodiges, faisait ordinairement sur le patient une impression assez vive pour produire en lui une légère secousse de tout le corps, de la transpiration, et quelquefois le somnambulisme. Si cette première tentative ne réussissait pas, il soumettait le patient à une seconde, puis à une troisième, et même à une quatrième épreuve; après quoi, il le déclarait incapable d'entrer dans le sommeil lucide.

« Cette méthode ne diffère point essentiellement des précédentes; seulement, l'appareil cabalistique dont l'abbé Faria intimidait les esprits faibles et crédules qui s'abandonnaient à lui, en neutralisant chez ces derniers toute espèce de résistance morale, les préparait à recevoir plus promptement les influences d'une volonté d'ailleurs puissante. »

C'est en face de ce fatras que se trouva Braid. Il se demanda si toutes ces passes ne constituaient pas un simple procédé d'hypnotisme, et si la contemplation d'un point fixe ou animé de mouvement ne produirait pas le même effet que tous les gestes des magnétiseurs. Le succès répondit à sa tentative, et il arriva à faire tomber un sujet en sommeil hypnotique rien qu'en lui faisant contempler une boule de métal. Le fluide magnétique était renversé.

Et même l'état produit de cette manière toute physique était tel, l'insensibilité du sujet était si complète, que Braid put opérer, amputer des malades qu'il avait hypnotisés. Ses expériences furent répétées en France par Broca, par MM. Verneuil et Lassègue, et donnèrent absolument les mêmes résultats. C'était un grand progrès : la chirurgie pouvait se faire sans douleur. Malheureusement l'hypnotisme n'est pas possible sur tout le monde. Un grand nombre d'insuccès se produisirent, et puis arrivèrent le chloroforme, l'éther, le protoxyde d'azote; les essais de Braid tombèrent dans l'oubli jusqu'au moment où un courageux savant français, M. le professeur Charcot, les reprit et les amena où je vais vous dire.

Mais, auparavant, laissez-moi vous rendre témoins d'un certain nombre d'expériences d'hypnotisme.

Les animaux peuvent être hypnotisés, et cela précisément par le procédé de Braid.

Voici une vieille expérience, due au P. Kircher, qui va vous le démontrer. Je prends un coq et je le place le bec appuyé sur cette table noire; puis, partant du bec de l'animal, je trace une raie de craie sur laquelle ses deux yeux convergent aussitôt; j'enlève mes mains, et vous voyez le coq demeurer inerte. Je puis le pincer, le brûler : il ne bouge pas. Si je remplace la raie de craie par une lumière électrique, l'effet est encore bien plus intense.

L'animal est susceptible d'éducation; quand on l'a souvent hypnotisé, il tombe bien plus facilement encore dans le sommeil. J'ai possédé un coq Bentham qui servait à mes expériences; il était, comme tous les oiseaux de sa race, très-remuant et très-indocile : or, il me suffisait de placer le bout de mon doigt devant son bec pour le faire tomber dans un état de complète immobilité.

D'autre part, et nous allons retrouver la chose chez l'homme, une surprise très-brusque peut produire le même effet.

Je saisis subitement un poulet et je le mets d'un coup le dos sur la table : il y reste immobile, hypnotisé. Preyer dit cataplexié : le mot ne fait rien à la chose.

La même pratique réussit fort bien aussi, comme vous le voyez, avec un moineau ; si l'on a eu soin de mettre à l'animal la tête sous son aile, la durée de l'état hypnotique est très-longue.

Sur le cochon d'Inde, l'hypnotisme est très-facile à réaliser. Je prends un de ces petits animaux, je choisis de préférence une femelle, car M. Laborde a démontré que l'expérience ne réussissait bien que sur ce sexe, et je l'étends brusquement sur le dos : elle y demeure indéfiniment, elle ne remue pas, elle est insensible, car je la pince très-fortement.

Voici un autre cochon d'Inde à qui je mets des boucles d'oreilles très-brillantes en acier : le malheureux petit animal tourne les yeux pour les regarder, puis il s'endort à ce point que je ne puis le réveiller. Je lui tire un coup de pistolet contre l'oreille : ses moustaches sont brûlées, mais il ne bouge pas.

Tous ces animaux sont hypnotisés; leur état consiste dans la perte du sentiment et de la sensibilité, mais ils ne dorment pas, ne rêvent pas; ils ne sont pas somnambules.

Cet état d'hypnotisme, vous pouvez le produire presque sur toute personne qui s'y prête; mais si vous expérimentez sur une de ces malades qu'on appelle des *hystériques,* alors vous obtenez un état tout différent. Les mêmes moyens vous amènent au *somnambulisme artificiel.* La différence du sujet produira la différence des effets. C'est ici que commencent les découvertes de M. Charcot et les recherches de la Salpêtrière auxquelles le savant expérimentateur a bien voulu me permettre de collaborer [1].

---

[1] Il faut ici que je rappelle ce qu'est une hystérique et quels sont les principaux phénomènes qu'elle présente, car nous allons voir que son état de somnambulisme n'est qu'une simple modification, quelquefois une simple reproduction de ces phénomènes.

Rien au premier abord ne distingue une hystérique d'une autre femme, peut-être un peu d'étrangeté dans la figure et dans l'accoutrement. Ces malades, en effet, se couvrent de couleurs criardes et sans harmonie.

Ce que l'on observe tout d'abord en elles, c'est l'*anesthésie;* les hystériques, en effet, sont insensibles quelquefois d'un côté du corps, quelquefois des deux. Il est possible de les transpercer avec de longues aiguilles sans qu'elles ressentent rien. Il en résulte pour elles des erreurs singulières : tout un côté de leur corps semble mort; elles ne savent pas où sont leurs bras ou leurs jambes si elles ne les regardent pas. Quelquefois elles se laissent brûler sans même s'en apercevoir. Un jour, une malade de la Salpêtrière s'aperçut qu'un trou existait au bas qu'elle venait de mettre : elle se mit à le repriser et se promena toute la journée. Le soir, impossible d'ôter son bas; elle appelle à l'aide, et l'on s'aperçoit qu'elle l'a profondément cousu avec sa peau. Un médecin français, M. Burq, a montré que des applications de plaques de métal sur les points insensibles leur rendait la sensibilité (c'est ce qu'on a appelé la *métallothérapie*), et, chose curieuse, la commission qui examinait ce phénomène constata que, pendant que la sensibilité reparaissait sur un bras, par exemple, elle disparaissait sur l'autre juste au même point, en sorte qu'il n'y avait aucun bénéfice pour le sujet.

L'anesthésie de la peau s'étend aux autres sens; les hystériques entendent mal

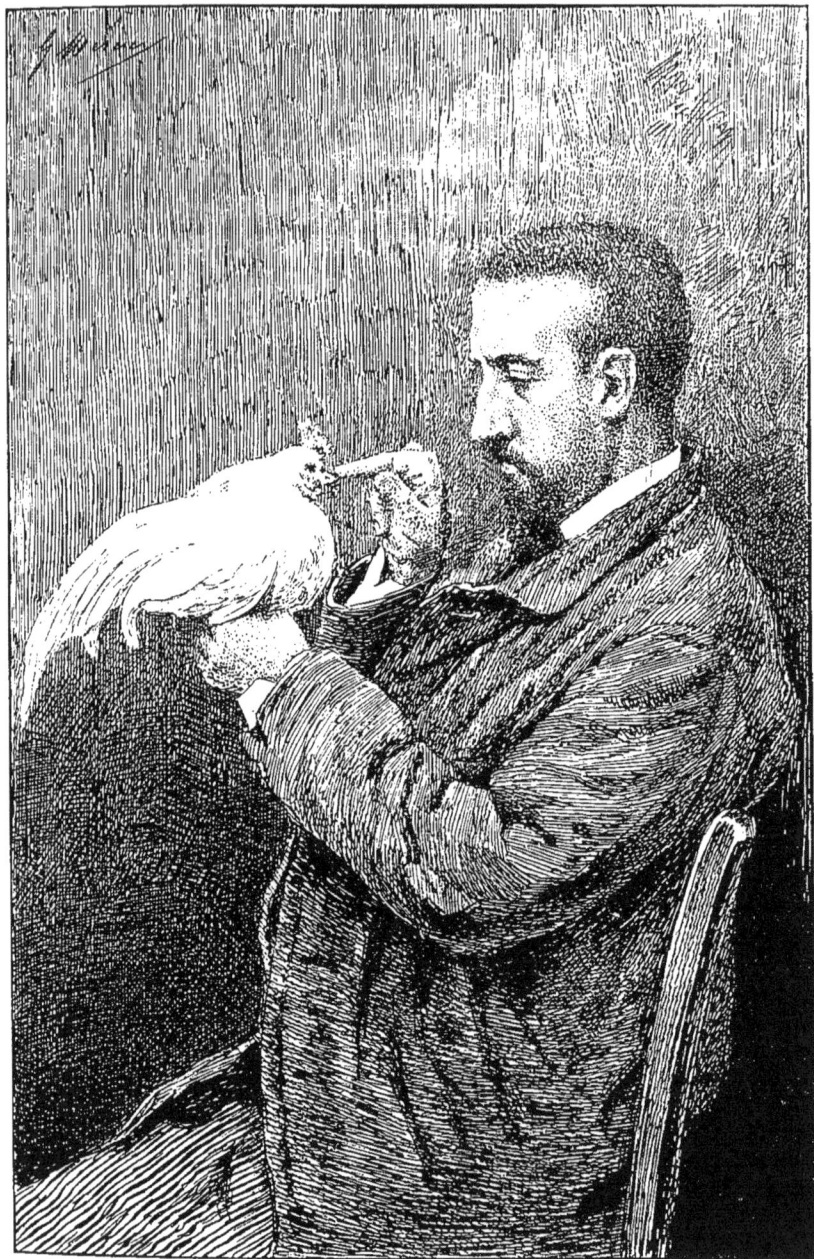

UN COQ HYPNOTISÉ.

D'après une photographie de l'auteur.

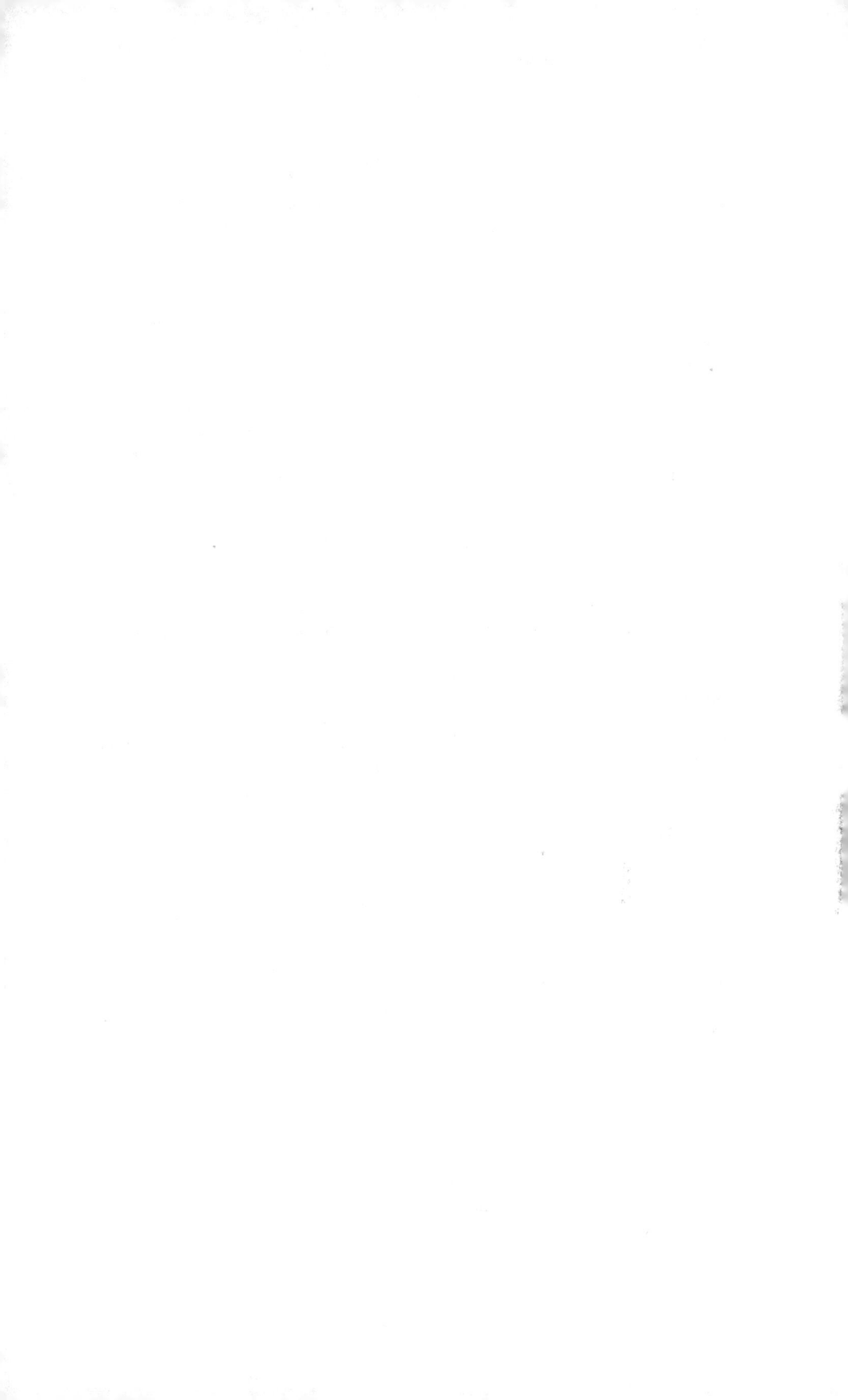

Pour provoquer le *somnambulisme*, le manuel opératoire est bien simple. On peut faire regarder au sujet un corps brillant;

et, principalement, elles ne voient pas les couleurs, tantôt d'un seul œil, tantôt des deux yeux; elles sont *achromatopsiques;* tout leur semble gris, elles vivent dans une nature sépia, et rien ne doit être plus pénible. Leurs sens sont donc dans une sorte d'état de sommeil permanent dont certains excitants, les métaux, l'électricité, l'aimant, peuvent les tirer temporairement.

Leurs muscles sont souvent paralysés; rien de plus fréquent que les paralysies hystériques. D'autres fois, ils sont violemment contracturés et demeurent ainsi des années. Une violente émotion peut faire cesser ces paralysies ou ces contractures subitement.

On peut d'ailleurs provoquer ces contractures facilement : il suffit souvent de tirer brusquement le bras d'une hystérique pour qu'il demeure contracturé dans la situation qu'on lui a donnée.

Enfin, les hystériques nous présentent des périodes d'attaque où elles reproduisent à peu près tout ce que nous allons obtenir d'elles par le magnétisme.

Quand une hystérique va tomber en attaque, la première chose qu'elle éprouve, c'est une certaine gêne, une certaine angoisse, comme une boule qui remonterait de l'estomac vers la gorge. Il ne s'agit, en réalité, que de contractions musculaires de l'œsophage. Puis, tout à coup, la malade pousse un grand cri et tombe à la renverse, ses yeux se convulsent, et une sorte de bave, d'écume, vient baigner ses lèvres. Au même moment, les bras s'étendent vivement, et les poignets se tournent en dehors. Le corps entier est roidi comme dans une attaque de tétanos. A ce moment la malade pousse un grand cri, se courbe en arc, de telle sorte qu'elle ne repose que sur la tête et les talons, son corps formant sur le lit comme l'arche d'un pont. La période dite tétanique est terminée; une série de grands mouvements désordonnés succède : c'est la période clonique. Celle-ci dure deux ou trois minutes Alors commence la période des contractures. Tantôt le corps entier reste contracturé, tantôt c'est une partie seulement. C'est ainsi que la contracture des bras donne souvent à la malade l'attitude du crucifiement, et ce crucifiement peut durer des jours entiers avec insensibilité complète. Après quoi survient une période de repos : on dirait que tout est fini et que la malade dort. Mais alors commence la dernière période, celle qui nous intéresse le plus, celle des extases, que M. Charcot a mieux appelées les *attitudes passionnelles*. L'hystérique, absolument étrangère à tout ce qui l'entoure, ne percevant ni son, ni lumière, se met à poursuivre un rêve qui a ceci de particulier, qu'il est toujours le même et qu'il est la reproduction d'un événement ou d'une série d'événements de son existence.

L'hystérique, dans les périodes des attitudes passionnelles de son attaque, est donc en réalité une somnambule spontanée et automate. Cela vous fera comprendre pourquoi il va nous être si facile, tout à l'heure, de la faire entrer en somnambulisme artificiel. La malade voit d'abord quelque objet effrayant. Son attitude est terrible. Mais les traits se détendent, et voici une apparition plus douce, une vraie extase religieuse. Il y a à Paris seulement au moins une centaine de malades de ce genre.

Cette longue parenthèse que je viens d'ouvrir, cette description de la maladie hystérique avait pour but de rappeler le terrain sur lequel nous allons opérer, le milieu sur lequel les pratiques hypnotiques venant agir provoquent des manifestations hystériques en tout semblables à celles qui se produisent spontanément, manifestations qui sont le *somnambulisme artificiel,* la *catalepsie,* l'*automatisme,*

16.

le plus ordinairement, vous vous placez au-devant de la personne que vous voulez somnambuliser, et vous la priez de vous regarder fixement : au bout d'une ou deux minutes, vous voyez ses yeux devenir vagues, puis s'injecter, se mouiller de larmes, et, finalement, au bout d'un temps qui varie d'une minute à un quart d'heure, suivant que le sujet est plus ou moins habitué, les yeux se ferment, la tête tombe, et quelquefois un peu d'écume vient à la bouche de l'hystérique. Le sommeil est produit; c'est le premier état, c'est un sommeil vrai, avec perte absolue de connaissance : c'est donc plus que de l'hypnotisme.

Si le sujet est un peu remuant, on peut lui maintenir les pouces dans les doigts refermés. Quant aux passes, c'est-à-dire aux mouvements des mains de l'opérateur devant les yeux du sujet, je les ai toujours vues retarder l'apparition du sommeil : M. Ch. Richet dit, au contraire, en tirer grand parti.

Vous voyez, Messieurs, que rien n'est plus simple; il faut de la patience les premières fois que l'on opère, et voilà tout. Il n'y a aucun fluide, bien entendu; le *magnétiseur* ne sert à rien par lui-même; tout se passe dans le sujet, dont le cerveau se trouve vraiment annihilé par la pratique hypnotique et mis dans un état tel, qu'on va pouvoir provoquer en lui tel rêve que l'on voudra par *suggestion*. Nous avons fabriqué un automate semblable à ceux que je vous signalais dans le somnambulisme naturel, mais avec cette différence que le somnambule naturel n'obéissait souvent qu'aux impulsions de sa mémoire, tandis que le somnambule artificiel, ayant l'usage de ses sens, va nous obéir, à nous.

On peut encore endormir d'une autre manière, simplement en appliquant ses pouces sur les paupières abaissées du sujet, en tenant les tempes avec les mains et en appuyant légèrement sur les globes oculaires : c'est un procédé qui réussit bien sur beaucoup de personnes.

Enfin l'on peut, quand on a un sujet de premier ordre, se con-

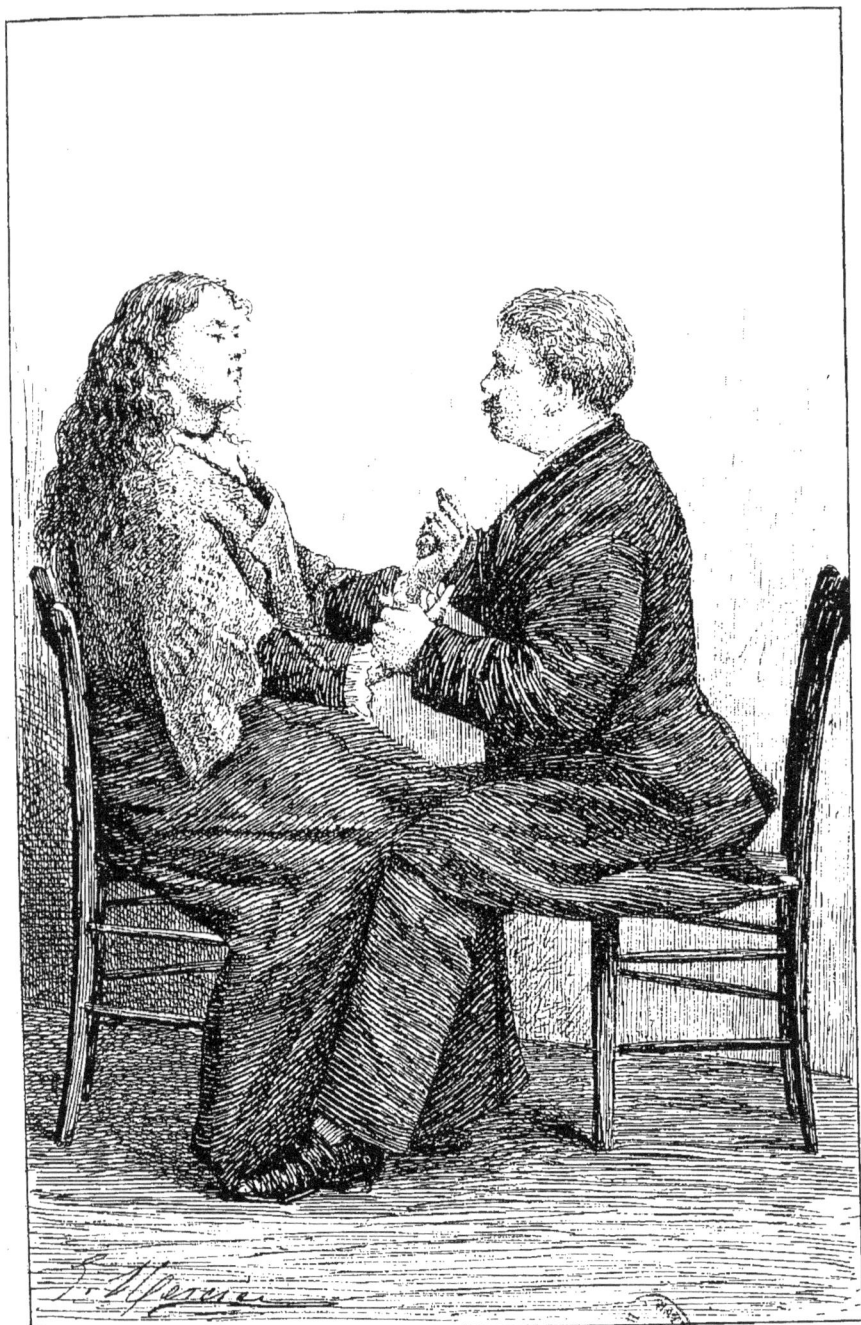

PROCÉDÉ POUR LA PRODUCTION DU SOMMEIL HYPNOTIQUE.

D'après une photographie de l'auteur

tenter de lui crier subitement le mot *Dormez* avec une certaine autorité; un geste tragique même ne nuit pas. C'est ainsi, vous vous le rappelez, que procédait l'abbé Faria, charlatan célèbre qui a étonné le monde il y a quelque vingt ans. Les deux premiers procédés sont ceux dont on se sert à la Salpêtrière; c'est aussi ceux-là qu'emploie le professeur de Breslau, M. Heidenhain.

Ce que nous avons dit jusqu'ici s'applique aux premières tentatives que l'on exécute sur un sujet donné. Mais quand on a déjà hypnotisé souvent une malade, on arrive à le faire bien plus vite et bien plus facilement. C'est ici que commence le rôle de l'imagination et que les charlatans ont beau jeu.

La seule idée qu'elle va être endormie fait que la malade s'assoupit presque subitement. Si avec cela on lui fait croire que le *magnétiseur* a une influence secrète, une puissance surnaturelle, vous voyez où l'on peut arriver.

Une malade de la Salpêtrière, G..., persuadée que j'avais sur elle un pouvoir particulier, tombait hypnotisée, quel que fût l'endroit où elle me rencontrait. Nous avons vu cette malade s'endormir ainsi au milieu des cours, dans les escaliers. Un jour qu'en plaisantant on lui avait fait croire qu'elle serait subitement endormie *par la volonté* au milieu d'une cérémonie publique qui devait avoir lieu quelques heures après, elle préféra ne pas se rendre à cette cérémonie, tant elle était persuadée que la chose était immanquable.

Dans ces cas-là, l'imagination est tout : tout se passe dans le sujet. Quelques exemples vous le feront bien comprendre. Il m'est arrivé de persuader à des malades qu'elles ne pourraient quitter la salle où elles se trouvaient, parce que j'avais magnétisé les boutons des portes. Elles hésitaient longtemps à les toucher; mais dès qu'elles l'avaient fait, elles tombaient endormies. Ai-je besoin de dire que je n'avais absolument rien magnétisé? Cette expérience est importante, car elle nous explique ces cas où des sujets s'endorment en buvant un verre d'*eau magnétisée*, où d'autres sont pris en se couchant sous un *arbre magnétisé.*

Les expériences de magnétisation à distance sont du même ordre, et relèvent de la même cause. Que de fois ne lit-on pas dans les livres de magnétiseurs qu'ils ont réussi à endormir un sujet depuis leur appartement, à travers une porte, à travers l'espace! Ici encore tout est dans le sujet. Nous avons fait souvent l'expérience suivante. On disait à la malade P... : « Dans la pièce à côté se trouve M. X...; il vous magnétise. » Elle montrait alors quelque inquiétude, et s'endormait tout à coup. Nous nous montrions alors, et l'effet aurait été très-grand si nous avions voulu. Un jour on lui dit la même chose, et le sommeil survint tout aussi vite : seulement nous n'étions pas dans la pièce à côté, nous n'étions même pas en France, et nous ne pensions guère à elle, nous l'avouons.

Une autre fois, nous disions à une malade que, de chez nous, nous l'endormirions à trois heures du soir. Dix minutes après, nous avions oublié cette plaisanterie. Le lendemain, nous apprenions qu'à trois heures la malade s'était endormie.

L'immense majorité des absurdités qui remplissent les livres des magnétiseurs peut s'expliquer de cette façon-là : imagination de la malade très-vivement frappée, et sommeil arrivant subjectivement et sans l'intervention d'aucune manœuvre extérieure.

Enfin, quelle que soit la manière de *magnétiser,* le résultat est toujours identique : le sujet demeure inerte.

C'est alors qu'on peut observer sur lui différentes particularités, dont la plus importante est l'hyperexcitabilité musculaire. En état normal, nos muscles sont excitables; de violents chocs portés sur eux peuvent les faire contracter, ils peuvent aussi le faire par action réflexe.

Dans le somnambulisme artificiel, l'action de la moelle n'étant

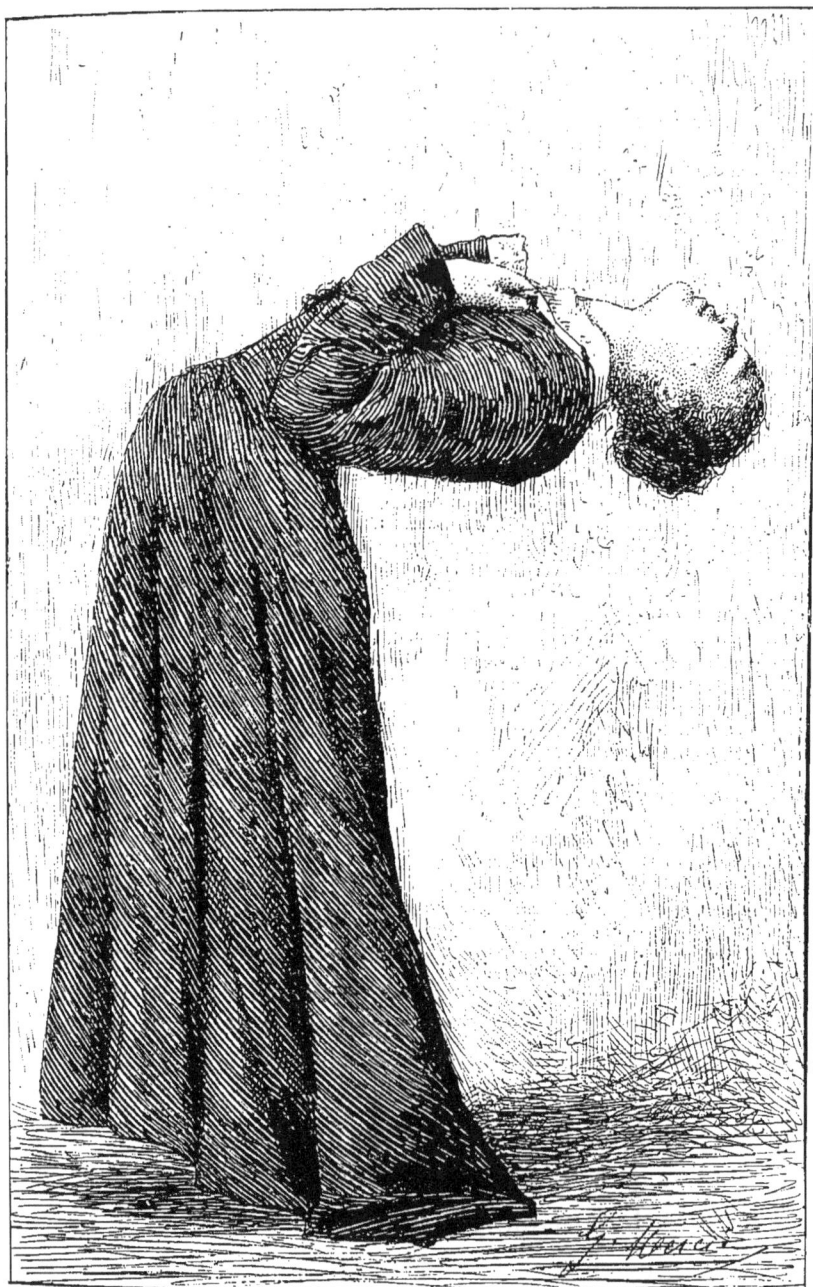

CONTRACTURE PROVOQUÉE.

D'après une photographie de l'auteur.

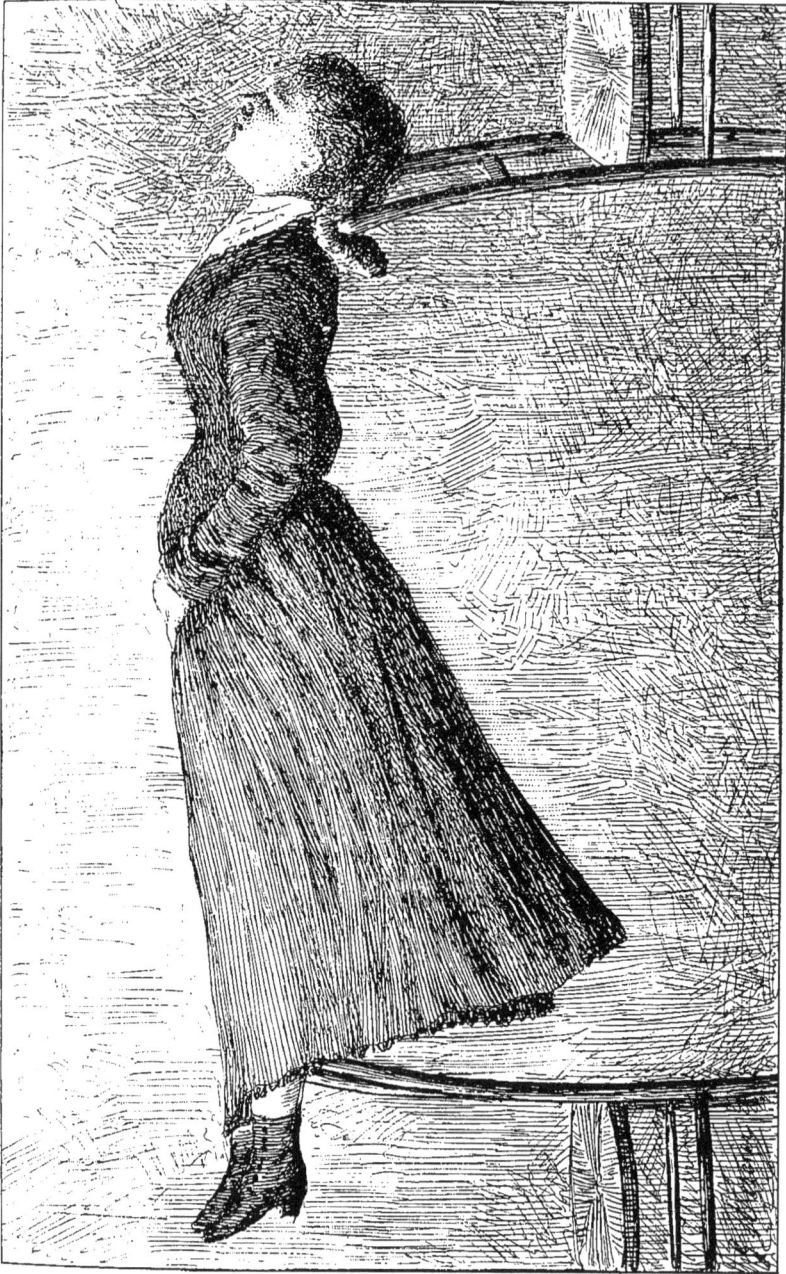

CONTRACTURE GÉNÉRALE DES MUSCLES.

D'après une photographie de l'auteur.

plus modérée par le cerveau, qui est annihilé, les muscles se contracteront par voie réflexe sous la moindre influence.

Passez le plus légèrement possible vos doigts sur l'avant-bras
d'une hystérique endormie, et immédiatement une de ces fameuses
contractures (qu'en condition première elle peut avoir spontanément) se produira aussitôt. Vous pourrez, en excitant simplement
quelques muscles isolés, produire des contractures de toutes les
formes. Les charlatans y arrivent par des passes, en effleurant
légèrement les groupes musculaires.

En contracturant les muscles du dos, on parvient à donner aux
sujets des poses qui semblent incompatibles avec l'équilibre.
Voici deux figures qui vous montrent deux somnambules : l'une
est renversée dans une situation intenable; l'autre repose par la
nuque et les talons sur le dossier de deux chaises, à la façon de
l'arche d'un pont. Je vous montre ces deux postures, très-exploi-
tées par les thaumaturges, uniquement pour vous faire savoir
comment je les ai obtenues.

Ce qu'on produit si facilement dans le sommeil magnétique,
ce n'est, vous disais-je, que la contracture hystérique ordinaire :
la preuve, c'est que si l'on réveille la malade pendant qu'elle
est contracturée, elle garde sa contracture indéfiniment, et l'on
est obligé de la rendormir pour la dissiper, ce qui se fait en excitant simplement les muscles antagonistes.

L'étude de l'hyperexcitabilité musculaire a amené M. Charcot
et ses élèves à une étude des plus curieuses qui a beaucoup
contribué à calmer les craintes de personnes qui, sans venir voir
les expériences, avaient crié à la simulation.

Nous sommes, Messieurs, à peu près deux mille dans cette
salle; sauf quelques médecins qui m'écoutent, il est vraisem-
blable que personne ne connaît ici l'action des muscles de la
face, telle que l'a décrite Duchenne (de Boulogne), ou encore la
distribution des nerfs du bras. Croyez-vous qu'une fille qui ne

sait ni lire ni écrire et qui arrive du fond de la Bretagne connaisse les détails de cette physiologie si délicate? Moi, je ne le
crois pas. Si donc elle simule, nous le verrons bien. Excitons
son nerf cubital au coude : elle va nous faire quelque geste désor-
donné? Pas du tout ; elle plie seulement le petit doigt, l'annulaire
et le pouce : c'est, en effet, aux seuls muscles de ces doigts que
le cubital se distribue. Je connais des étudiants en médecine qui
n'en savent rien. Excitons maintenant le muscle sterno-mastoï-
dien, cette corde diagonale que l'on voit sur notre cou quand
nous tournons la tête. Voilà l'hystérique qui tourne la tête du
côté opposé à notre excitation, elle savait donc aussi cette action
si singulière, qu'on ne peut soupçonner *à priori*. Bien mieux,
répétons sur les muscles de sa face, rien qu'en les excitant avec
un crayon, tout ce que Duchenne a fait avec l'électricité, et voici
que nous observons tous les effets qu'il a vus, et qui sont tellement complexes, que nous, physiologistes de métier, nous ne
pouvons les retenir. Si cette fille simule, elle est bien savante.
J'en aurai fini avec l'état de sommeil quand je vous aurai dit
qu'il est possible, dans cette période, de faire lever le sujet, qui
dès lors se met à vous suivre, poussant des gémissements si
quelque personne vient s'interposer.

Messieurs, le deuxième état que puissent produire sur les
hystériques les pratiques de l'hypnotisme, c'est la *catalepsie*.
Cet état bizarre, dont je vais tâcher de vous donner une idée,
existe normalement chez elles, et les procédés que nous
employons ne servent qu'à le développer; il survient quelquefois
sans aucune intervention.

Rien n'est plus facile que de faire passer un sujet de l'état de
sommeil à l'état cataleptique. Il suffit pour cela de lui ouvrir
subitement les yeux. Il demeure comme atterré, le regard reste
fixe, et l'attitude qu'on a provoquée demeure indéfiniment, quelle
qu'elle soit. On peut mettre le sujet dans les postures les plus

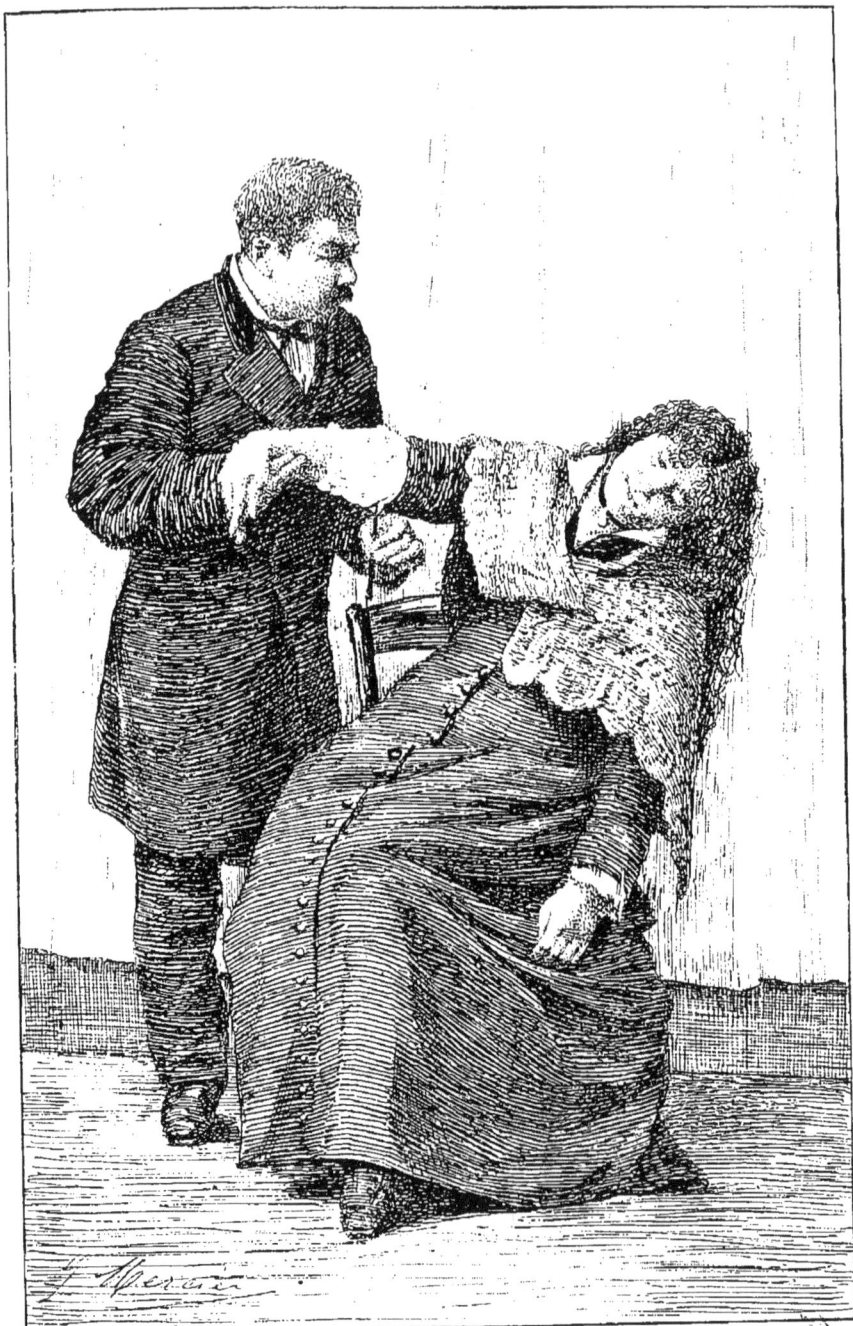

EXCITATION DU NERF CUBITAL PENDANT LE SOMMEIL
HYPNOTIQUE.

D'après une photographie de l'auteur.

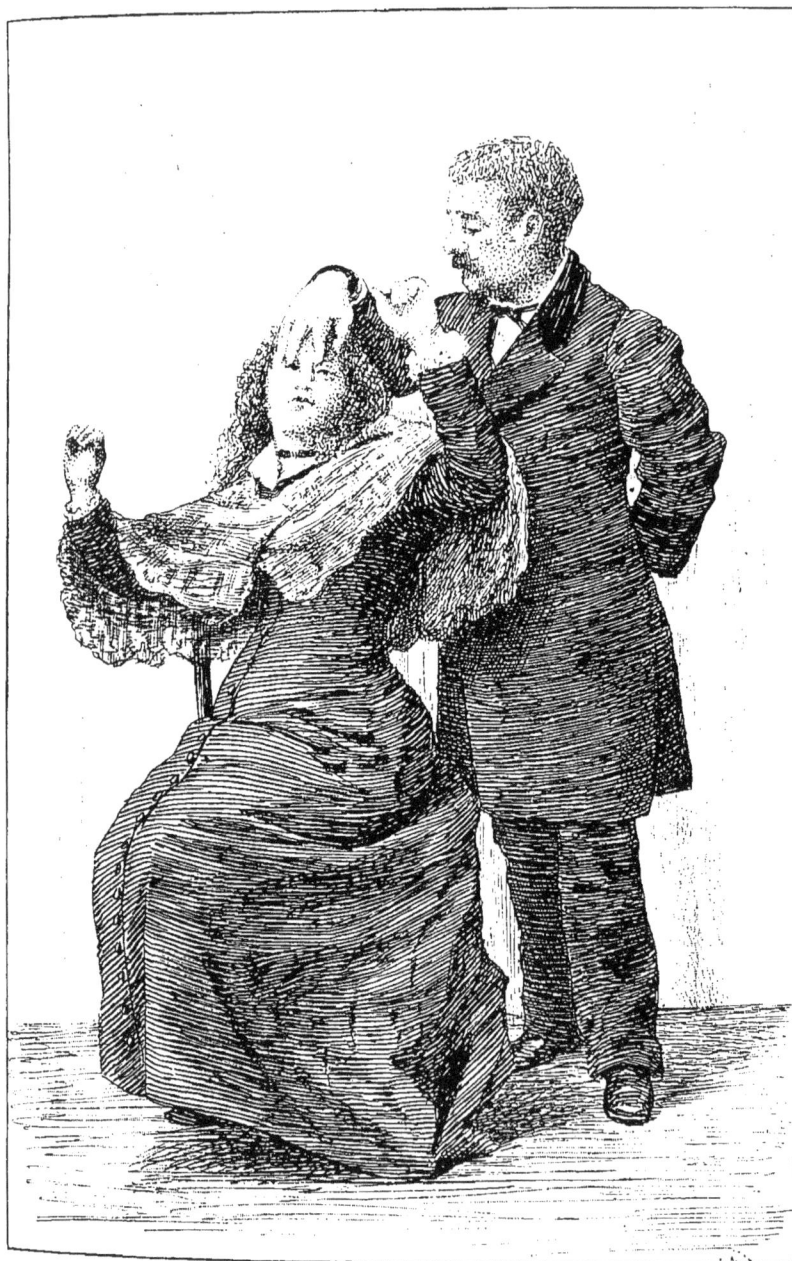

PROCÉDÉ POUR LA PRODUCTION DE LA CATALEPSIE.
D'après une photographie de l'auteur.

17

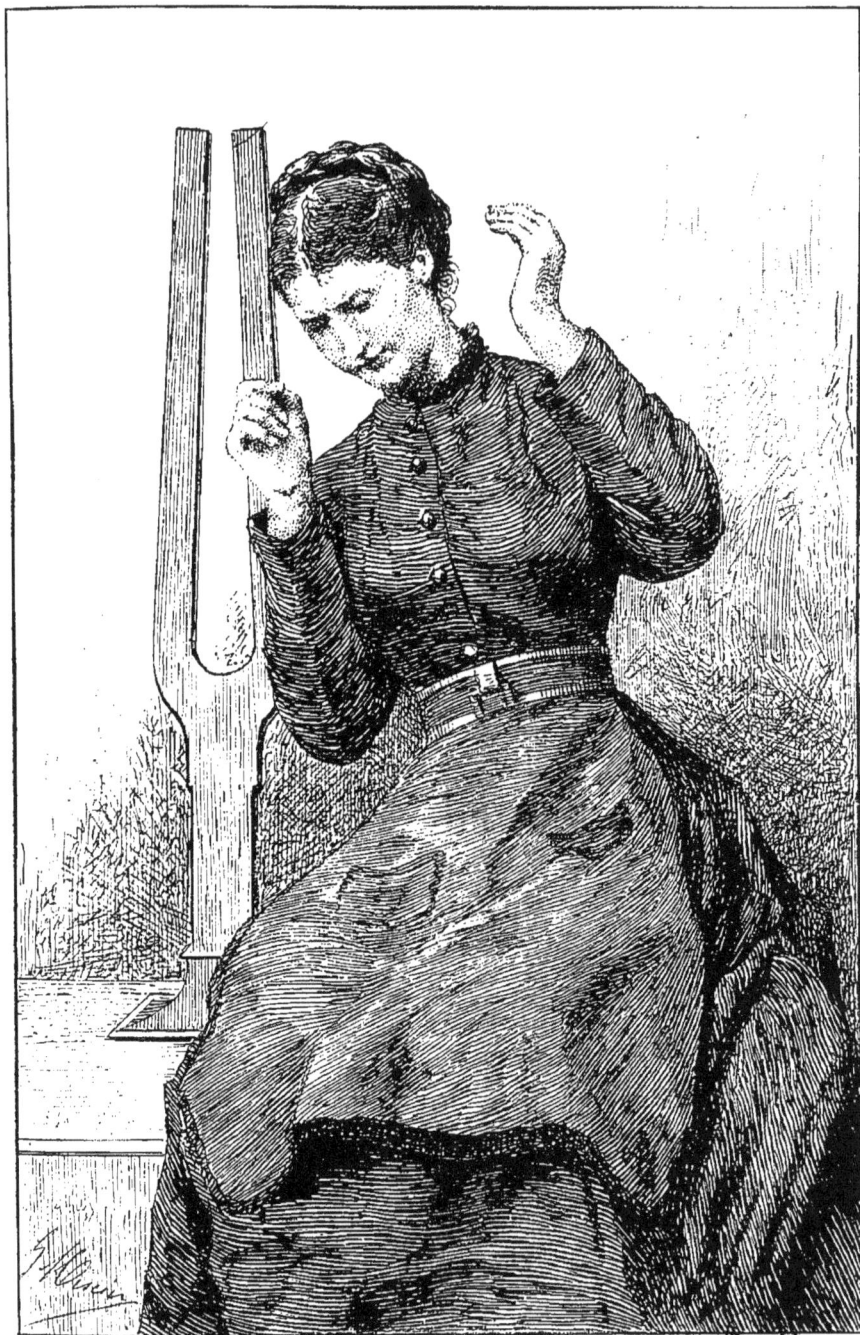

CATALEPSIE PRODUITE PAR LE SON CONTINU D'UN DIAPASON.

D'après l'Iconographie de la Salpétrière, par Bourneville et P. Regnard.

17.

gênantes : il y demeure jusqu'à ce qu'on change l'attitude. Dans
cet état, les positions les plus bizarres et les plus incompatibles
en apparence avec l'équilibre normal peuvent être longtemps
gardées. Je vous dirai même que rien n'est plus facile que de
faire alors des photographies. Les sujets ne font pas le plus petit
mouvement. On prétend que les sculpteurs de l'antiquité se servaient de ces cataleptiques comme de modèles : si la chose n'est
pas bien vérifiée, elle n'a absolument rien d'invraisemblable.

Je vous ai dit comment on peut aisément produire la catalepsie : il y a encore d'autres moyens. Souvenez-vous des procédés qui normalement amènent le sommeil : c'est, vous ai-je dit,
la vue d'une lumière oscillante ou l'audition d'un son prolongé
et monotone. Ces mêmes procédés physiques amènent la catalepsie chez les hystériques.

Supposons, par exemple, qu'on fasse entendre à une hystérique les vibrations longtemps prolongées d'un fort diapason ;
rien n'est aussi irritant que ce bruit monotone. Rapidement le
sujet tombe en catalepsie, et, chose singulière, il y reste tant que
vibre le diapason. Mais à peine celui-ci a-t-il cessé de se faire
entendre, que la malade tombe : elle est revenue au sommeil.

Ce que fait le son, une lumière intense le produit facilement.
Voici quelques sujets que nous mettons en face d'une lampe
électrique : vous les voyez immédiatement entrer en catalepsie.
Si la lumière s'éteint, le sujet tombe en arrière comme lorsque
le diapason s'arrête, et le sommeil non cataleptique recommence.

Ce qu'un bruit prolongé ou une lumière intense et soutenue
peuvent réaliser, un bruit soudain ou une lumière instantanée
peuvent l'amener également.

Je me souviens d'avoir assisté à la Salpêtrière à une scène
assez curieuse. Un jour de cérémonie publique, une musique
militaire était venue jouer dans les cours de l'établissement. Une
des malades du service de M. Charcot l'écoutait avec délices,

quand survint une subite reprise des instruments de cuivre.
Toute l'assistance, je dois le dire, tressaillit, mais l'hystérique,
elle, demeura cataleptisée, et il fallut la porter dans les salles.
Quelque temps après, une de ses compagnes se fit conduire,
pendant un jour de congé, au concert du Châtelet; on jouait
sans doute, ce jour-là, de la musique de l'avenir. Toujours est-il
qu'à un moment donné elle demeura subitement cataleptisée,
immobile, inerte, et qu'il fallut l'emporter.

Il est très-facile de reproduire ces phénomènes. Il suffit de
surprendre le sujet par un bruit subit, celui d'un gong chinois,
par exemple, et vous savez combien cela est désagréable; la
malade fait un geste d'effroi et reste clouée sur place.

Il m'a été possible de provoquer les mêmes effets sous une
forme assez intéressante pour que je vous en rende compte avec
quelques détails. Six hystériques se trouvaient placées devant un
appareil de photographie, et je leur avais dit qu'on allait faire
leur portrait en un seul groupe, quand subitement un bruit violent fut produit dans la pièce voisine. Les six malades firent un
geste d'effroi et demeurèrent cataleptisées dans l'attitude même
où le choc les avait mises. L'appareil photographique fut aussitôt
ouvert, et nous recueillîmes un cliché dont je vous présente
aujourd'hui la reproduction.

A quelque temps de là, deux malades réussirent à s'évader de
la maison : aussitôt sur le boulevard, persuadées qu'on les pour-
suivait, elles se mirent à courir à toutes jambes : elles étaient
déjà loin et fort contentes sans doute, quand elles se trouvèrent
face à face avec un des élèves du service qui gagnait tranquillement la Salpêtrière. Elles furent tellement atterrées, qu'elles
demeurèrent inertes, inhibées, cataleptisées au milieu de la rue.
Il s'ensuivit un attroupement, comme bien vous pensez, et les
agents purent facilement s'emparer des deux fugitives et les
ramener sans résistance à l'asile.

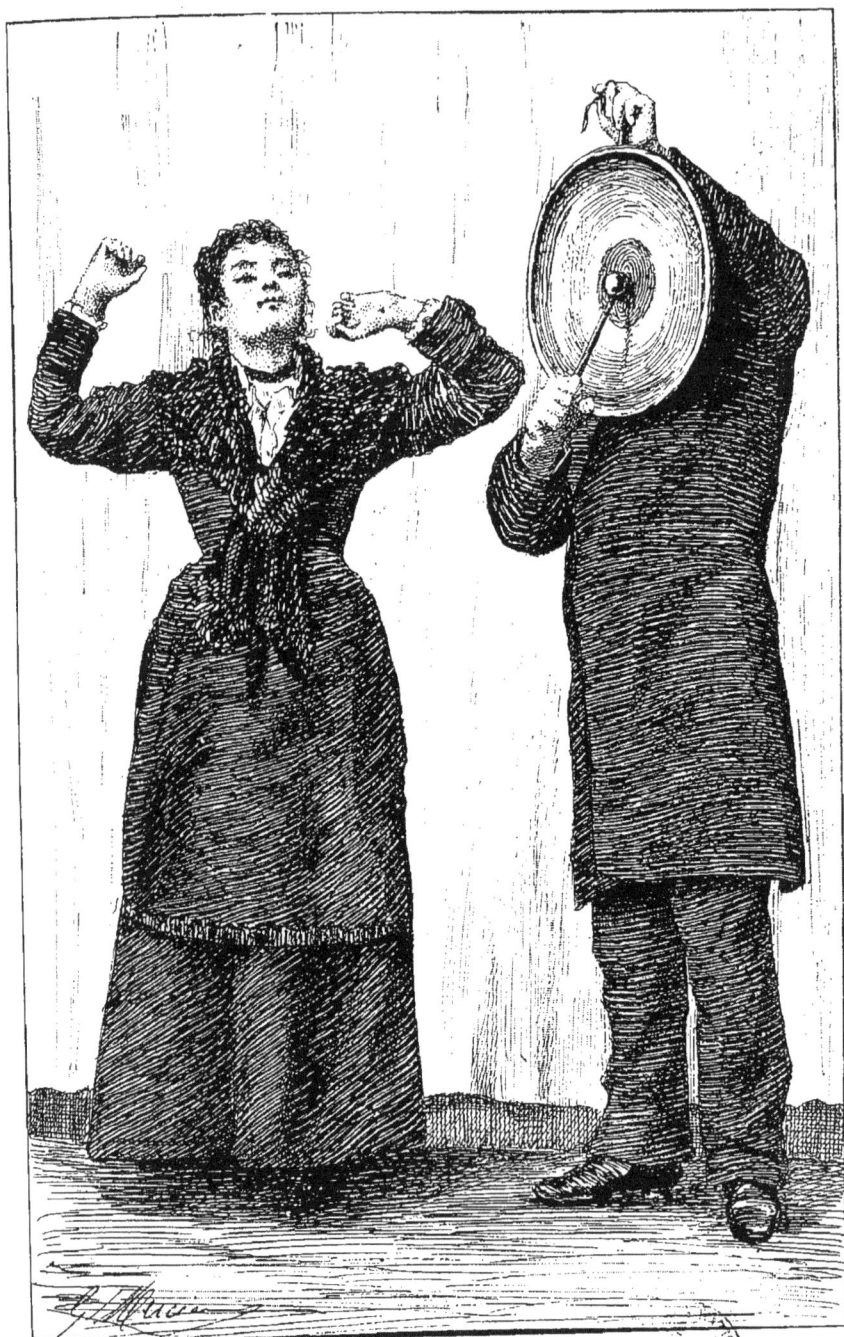

CATALEPSIE PRODUITE PAR LE SON BRUSQUE D'UN TAM-TAM.

D'après une photographie de l'auteur.

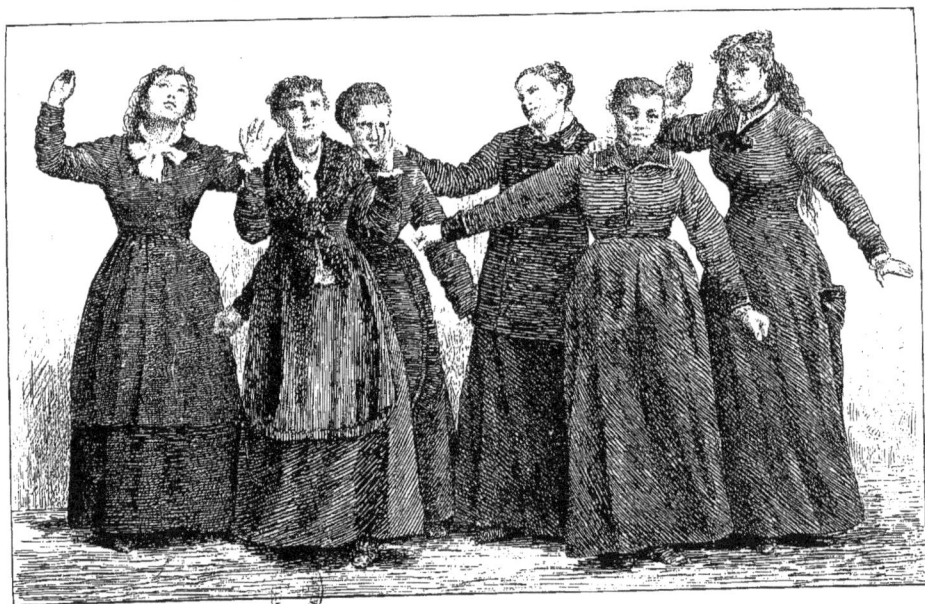

SIX HYSTÉRIQUES SUBITEMENT HYPNOTISÉES PAR UN BRUIT INTENSE ET INATTENDU.

D'après une photographie de l'auteur.

Ainsi un bruit, une surprise, amènent la catalepsie.

L'apparition d'une lumière subite, l'inflammation d'un tas de poudre par exemple, produit le même effet.

La mère d'une malade me racontait un jour qu'elle avait vu sa fille s'arrêter devant sa glace et demeurer immobile, les yeux démesurément ouverts, sans connaissance ni sentiment. Une autre, en cousant, s'endormait quelquefois en regardant son dé.

Je dois, Messieurs, vous signaler un inconvénient de ce genre d'expériences. La catalepsie produite par un choc brusque peut se terminer par une attaque d'hystérie; une fois même nous l'avons vue finir par une sorte de démence qui n'a pas duré moins de cinq jours et qui cessa spontanément ensuite.

En résumé, ce qui détermine la catalepsie, c'est l'action vive et subite ou faible et prolongée d'une excitation des organes des sens.

L'être cataleptisé est étranger au milieu extérieur; il ne voit rien, ne sent rien, ne dit rien, et en cela il diffère beaucoup de l'individu en somniation. Enfin, dans cet état, les muscles ne sont pas hyperexcitables.

Mais, chose singulière, c'est dans cet état cataleptique qu'il est le plus facile de provoquer l'automatisme par la *suggestion*.

Voilà une chose dont on parle beaucoup aujourd'hui, ce mot est dans toutes les bouches, il n'y a pas bien longtemps qu'il faisait même son entrée dans le langage de nos tribunaux.

Vous allez voir que si le mot est mystérieux, la chose est bien simple.

On peut distinguer deux sortes de suggestions, la suggestion physiologique et la suggestion mentale. Je vous avouerai que je ne crois guère qu'à la première, et que je réserve un peu mon opinion sur la seconde; je manque en effet d'expériences personnelles, et j'attends pour croire que celles des autres aient pris un corps et une forme définitives et bien scientifiques.

J'entends par suggestion physiologique celle qui permet d'obtenir d'un sujet donné l'accomplissement d'un certain nombre d'actes physiologiques, dans lesquels l'intervention psychique est nulle ou fort restreinte.

Ce n'est alors qu'un premier degré de l'automatisme.

Prenez un sujet cataleptisé ; donnez à ses membres une attitude reproduisant l'expression d'une passion quelconque, l'amour, la prière, l'attente. Immédiatement sa figure, par une série de réflexes associés, prendra l'expression voulue pour compléter l'effet général.

Il est vraiment fort curieux de produire ainsi sur un être inconscient une suite de phénomènes dont on est absolument maître.

En simulant le geste du baiser, on amène sur la figure du sujet une expression de sourire et de béatitude.

Si, au contraire, on prend le poing de la malade, si on le projette en avant pour simuler une menace, on voit les traits se contracter à l'instant, et l'expression du visage rend tout de suite l'aspect de la colère et du désir de la vengeance.

Au fait, y a-t-il là rien de bien étonnant? Ce qui se passe chez l'automate cataleptique a lieu chez chacun de nous, et à tout instant. N'harmonisons-nous pas l'aspect de notre visage avec le geste de notre bras ? L'orateur qui menace esquisse-t-il en même temps un sourire? La cataleptique à qui l'on suggère l'idée de la prière, par un geste qui la lui rappelle, associe immédiatement tous ses muscles de façon à reproduire l'attitude complète. Seulement elle a ceci de particulier, c'est qu'ayant le cerveau endormi (inhibé, comme disent les physiologistes), elle demeure incapable de changer de situation, et qu'elle reste indéfiniment au point où on l'a mise.

Voici une jeune fille qui a été cataleptisée par un des moyens que je vous ai signalés plus haut. On place artificiellement ses bras dans la situation qui représente la crainte et l'horreur : vous

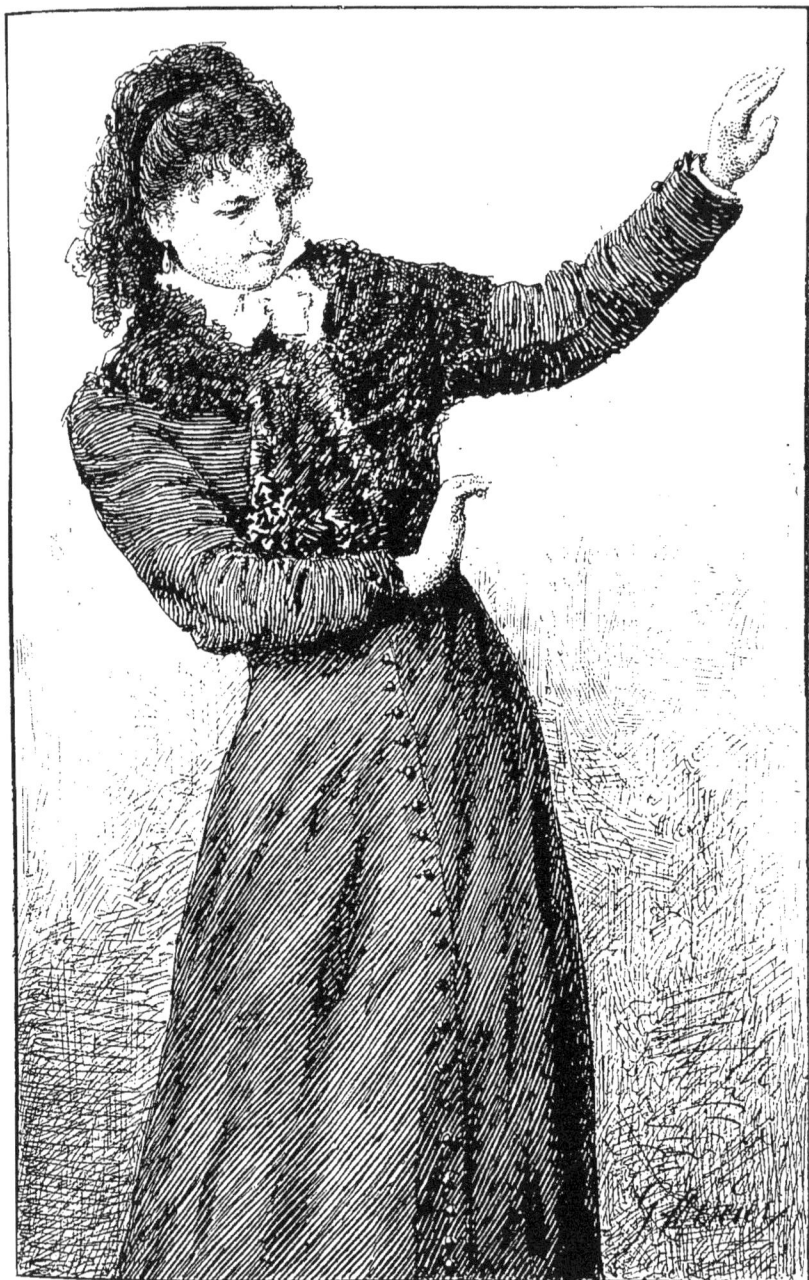

SUGGESTION. — LA TERREUR.

D'après une photographie de l'auteur.

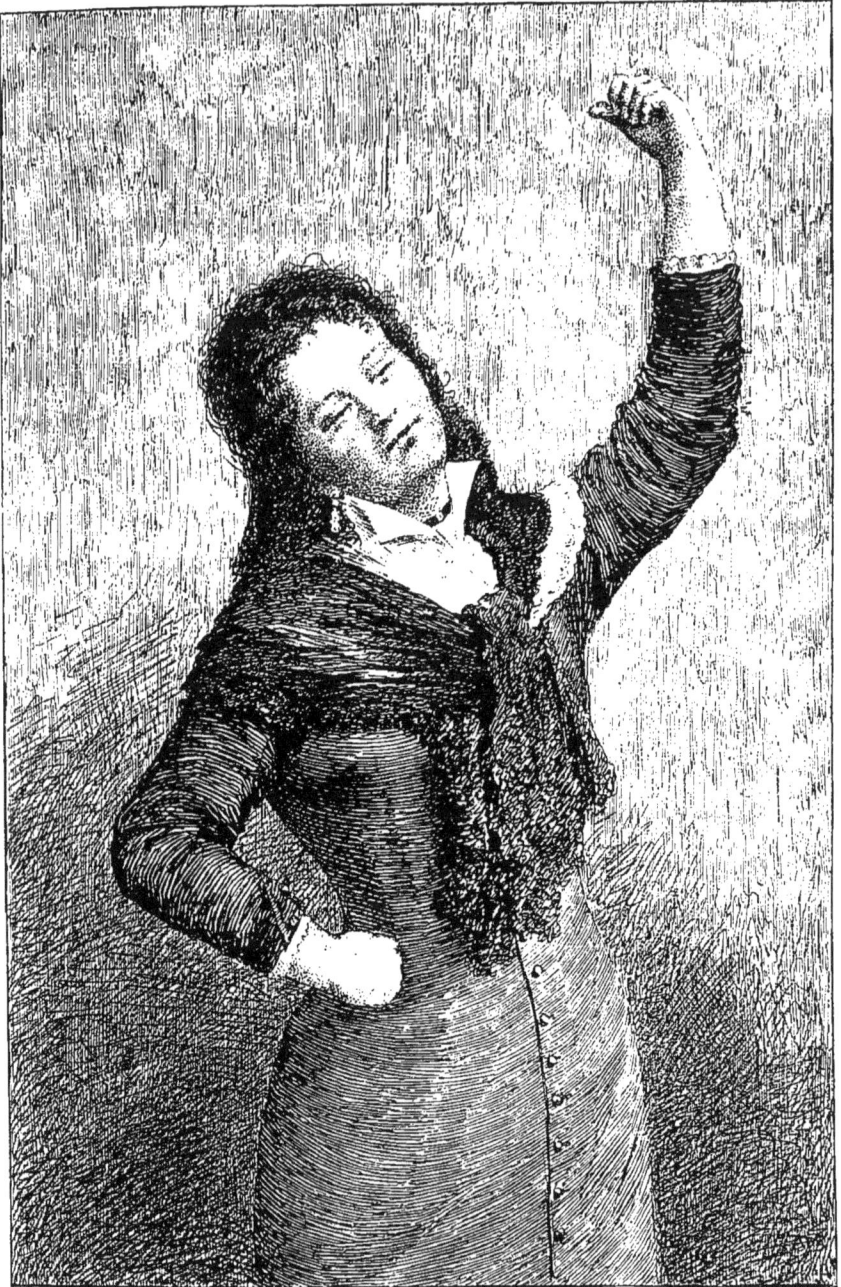

SUGGESTION PRODUITE PAR LA MUSIQUE

D'après une photographie de l'auteur.

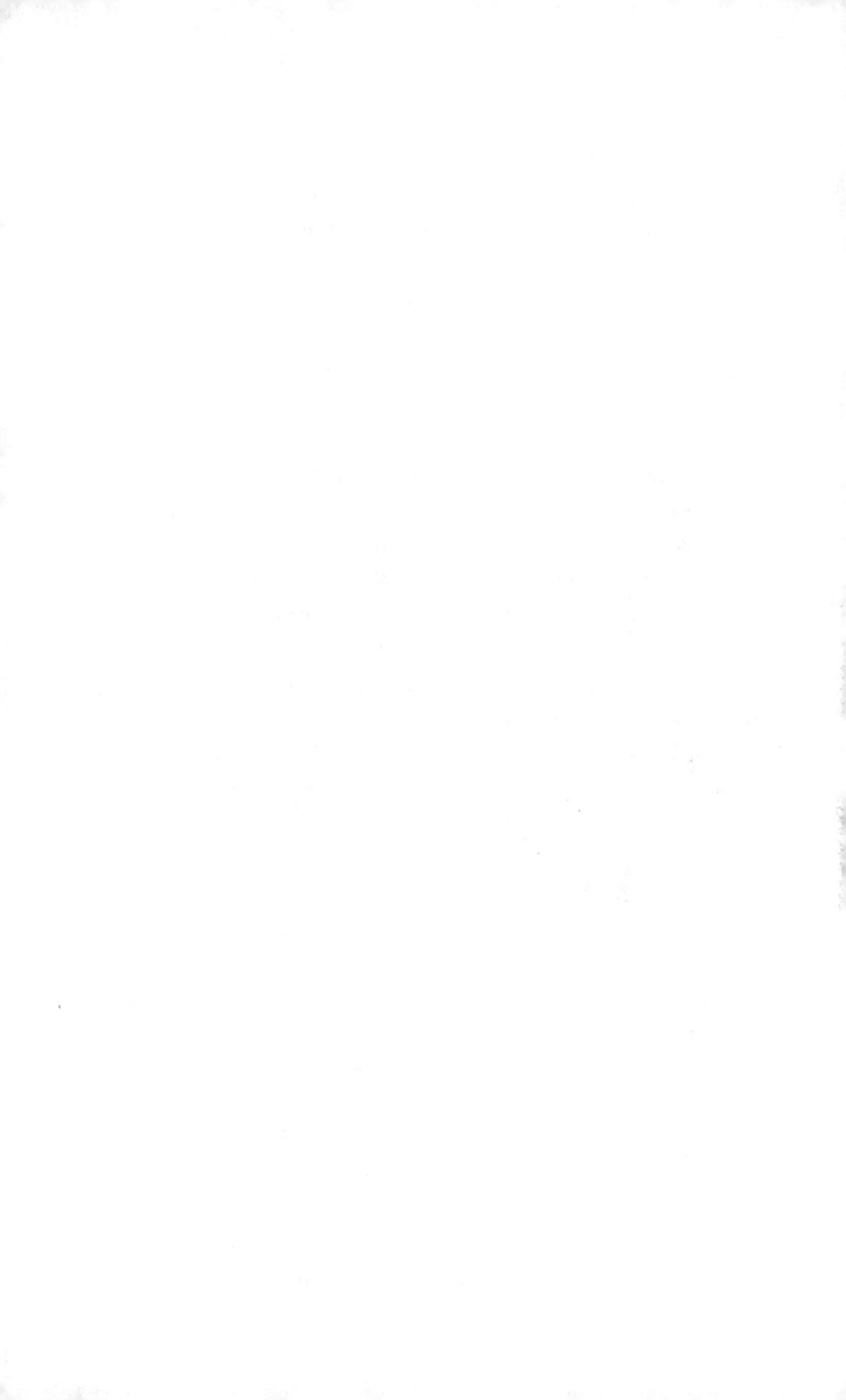

voyez que la pauvre malade prend immédiatement l'attitude complète qui correspond à ce sentiment, et qu'elle y reste indéfiniment.

Les procédés de suggestion physiologique sont multiples. Nous venons d'agir sur la vue de l'hypnotisée, nous pouvons aussi agir sur son oreille. C'est même par ce procédé que les charlatans obtiennent leurs plus merveilleux résultats. Tout le monde a pu voir récemment, à Paris, un de ces hommes qui exhibait une fort belle personne. C'était une hystérique qu'on avait longtemps traitée sans beaucoup de succès dans plusieurs de nos hôpitaux.

Une des opérations les plus remarquées de ce déplorable spectacle consistait à faire entendre à la pauvre fille le bruit d'un piano ou d'un harmonium, et, suivant que le rhythme était grave ou gai, on la voyait tomber en extase ou danser. Une partie de son cerveau, encore en éveil, recevait l'impression de la musique, et tout son corps prenait, par réflexes associés, l'attitude qui correspondait à la sensation première. Il nous a été possible de photographier une cataleptique sous le coup d'une pareille suggestion, et je vous présente le *fac-simile* de l'épreuve que nous avons recueillie.

Le deuxième degré de l'automatisme sera un peu plus compliqué, et vous rappellera celui que l'on peut obtenir sur les somnambules naturels en leur suggérant une pensée qui en réveille rapidement une série d'autres. On provoque ainsi de véritables hallucinations.

Il faut, pour y arriver, se placer devant le sujet cataleptisé et arriver à attirer son attention : c'est le point difficile, puisque presque tous ses sens sont endormis. Cela obtenu, faisons, je suppose, le geste de courir après un oiseau : immédiatement ce geste suggère au sujet une idée qui en amène une suite d'autres, et l'on voit la catalepsie cesser et être remplacée par l'automatisme. Le sujet se lève, se met à courir rapidement; l'esprit se réveille, un rêve commence, et quelquefois rien n'est plus curieux que de le voir se développer. Certains gestes feront croire à un serpent, d'autres à une apparition religieuse, et cette apparition se fera avec une telle vérité pour le somnambule que rien autre ne sera plus visible pour lui, et qu'en poursuivant son illusion il pourra fort bien se jeter à travers une porte vitrée, par une fenêtre, dans un escalier.

Nous faisons devant une cataleptique le geste d'écraser un serpent ou n'importe quelle bête venimeuse et dégoûtante; immédiatement vous la voyez se reculer avec dégoût, elle pousse des cris, il lui semble que l'horrible animal la poursuit, et comme le cabinet de photographie est très-petit, elle se jette contre tous les murs. A la fin, désespérant de s'échapper par une issue, elle essaye, en grimpant après les rideaux de la chambre, de se soustraire à son ennemi.

Dans certains cas, si l'acte suggéré est facile et vite réalisé, le sujet le répétera indéfiniment. Je mets un pain de savon dans les mains d'un de ces automates : il le remue indéfiniment dans ses mains comme s'il voulait les laver. J'ai laissé un jour l'expérience durer deux heures.

A côté de la suggestion purement physiologique, il va nous falloir dire un mot de la fameuse suggestion mentale. Je serai bref sur ce point, Messieurs, car je n'ai encore rien vu qui m'ait absolument convaincu; il ne faut pourtant point la rejeter sans examen, des hommes considérables dans la science l'ont étudiée et nous apporteront peut-être un jour des éléments de certitude qui manquent encore aujourd'hui.

La suggestion mentale ne s'adresse plus à l'automate physiologique, elle permet d'agir sur l'hypnotisé par la communication des idées exprimées ou non.

Par exemple, vous ordonnez à un individu sous le coup de l'état hypnotique de sortir et d'aller se jeter à la Seine; il

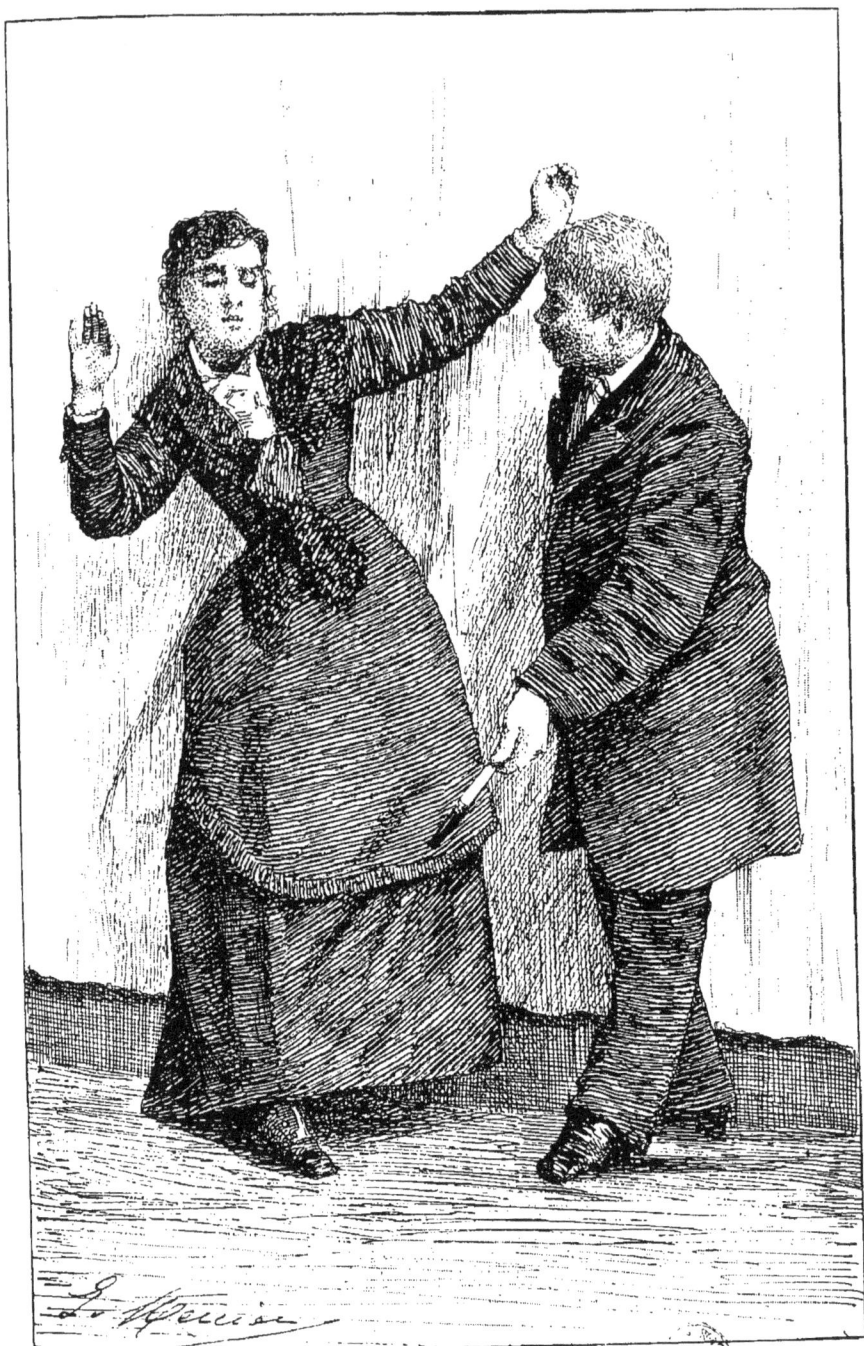

HALLUCINATION PROVOQUÉE.

D'après une photographie de l'auteur.

18.

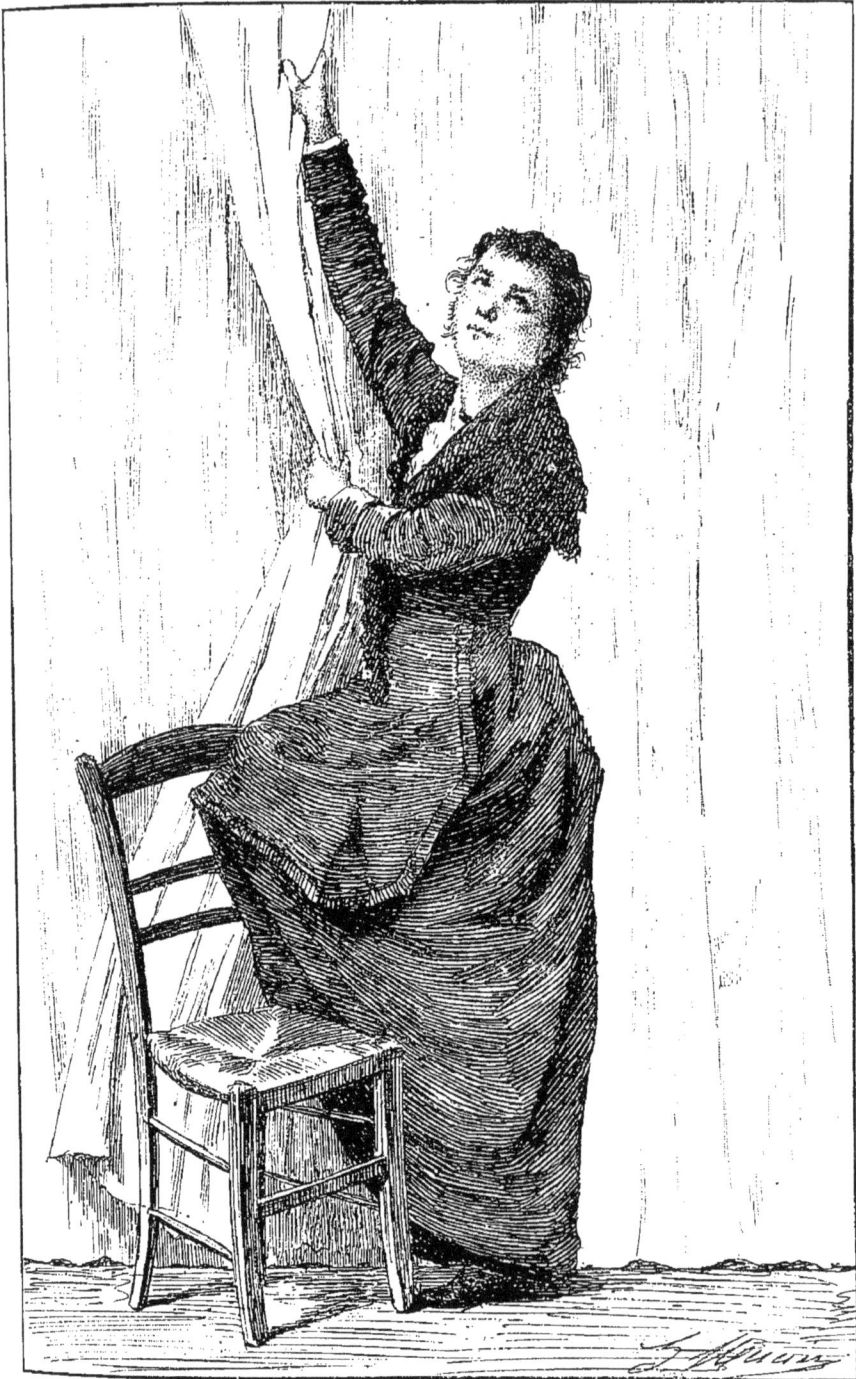

AUTOMATISME PROVOQUÉ.

D'après une photographie de l'auteur.

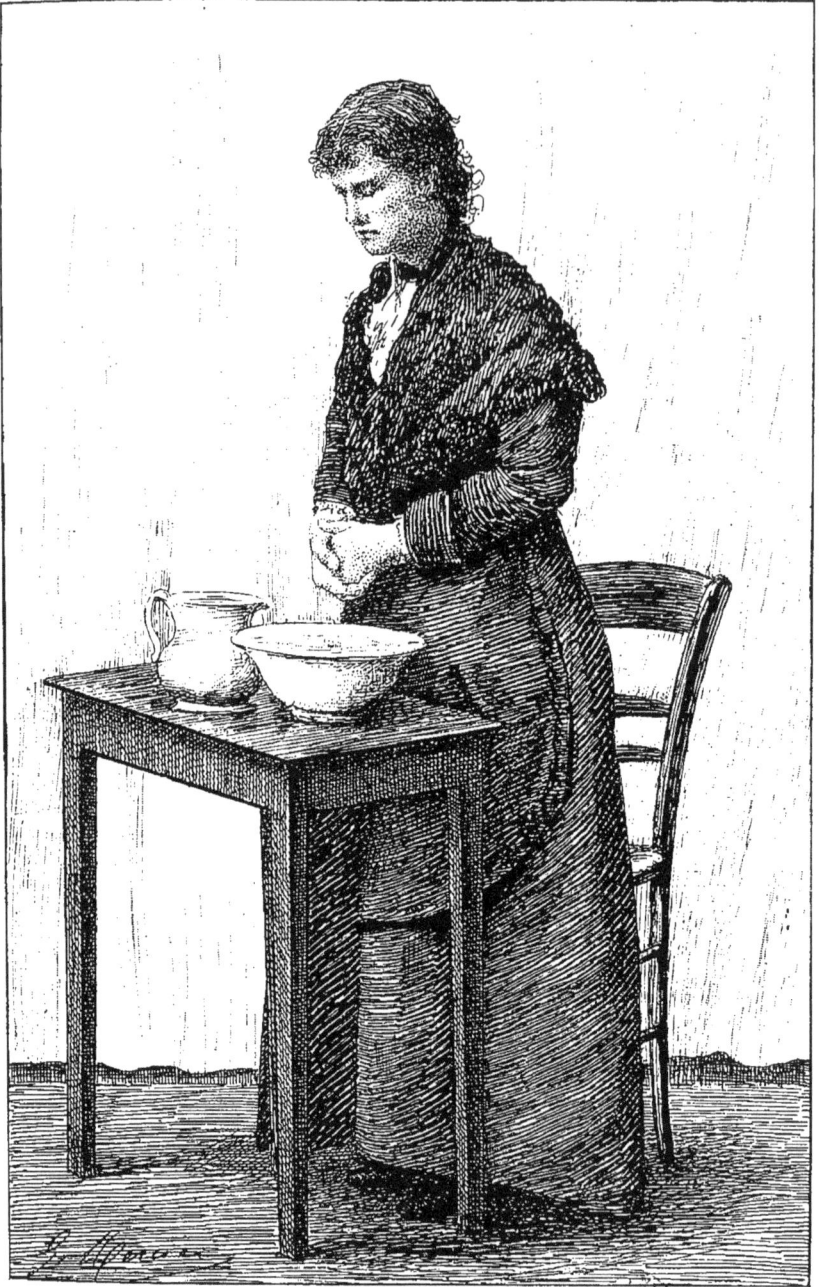

AUTOMATISME PROVOQUÉ.

D'après une photographie de l'auteur.

n'hésitera pas, il sortira et se suicidera. Vous lui dites d'aller tuer son meilleur ami, de mettre à mort le chef de l'État, de voler dans la caisse de son patron; il ira aussitôt accomplir votre ordre. Les expérimentateurs qui s'occupent de ces choses sont tellement persuadés de leur réalité, que jamais ils n'oseraient donner des ordres aussi terribles que ceux que je vous signale. Persuadés qu'ils seront obéis immédiatement, ils n'ordonnent, en général, que des choses tout à fait sans conséquence. Ce qu'on leur reproche, c'est de ne pas faire assez de critique expérimentale, de ne pas se mettre suffisamment à l'abri de la simulation. Il est certain qu'un simulateur (et il en existe) à qui l'on ordonne à haute voix de monter un escalier, n'a aucune raison pour ne pas le faire; si on lui présente un verre d'eau en lui disant que c'est un vin délicieux, il ne lui est nullement difficile ni pénible d'exprimer, en le buvant, une grande satisfaction. En un mot, la manière dont sont faites jusqu'à présent un grand nombre de ces expériences ne permettrait pas de bien distinguer le vrai du faux, la réalité de la supercherie.

Elles ont pourtant une importance exceptionnelle, car cet enchaînement de la volonté d'un être humain à celle d'un autre aurait, en droit pénal, des conséquences énormes. Que direz-vous à un accusé qui vous soutiendra qu'il a commis son crime sous l'influence de la suggestion hypnotique venue d'un voisin haineux? Cela s'est déjà présenté devant nos tribunaux, et nous voilà revenus aux plus beaux jours des procès de sorcellerie.

Pour être complet, il me faut encore vous dire un mot de la suggestion mentale à distance et sans expression de volonté. Un expérimentateur est à Lyon; par la pensée, il ordonne à un sujet qui est à Paris de faire tel acte que vous voudrez bien supposer, et le sujet l'accomplit à la minute même où son maître l'a voulu secrètement. Un hypnotiseur pince son propre bras, et cela fait crier une dame qui se trouve dans un autre quartier de la ville. Je ne puis dire que ces faits sont faux, ils sont affirmés par des hommes d'une valeur incontestée; pour ma part, je n'ai jamais eu l'occasion de les voir, et je suis un peu sceptique, je le confesse. Je me suis d'ailleurs déjà expliqué sur ce point.

Je vous ai dit, Messieurs, comment on pouvait endormir un malade; je dois vous faire savoir maintenant comment on peut produire le réveil. Rien n'est plus simple.

Si vous voulez faire revenir un cataleptique à l'état de somniation, vous n'avez qu'à lui fermer les yeux en abaissant ses paupières.

Cette manœuvre doit être exécutée avec la plus grande prudence; il pourrait se faire que tous les muscles du sujet se détendant au moment où, par l'obscurité subite, vous lui suggérez le sommeil, le malade vînt à tomber par terre de tout son long. C'est ce que j'ai vu quelquefois se produire.

Pour ramener le sujet à son état ordinaire, les magnétiseurs font des *passes dégageantes;* les médecins soufflent simplement sur la figure, ou bien ils y projettent quelques gouttes d'eau; la vive excitation qui en résulte produit généralement le réveil. A ce propos, je vous dirai qu'il n'est pas prudent de laisser le sommeil durer longtemps. A ma connaissance, deux sujets sont tombés dans un état extrêmement grave, on pourrait dire voisin de la mort, pour être restés endormis plus de vingt-quatre heures. Dans ces conditions, la respiration s'arrête presque, le cœur bat à peine, tout s'endort, et l'asphyxie peut arriver.

J'ai fini, Messieurs; je vous ai dit tout ce que je sais, tout ce que j'ai vu sur le fameux *magnétisme animal.* Je ne vous ai pas parlé de la lecture à travers un bandeau ou par le moyen de la seconde vue, de la divination, de l'art de guérir les maladies par le magnétisme. Ces choses-là ne relèvent pas de la science. On n'en parle pas en Sorbonne. Nos hospices de Bicêtre et de Charenton, les diverses chambres de nos tribunaux correctionnels

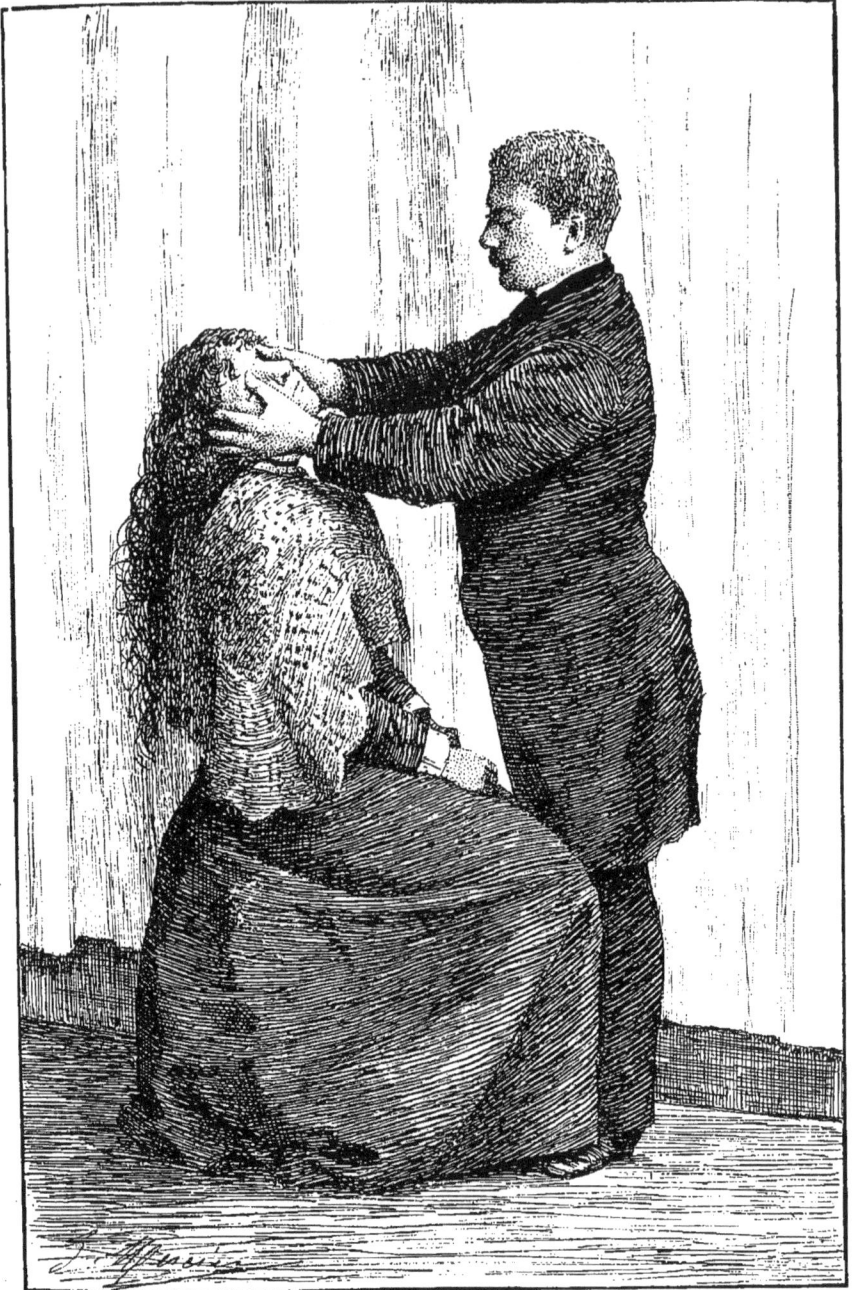

PROCÉDÉ POUR FAIRE CESSER L'ÉTAT CATALEPTIQUE
ET POUR RAMENER LA SOMNIATION.

D'après une photographie de l'auteur.

me semblent les seuls endroits où de temps en temps il puisse en être question.

Que des faits physiologiques au premier abord aussi bizarres que ceux que je viens de vous exposer aient tenté des charlatans et trompé des imbéciles, il n'y a rien d'étonnant, et cela nous est bien égal, à vous et à moi.

Laissez-moi donc, en vous quittant, vous dire ce que je crains et ce que je voudrais.

Je crains bien, à force de vous avoir parlé du sommeil provoqué, d'avoir fait sur vous-mêmes ma meilleure expérience. Vous vous souvenez... Les paroles succèdent aux paroles, c'est comme le tic tac monotone d'une horloge, et c'est quand l'orateur a fini que l'auditoire se réveille en sursaut, heureux et soulagé.

Mais permettez que j'éloigne cette fatale pensée et que je vous dise ce que je voudrais. Je voudrais vous avoir convaincus que ces faits étonnants du magnétisme, du somnambulisme, ne sont que les exagérations pathologiques, les maladies du sommeil, qu'ils sont absolument déterminés, qu'on les reproduit quand et comme on veut sur des malades particuliers, sans fluide, sans appel à des forces supérieures ou surnaturelles. Si j'avais atteint ce résultat, j'aurais détruit une des plus ridicules superstitions qui restent encore dans le monde; cette soirée alors ne serait perdue ni pour vous ni pour moi, et, pour ma part, je la considérerais comme une des meilleures, une des plus heureuses de ma vie.

DIX-NEUVIÈME SIÈCLE.

DEUX POISONS A LA MODE :

LA MORPHINE ET L'ÉTHER.

DEUX POISONS A LA MODE :

LA MORPHINE ET L'ÉTHER[1].

MESDAMES, MESSIEURS,

Quelqu'un disait un jour devant Fontenelle que le café était un poison lent. — « Je m'en aperçois, repartit le spirituel académicien, car voilà bientôt cinquante ans que j'en prends chaque jour. »

Ce qui n'était chez l'élégant littérateur qu'une boutade est, hélas! le raisonnement ordinaire de bien des gens qui, par ce seul fait que le danger ne les frappe pas vivement, se laissent mener au tombeau lentement, mais sûrement, comme à plaisir, et, vous allez le voir, quelquefois seulement pour obéir à la mode.

Certes, au temps où nous vivons, si l'accroissement de l'humanité se ralentit, et si les Académies en gémissent, il est loin d'en être de même des causes de notre destruction. Nous les voyons sans cesse menaçantes autour de nous. Le microscope, dirigé par le plus illustre de nos savants, nous montre dans l'air que nous respirons, dans l'eau que nous buvons, des milliards d'ennemis insaisissables, véritables bandes de pirates qui se jettent sur notre pauvre organisme. C'est le choléra qui vient de temps en temps faire dans nos rangs quelques éclaircies; c'est la peste

[1] Conférence faite à la Sorbonne (Association scientifique de France), le 21 mars 1885.

19

qui nous menace par le Caucase entr'ouvert ; c'est la diphthéric qui fauche nos enfants, la fièvre typhoïde qui terrasse nos jeunes soldats… Je n'en finirais pas, si je voulais être complet. D'ailleurs, le génie humain s'en mêle ; on ne sait où s'arrêteront les inventeurs de torpilles, de mitrailleuses, de fusils à magasin. Et voici qu'il s'établit dans tous les États de l'Europe et du nouveau monde des sectes aimables qui nous promettent de nous faire sauter de compagnie, si nous persistons à vivre dans l'impénitence et si nous refusons d'accepter leurs théories économiques.

Eh bien ! Messieurs, ce n'était pas assez. Au milieu de nous, dans nos familles, il y a des gens qui s'empoisonnent tranquillement, par plaisir, par genre.

Vous en avez certainement entendu parler : ce sont les morphinomanes ; ils ont déjà fait plusieurs fois leur apparition sur les bancs de nos tribunaux criminels. En Angleterre, ils sont accompagnés d'autres malheureux à qui les gins les plus frelatés ne suffisent plus, et qui boivent de l'éther ; sortes d'alcooliques perfectionnés, qui, par la voie scientifique du progrès, succèdent à nos simples ivrognes français, de la même manière que les morphiniques dérivent des thériakis de l'Orient et des fumeurs d'opium de la Chine.

Cette assimilation est parfaitement justifiée, non-seulement par l'analogie chimique des poisons, mais aussi par celle de leur effet physiologique, et par l'identité des causes sociales qui donnent naissance à l'empoisonnement.

Nos pères d'Asie, en effet, qui nous ont déjà légué bien des maux, avaient gardé jusqu'à présent pour eux le goût singulier qu'ils professent pour l'opium ou ses dérivés.

Il y a fort longtemps qu'on fume de l'opium en Chine et qu'on en mange dans le Levant. Laissez-moi donc vous dire un mot des ancêtres des morphinomanes ; vous n'en comprendrez que mieux leur histoire.

À bien calculer, la manie de manger de l'opium diminue plutôt qu'elle n'augmente parmi les musulmans. Zambaco, qui a long-temps habité l'Orient, nous en donne la raison. Le Turc cherchait dans l'opium une sorte d'ivresse, d'anéantissement délicieux, qu'il trouve aujourd'hui plus facilement dans le champagne ou le bordeaux. Ce dernier procédé lui apporte d'ailleurs en plus les plaisirs de la dégustation, les jouissances du palais, que l'opium ne lui fournissait guère. Cela tient à ce que l'esprit religieux diminue un peu là-bas comme ici, et ceux-là mêmes qui redou-tent de rompre ouvertement avec le Coran tâchent de s'accommoder avec lui. Du temps de Mahomet, ni le rhum ni le cognac n'étaient inventés; il ne les a donc pas défendus. Or, ce qui n'est pas dé-fendu est permis, et tel musulman qui considère le vin comme si impur, qu'il n'oserait y toucher même avec sa main, se grise à fond avec de l'eau-de-vie sans croire compromettre pour cela sa part de paradis.

Mais les hommes religieux, les ulémas surtout, ne raisonnent pas ainsi : ils en sont restés à l'opium. Ils le prennent sous forme de boulettes de 0 gr. 05 à 0 gr. 10 qu'ils ont sur eux dans de petites boîtes en or, où ils puisent de temps en temps. C'est sur-tout après le repas, quand la digestion est commencée, qu'ils prennent leur drogue favorite, un peu comme chez nous on prend du café ou du thé.

L'effet primitif est loin d'être le sommeil, comme on pourrait le croire, c'est plutôt une sorte d'excitation intellectuelle et phy-sique qui rend l'Oriental (par lui-même si triste) turbulent, ba-vard, excité et querelleur.

Barallier raconte qu'un pilote du Bosphore qui était *thériaki* se voyait obligé d'avaler quelques pilules chaque fois qu'il avait à supporter une grande fatigue; il devenait alors d'une adresse admirable, tandis que s'il était privé de son excitant ordinaire, il commettait mille bévues et devenait des plus dangereux.

19.

Les Turcs ne se contentent pas de manger de l'opium, ils en donnent à leurs chevaux :

« Je venais, dit Burns, de voyager toute la nuit avec un cavalier du pays. Après une marche fatigante d'environ trente milles, je fus obligé d'accepter la proposition qu'il me fit de nous arrêter quelques minutes. Il employa ce temps à partager avec son cheval épuisé une dose d'opium d'environ deux grammes. Les effets de cette dose furent bientôt évidents pour tous les deux ; le cheval finit avec facilité une journée de quarante milles, le cavalier devint plus actif et plus animé. »

Malheureusement, pour entretenir cet état factice, il faut sans cesse augmenter les doses, et alors survient la deuxième période de l'opiophagie, celle de l'abrutissement.

Les thériakis se réunissent pour se livrer à leur vice, ceux de la haute société chez eux, les gens du peuple dans des cabarets spéciaux.

« Douze Turcs, dit Landgiorgo, étaient assis à un divan ; après le dîner, on servit le café, puis on prit l'opium. Bientôt les effets de cette substance se sont déclarés. Les uns, parmi les jeunes, ont paru plus vifs et plus gais que de coutume : ils se sont mis à chanter et à rire. Les autres se sont levés avec fureur de leur canapé, ont tiré leur sabre et se sont mis en garde sans pourtant ni frapper, ni blesser personne. Les soldats de police étant survenus, ils se sont laissé désarmer, mais ils ont continué à crier. D'autres enfin, plus âgés, sont tombés dans la stupidité et la somnolence. L'un d'eux, septuagénaire, qui était ambassadeur, est resté insensible aux cris et au cliquetis des sabres ; il n'a pas plus bougé que s'il était de marbre ; ses yeux étaient entr'ouverts, il voyait, il sentait, mais il était devenu incapable de se mouvoir. »

On est rarement témoin de ces scènes, les gens du monde se cachant des étrangers pour s'y livrer ; mais il est facile, au contraire, d'étudier les gens du peuple dans les cabarets d'opium.

« Il existe encore à Stamboul, dit Zambaco, un café spécialement affecté aux opiophages de la basse classe. Là, dans un demi-
jour, rangés sur les bancs rigides fixés aux trois murs de la boutique, ils se livrent à la ronde dans un morne silence à leurs
rêvasseries. Si un observateur jette en passant un coup d'œil dans
cette boite de la paresse, il assiste à un spectacle que la photographie pourrait seule rendre fidèlement. Des têtes de tous les types,
coiffées de turbans de formes infinies, blancs ou verts, confec-
tionnés avec des tissus unis ou finement brodés, enroulés à plat
ou tordus autour d'un fez, des yeux bridés, voilés par des paupières plus ou moins entr'ouvertes selon le degré du narcotisme
et de l'abrutissement, des têtes à expressions variées, renversées
et s'appuyant sur le mur, sur l'épaule du voisin, ou bien retombant
de toute leur lourdeur sur la poitrine, et oscillant d'une manière
cadencée dans le sens vertical ou horizontal ; ou bien appuyées sur
les deux mains, les coudes étant posés comme des piliers sur les
genoux, des bouches souvent entr'ouvertes et bavant, ou bien les
lèvres battant en soupapes à chaque expiration, des ronflements
gutturaux troublant parfois cette réunion d'êtres d'outre-tombe qui
offre l'aspect lugubre d'une agonie en masse... tel est le tableau
imparfait de cet eldorado des *afiondjis*. »

C'est d'ailleurs à fort peu près le même spectacle que nous
donnent les fameuses *tabagies* d'opium de l'extrême Orient.

En Chine, en effet, et dans la Malaisie, on ne mange pas l'o-
pium, on le fume : c'est un fait connu de tout le monde et sur
lequel je n'insisterais pas s'il n'y avait quelque intérêt à vous
montrer jusqu'où peut aller une pareille calamité, et par conséquent ce dont nous sommes menacés, si l'amour de la morphine
continue à prendre chez nous la même intensité.

Il y a quelques centaines d'années, l'opium était, dans l'empire
du Milieu, un grand luxe réservé aux mandarins, qui ne se ca-
chaient pas pour en faire usage, mais qui l'interdisaient à leurs

administrés. Tout au plus en faisaient-ils honneur à leurs invités
et surtout aux étrangers. Depuis on en a beaucoup usé, et, dès 1840,
l'abus avait atteint ses dernières limites.

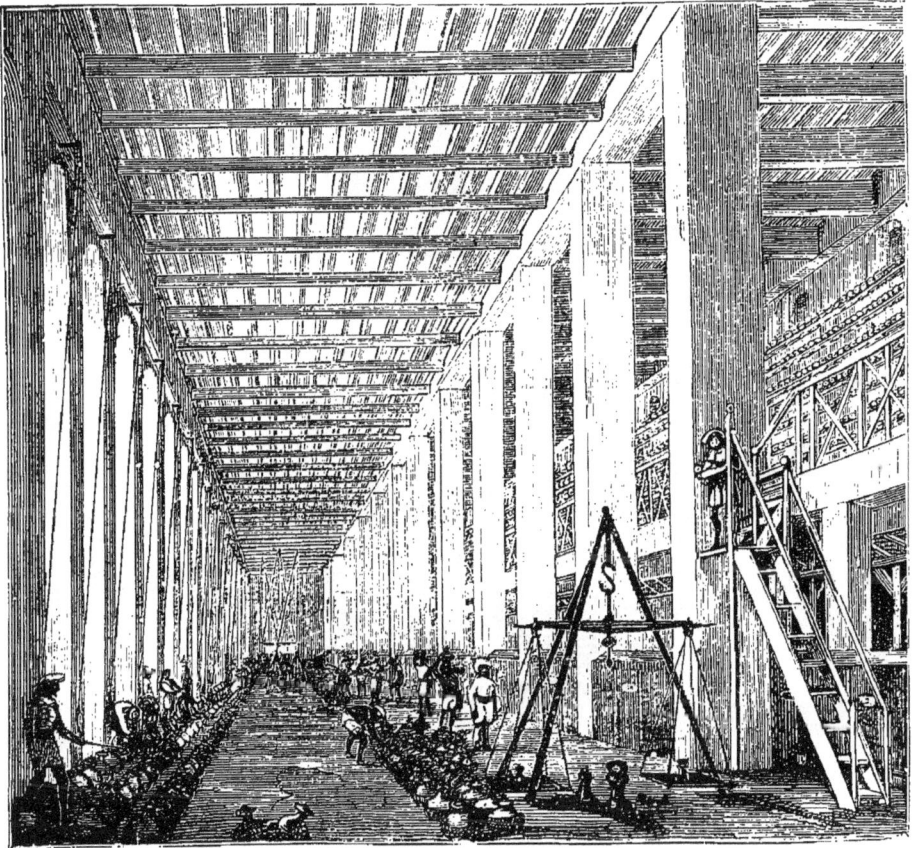

UNE FABRIQUE D'OPIUM. — SALLE DES MÉLANGES.
D'après une gravure anglaise.

Vous le savez, il y a à cela une raison économique que je ne
craindrai pas d'appeler abominable. Les Chinois n'acceptent guère
en payement de leurs produits que de l'or et de l'argent en monnaie ou en lingots : les espèces ainsi introduites dans l'empire
n'en sortent plus, et c'est un véritable drainage que subissent par
ce fait l'Europe et l'Amérique. Une nation voisine de nous et dont

les possessions indiennes fournissent des quantités prodigieuses
d'opium, a forcé la Chine, dans des traités célèbres, à accepter
l'entrée de cet opium chez elle et à le payer en lingots, et non

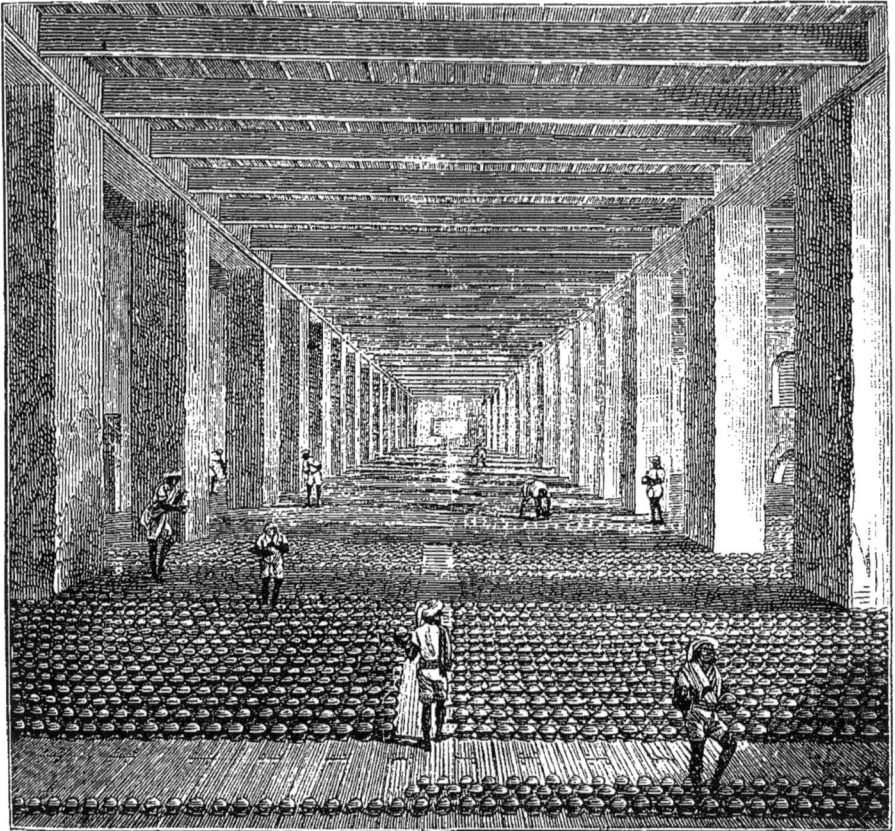

UNE FABRIQUE D'OPIUM. — LA MISE EN POTS.
D'après une gravure anglaise.

en marchandises : l'empire se voit ainsi obligé de dégorger une
grande partie de l'argent tenu en réserve.

Ce commerce a pris des proportions immenses. J'emprunte à
une publication anglaise quelques vues prises dans une fabrique
de l'Hindoustan. Des salles immenses sont utilisées à la préparation des sucs de pavots, puis à leur dessiccation dans des vases de

terre. On prépare là des millions de kilogrammes de substances toxiques.

Vous aurez une idée de l'importance de cette opération, quand

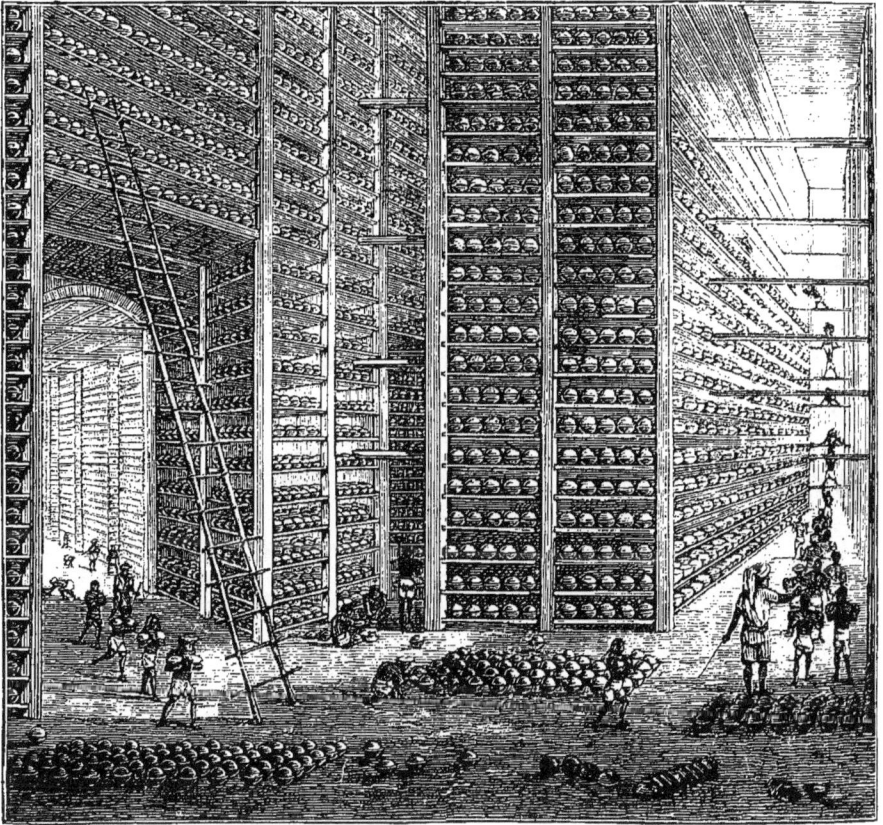

UNE FABRIQUE D'OPIUM. — LE SÉCHOIR.

D'après une gravure anglaise.

vous saurez qu'aujourd'hui encore il entre annuellement en Chine soixante-dix mille caisses d'opium indien, valant au moins trois cents millions de francs. Pour trois cents millions de poison ingurgité par droit de guerre à tout un peuple! Ajoutez à cela la réalisation de la prédiction de Fauvel, c'est-à-dire le choléra instantanément apporté à des milliers d'Européens pour que quelques ballots de

coton arrivent un peu plus vite à Londres, et vous vous étonnerez
peut-être que ce soient les mêmes hommes, auteurs de ces calamités, qui ont fait des lois draconiennes contre tout savant qui

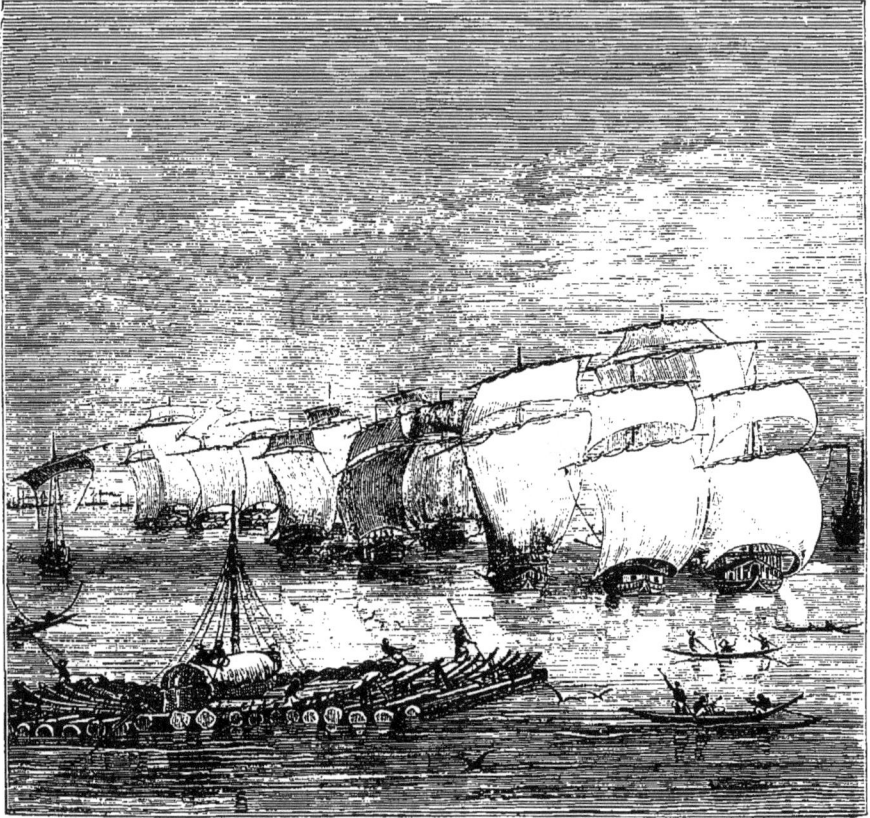

LA FLOTTE DE L'OPIUM.
D'après une gravure anglaise.

essayerait sur un animal une expérience destinée à soulager l'humanité; les mêmes qui, il y a peu de temps encore, condamnaient
à la prison un célèbre médecin, parce que, dans un congrès
d'hygiène, voulant montrer les désastres de l'absinthisme, il avait
tué... un lapin.

Quoi qu'il en soit, les Chinois fument l'opium, dès l'âge de vingt à vingt-cinq ans. Ils se servent pour cela de pipes de différents modèles dont je mets quelques échantillons sous vos yeux. L'opium, roulé en petites boules, est placé sur le fourneau au moyen d'une aiguille, puis enflammé à une lampe.

L'effet immédiat est une sorte d'état vertigineux. Les préoccu-

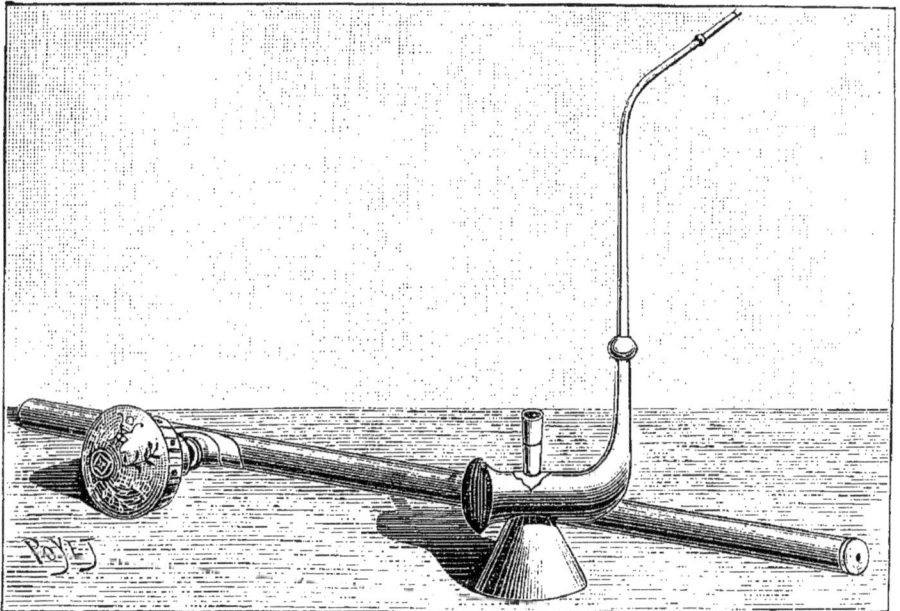

PIPES A OPIUM ET A TABAC OPIACÉ.

D'après nature.

pations de l'esprit disparaissent comme les douleurs du corps ; puis, comme dans l'opiophagie, survient un délire bruyant, une sorte d'état maniaque dans lequel le sujet s'agite, hurle et brise tout autour de lui. Souvent on le voit sortir de sa maison, s'élancer sur le premier venu et le tuer. On raconte qu'un jour, un de ces forcenés se jeta sur la lance d'un soldat de police avec tant de force, qu'il s'embrocha lui-même non-seulement dans le fer, mais dans le bois, et qu'il arriva ainsi jusque sur son adversaire qu'il tua de son poignard. C'est pour éviter cet accident que certains agents de l'ordre public sont armés de fourches avec lesquelles ils saisissent les fumeurs délirants et les collent contre le mur jusqu'à ce qu'on ait pu les désarmer.

Il existe en Chine des cabarets pareils à ceux de la Turquie, où les gens du peuple vont fumer : les régisseurs de ces sortes d'établissements se chargent de les attacher s'ils deviennent furieux; ils les roulent sur des divans quand ils en arrivent à la période d'abrutissement.

Dans quelques endroits il existe même des sortes de caves où pour plus de sûreté on enferme les fumeurs pêle-mêle et sans surveillance. Ils peuvent crier, hurler, se battre sans risquer d'attirer l'attention de la police. Il n'est pas rare, quand le matin on vient à ouvrir un de ces repaires, d'y trouver quelques cadavres. Il y a peu de temps l'administration anglaise découvrit à Londres même un de ces établissements importé par les Chinois.

Vous concevez sans peine, Messieurs, que l'intelligence ne résiste pas longtemps à de pareils traitements.

C'est qu'en effet, le fumeur d'opium, comme le *mangeur,* est forcé d'augmenter rapidement la dose de son poison. Au bout de six à huit mois, il doit fumer une dizaine de pipes par jour : tout son argent y passe, il est ruiné en un an : il vend ce qu'il possède, puis il joue, et, quand il a tout perdu, il joue ses doigts, dont il abat une phalange d'un coup de hachette chaque fois qu'il se trouve avoir perdu. (Ball.) Les auteurs s'accordent à dire que le maximum de la vie d'un fumeur est alors de cinq ou six ans.

Outre sa torpeur intellectuelle, le fumeur nous présente un état cachectique caractéristique; son appétit est perdu, toutes ses fonctions suspendues; son teint est plombé, et son corps tellement maigre, qu'il semble n'être qu'un squelette habillé de peau.

En face d'un pareil mal, le gouvernement impérial a essayé de réagir : il a d'abord frappé d'impôt l'entrée de l'opium.

Ce système n'a pas été heureux : le fonctionnaire chinois n'est

pas seulement menteur, il est surtout voleur, et c'est de la con-
cussion qu'il tire le plus clair de ses revenus. Si j'en crois M. de
Moges, le tao-taï de Shang-haï se faisait, en 1860, pour un mil-
lion de pots-de-vin, rien qu'en laissant entrer de l'opium en con-
trebande.

Devant son insuccès douanier, le gouvernement essaya de la
jurisprudence pénale. Écoutez l'arrêt que lança, en 1841, le vice-
roi de Canton :

« Voilà deux ans que le chef du Céleste Empire a défendu à tous
ses sujets de fumer l'opium. Ce délai de grâce expire le douzième
jour de la douzième lune de cette année. Alors tous les coupables
de contravention seront punis de mort, leurs têtes seront expo-
sées en public, afin d'effrayer ceux qui seraient tentés de les imiter.
— J'ai réfléchi pourtant que l'emprisonnement solitaire était plus
efficace que la peine capitale pour arrêter un aussi épouvantable
délit. Je déclare donc que je vais faire construire près de la porte
d'éternelle pureté une prison spéciale pour les fumeurs d'opium.
Là, ils seront tous, riches ou pauvres, enfermés dans une cellule
étroite, éclairée par une fenêtre, avec deux planches servant de
lit et de siége pour s'asseoir. On leur donnera chaque jour une
ration d'huile, de riz et de légumes. En cas de récidive, ils subi-
ront la mort. »

Cette législation avait un inconvénient : la peine était hors de
proportion avec le crime, et par suite inapplicable. Voyez-vous
nos cours d'assises condamnant à la guillotine tous ceux qui fument ou qui prisent? Il y aurait là de belles occasions pour l'exercice du droit de grâce.

D'ailleurs, en regardant autour de lui, l'Empereur s'aperçut
que ses femmes elles-mêmes fumaient de l'opium, et je ne garan-
tirais pas que, s'il eût voulu prendre son arrêté bien à la lettre, il
n'eût pas dû commencer par se suicider.

Après la législation, on essaya de la moralisation, des prédica-

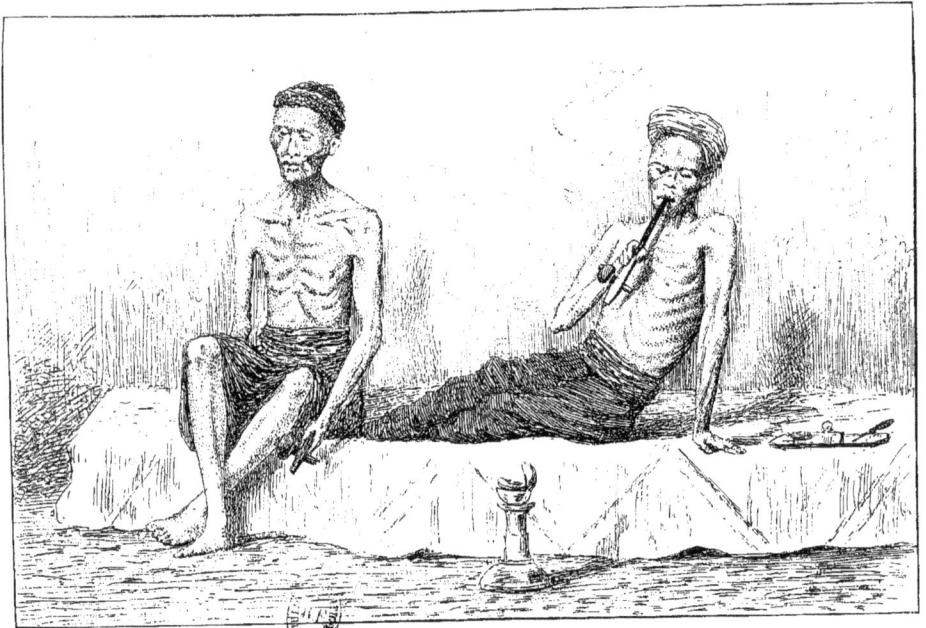

LES FUMEURS D'OPIUM.

D'après une photographie.

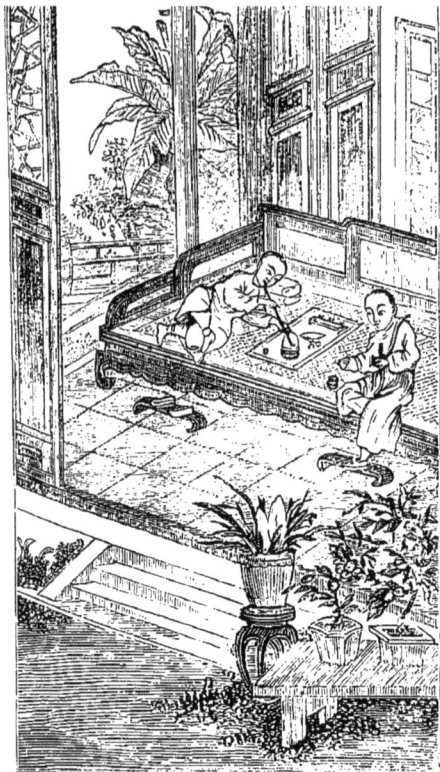

LE FUMEUR D'OPIUM S'ABANDONNE A SON VICE.

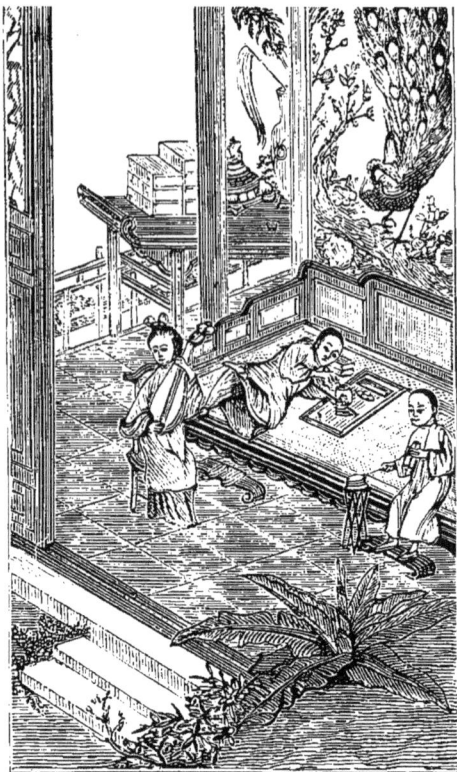

IL VIT DANS UNE OISIVETÉ ABSOLUE.

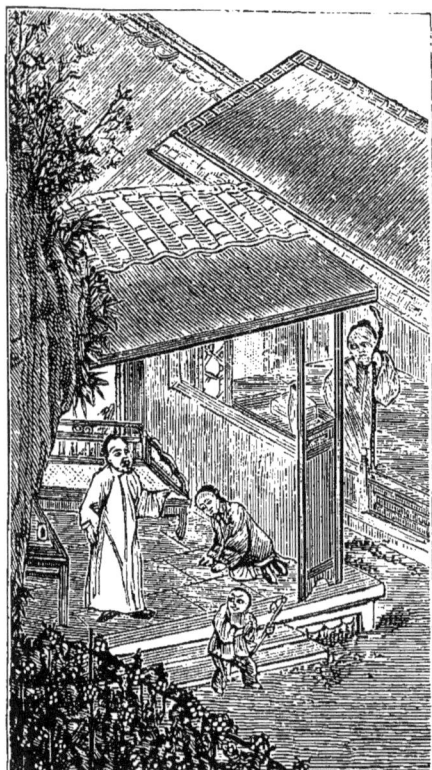

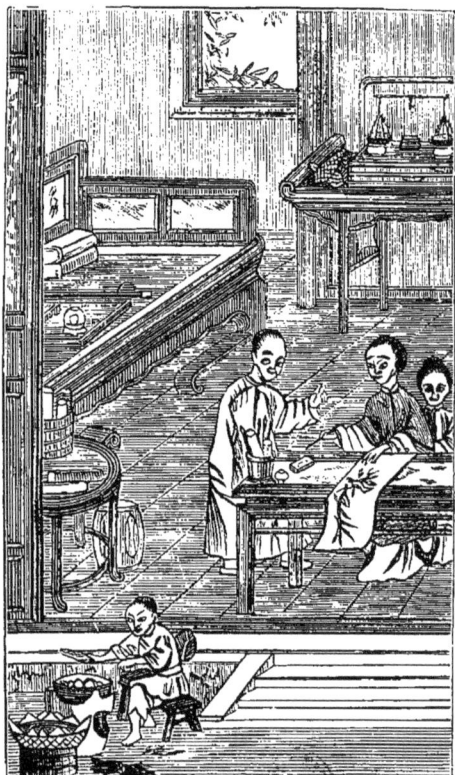

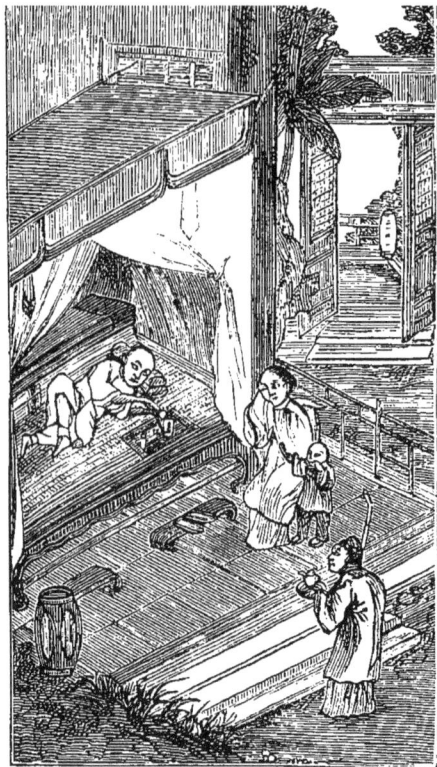

LE FUMEUR PEUT A PEINE QUITTER SA COUCHE.

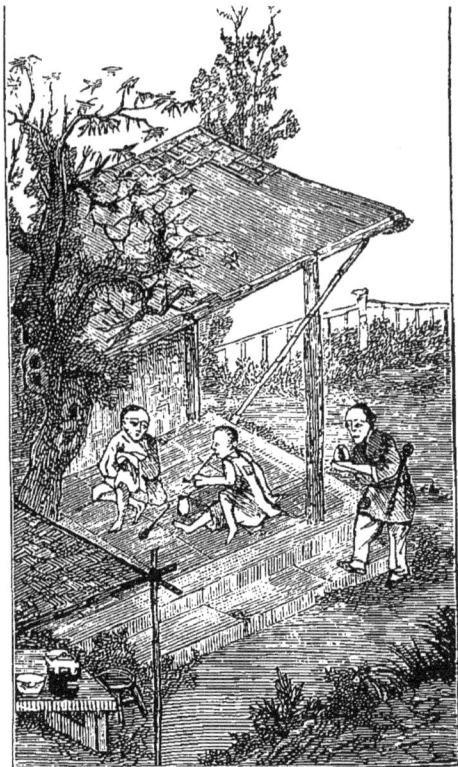

IL VEND JUSQU'A SES HABITS.

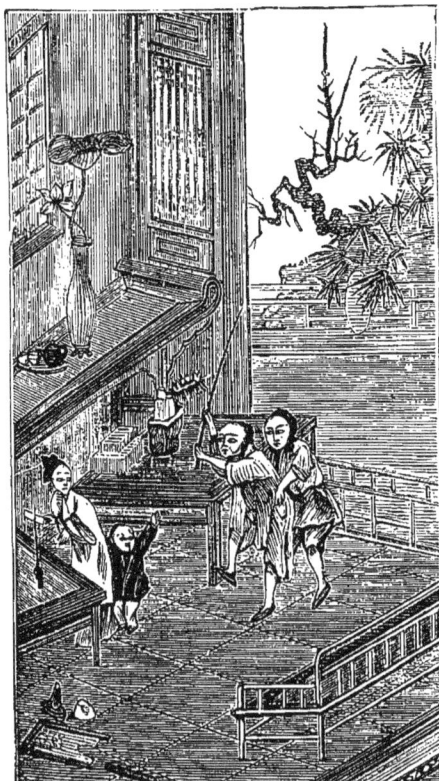

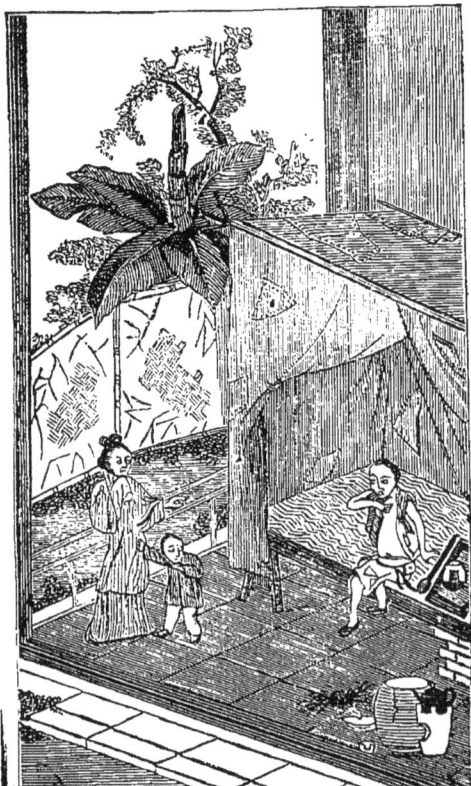

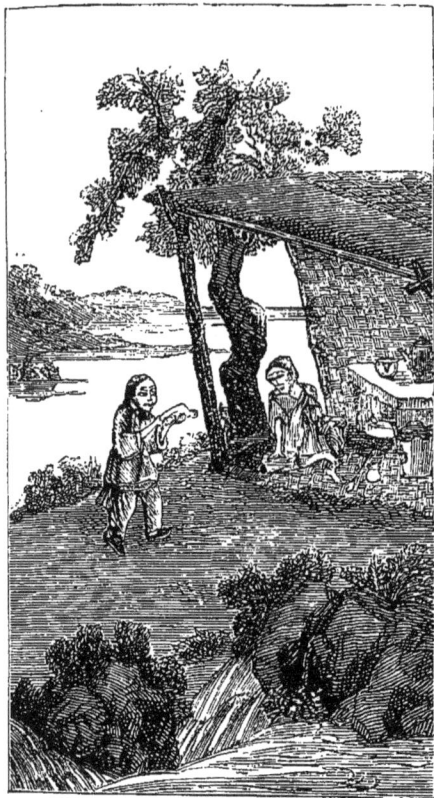
IL EN EST RÉDUIT A MENDIER.

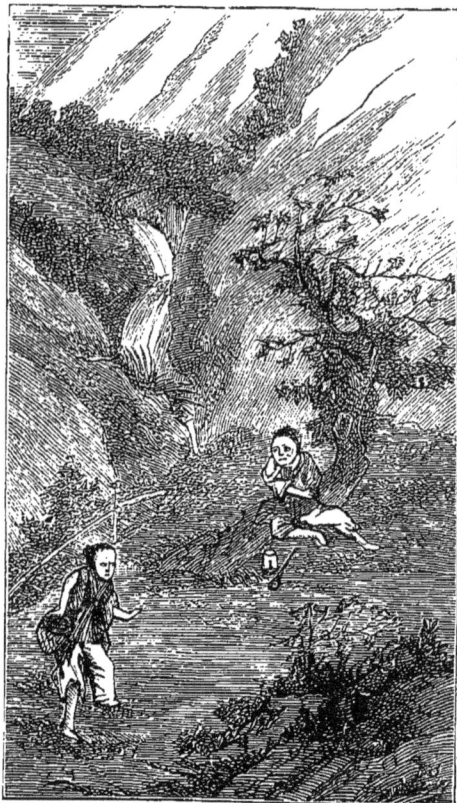
IL N'A PAS UNE PIERRE OU REPOSER SA TÊTE.

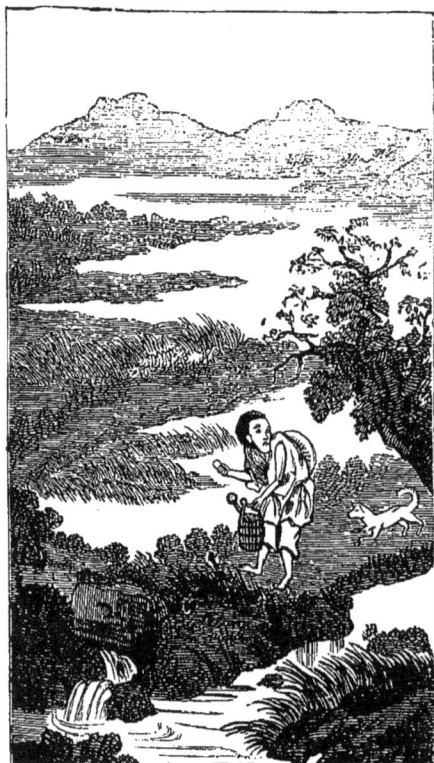

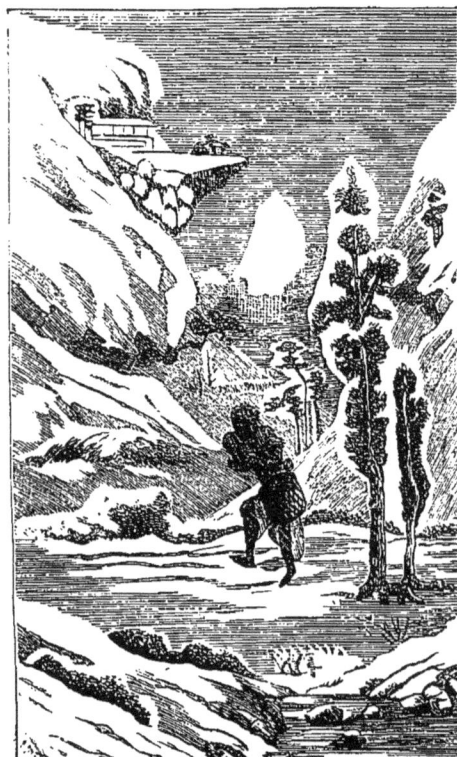

tions; l'imagerie populaire reproduisit à l'infini les malheurs du fumeur d'opium.

Une série de ces crépons si connus dans le pays et vendus à si bon marché a reproduit les maux qui menacent le fumeur. Au début, nous voyons un homme riche dans une maison luxueuse : il commence à fumer de l'opium, malgré les exhortations d'un ami qui, lui, fume du tabac dans un narghilé. Voici que sa famille commence à s'inquiéter. Sa femme le supplie de renoncer à son vice : dans une pièce voisine sa vieille mère pleure en silence, et son enfant profite de la scène pour emporter la pipe, cause de tous les maux.

Mais l'opium a déjà fait son œuvre ; la démoralisation du fumeur augmente tous les jours ; il a abandonné sa profession, il dissipe ses biens, renonce à son négoce : toute la journée il vit dans ses rêves, pendant que des histrions, qu'il paye fort cher, font de la musique auprès de son divan.

Quatrième tableau, la misère est venue : la maison est déjà moins riche, le malheureux a vendu ses meubles pour satisfaire son vice. Il ne donne plus d'argent aux siens, et voilà que sa pauvre femme est obligée de peindre des images pour subsister. Le domestique de la maison est uniquement occupé à préparer l'opium de son maître. Voyez d'ailleurs la figure de celui-ci : comme il est changé ; la maladie et le vice l'ont déjà marqué de leurs stigmates.

C'est tout au plus s'il peut se soulever de son lit, tant il est abruti ; aussi la cinquième gravure nous le montre-t-il couché ; sa femme et son enfant pleurent à chaudes larmes. Sa vieille mère, un petit paquet à la main, déclare qu'elle quittera la maison. Il demeure inerte.

Il n'en est pas toujours ainsi, malheureusement ; le fumeur d'opium, je vous l'ai dit, est pris souvent de rages stupides dans lesquelles il frappe tout ce qui l'entoure ou quiconque lui résiste ;

l'auteur nous le montre brisant ses meubles, battant sa femme et
son enfant qui se récrient. Son fidèle serviteur tente, mais sans
succès, de le retenir.

L'appétit pour l'opium est sans limites ; le fumeur a vendu
sa maison, ses habits. Le voilà couché sur une natte dans un han-
gar, il demande la charité, et tout ce qu'on lui donne, il l'emploie à acheter son poison favori. Sa famille, prise de dégoût, le
quitte, son petit enfant a peur de lui. Son aspect devient tel que
les passants prennent la fuite en le rencontrant. Il s'en va alors à
travers la solitude avec des vêtements qu'il a volés ; les chiens
eux-mêmes lui donnent la chasse.

Exténué, il s'assied au pied d'un arbre, abandonné de tous ; il
n'a même plus d'opium pour satisfaire sa passion, il comprend sa
faute, mais il n'est plus temps de la réparer ; voici l'hiver, le
misérable attend la mort, n'ayant même plus une pierre où reposer sa tête.

Voilà, Messieurs, qui est bien triste, bien frappant et bien moral. Eh bien, toute cette propagande eut à peu près le succès de
celle des Sociétés contre l'intempérance, et les choses sont encore
aujourd'hui en l'état.

Messieurs, il n'y a pas ordinairement de mangeurs ni de fumeurs
d'opium parmi nous. On cite pourtant quelques personnes qui,
pour soulager leurs maux, ont pris peu à peu l'habitude d'avaler
d'assez grandes quantités de cette substance.

Ball a observé à la Salpêtrière une femme qui buvait soixante
grammes de laudanum par jour ; Zambaco cite un malade de ses connaissances qui en prenait d'un coup la valeur d'un verre à bordeaux.
J'ai vu moi-même un homme qui avait vécu longtemps en Chine
et qui buvait un verre de laudanum de Rousseau dans sa journée.

Mais, tout le monde le sait aujourd'hui, les thériakis et les fumeurs de l'Orient ont leurs frères d'Europe ; ce sont les morphinomanes.

Il y a entre les premiers et les seconds la différence même qu'il y a entre les barbares et les hommes policés, la civilisation intervient jusque dans la manière de s'empoisonner.

Pendant que l'Oriental mange ou fume simplement le suc du pavot, tel à peu près que la nature le lui fournit, l'Européen est plus raffiné; il va chercher une des substances actives de l'opium, et il l'introduit dans son économie, de manière même à n'en pas subir le contact désagréable.

L'opium est un mélange complexe; il ne contient pas moins de dix-sept poisons, dont la quantité varie suivant la provenance. Les deux plus importants sont la morphine et la codéine, souvent employées en médecine. Ce sont précisément ces deux substances, la première surtout, qui servent aux empoisonnements chroniques qui nous occupent.

Comment devient-on morphinique quand on est un Français, un habitant de Paris, et qu'on n'y est pas sollicité par le fait de l'habitude générale ou l'existence d'établissements spéciaux?

Il y a pour cela deux procédés.

La cause la plus habituelle est quelque affection douloureuse dont on se trouve atteint passagèrement, une simple névralgie dentaire ou faciale, de violentes douleurs d'estomac ou de tête. Le médecin consulté, souvent à bout de ressources, quelquefois, il faut bien le dire, pour en finir avec un client d'autant plus importun qu'il souffre davantage, le médecin prescrit d'introduire sous la peau de la région douloureuse quelques milligrammes d'un sel de morphine.

L'effet, je dois en convenir, est merveilleux, la douleur cesse instantanément, mais passagèrement : le lendemain, elle reprend de plus belle. Le malheureux patient se souvient du succès de la veille et réclame son calmant. Il faut bien céder, et ainsi de suite pendant plusieurs jours. Seulement l'accoutumance au poison se manifeste : ce n'est plus une injection par jour qu'il

faut pour arrêter le mal; c'est deux, puis trois, puis quatre, et
ainsi toujours en augmentant.

Alors, Messieurs, se produit un singulier phénomène : la douleur primitive, cause du premier traitement, a depuis longtemps
disparu, et pourtant le malheureux malade ne peut cesser d'employer la morphine; s'il néglige quelques jours son empoisonnement, il y est bien vite rappelé par des malaises tellement intenses
qu'ils lui font tout oublier, et qu'il est obligé de céder, d'augmenter la dose à chaque fois, au point d'arriver à des quantités vraiment formidables.

Il est une chose qui aide beaucoup les morphinomanes à tomber dans leur triste état, c'est la complaisance des médecins.
Ceux-ci le déclarent eux-mêmes dans leurs écrits, et vous verrez
qu'ils en sont bien punis, car beaucoup sont les premières victimes de la morphine, bien avant leurs clients. Les premières
fois qu'un malade réclame avec instance la morphine, on va chercher le docteur qui se charge lui-même de la petite opération.
Mais bientôt, comme il faut répéter l'injection plusieurs fois par
jour, il finit par confier à la garde-malade ou à la famille le flacon
de morphine et la seringue d'argent qui sert à la passer sous la
peau, et, ce jour-là, tout est perdu. Comment résister aux supplications d'un être qu'on chérit et qui souffre? le docteur a bien
défendu de faire plus d'une injection par jour, mais enfin cela
n'est pas mathématique, on force un peu la dose; puis, un beau
jour, le malade s'empare lui-même du flacon et de l'outil, et alors,
sans contrôle aucun, avec l'avidité de la passion, il s'injecte la
morphine dans les proportions que je vous dirai.

Rien d'ailleurs ne l'empêche de se livrer à sa folie; il porte indéfiniment chez le pharmacien la première ordonnance de son
médecin, on la lui renouvelle indéfiniment, et nous verrons qu'une
ordonnance de dix centigrammes a pu servir à la même personne
pour obtenir près d'un kilogramme de morphine.

Voilà, Messieurs, la première manière de devenir morphinomane; c'est la manière naturelle et honnête. Mais il y en a une
autre, c'est la façon mondaine, aimable et distinguée. Nos premiers morphinomanes sont de pauvres dolents qui essayent de se
soulager; les seconds sont des gens délicats qui cherchent dans
des excitations toxiques des sensations que ne peuvent plus leur
procurer leurs nerfs émoussés et leur imagination un peu blasée.
Ceux-là sont les prosélytes d'une véritable association, et ils n'ont
qu'une ambition, faire des élèves; ce sont des missionnaires en
toxicomanie. C'est une habitude qu'ont tous les vicieux et tous les
incomplets de vouloir faire des pareils. La fable du renard qui a
la queue coupée n'est pas d'hier. Les ivrognes ont un profond
mépris pour les sobres, et tout autour d'eux ils cherchent à entraîner ceux qui les environnent, dussent-ils, au début, se priver
un peu eux-mêmes pour aider les autres : hélas! ils ne réussissent
que trop dans leur propagande.

Les morphinomanes sont semblables; ils aiment à prêcher leur
vice. Deux amis se rencontrent, l'un se plaint à l'autre de douleurs vagues qui le tourmentent, de chagrin, d'ennui; il ne se
plaît plus à rien; le monde, les courses, le théâtre ne lui pro-
curent plus de distraction : il *s'assomme*. Un homme du monde,
fût-il secrètement ivrogne, hésitera, chez nous au moins, à conseiller à un autre de noyer sa tristesse dans le vin; mais la morphine, c'est un médicament, et la conseiller, c'est faire un peu
acte de médecin; or vous savez si nos gens du monde aiment cela.
De confidence en confidence, le conseilleur en arrive à avouer que,
lui aussi, il a éprouvé des tristesses, qu'il a eu recours à la morphine, dont on lui avait parlé, et qu'il s'en trouve fort bien.

Et c'est ainsi que, par les conversations mêmes, il se fait comme
une secte nouvelle : ce sont les volontaires de l'armée morphinomane. Tout le monde en parle, on en a dans ses connaissances,
la littérature et le théâtre se sont emparés du sujet pour en

tirer des effets. Nous avons eu la *Comtesse Morphine* de Mallat.
Écoutez ce que M. Daudet, dans un roman justement célèbre,
dans l'*Évangéliste,* dit de cette passion nouvelle :

« Cette pauvre de Lostande... Encore une qui n'est pas heureuse... Tu as su la mort de son mari, cette chute de cheval aux
grandes manœuvres?... Elle n'a pu s'en consoler... seulement, elle,
pour oublier, elle a ses piqûres... Oui, elle est devenue... comment dit-on?... Morphinomane. Toute une société comme elle...
Quand elles se réunissent, chacune de ces dames apporte son petit
étui d'argent avec l'aiguille, le poison... et puis crac, sur le bras,
dans la jambe. Ça n'endort pas; mais on est bien... Malheureusement, l'effet s'use chaque fois, et il faut augmenter la dose. »

Il est à remarquer que le luxe qui tend à s'introduire partout
a déjà envahi la morphinomanie. La petite seringue à injection,
qui permet de pousser la morphine sous la peau et d'éviter le goût
amer qu'elle laisserait dans la bouche et les nausées qu'elle occa-
sionnerait, la petite seringue de Pravaz a reçu d'ingénieuses et
artistiques modifications.

Il a d'abord fallu la rendre facilement transportable en même
temps qu'on la dissimulait aux yeux. Je me suis adressé à un
grand fabricant d'outils de chirurgie de Paris, et il a bien voulu
mettre à ma disposition l'arsenal de la morphinomanie moderne,
tel que le goût, le luxe ou l'esprit imaginatif de ses propres
clients le lui a fait fabriquer.

Voici d'abord la seringue contenant un centigramme de morphine, telle que l'emploient les médecins; elle est un peu délicate,
difficile à manier et difficile à cacher : elle ne sert qu'aux morphinomanes sans vergogne, à ceux qui ont pris leur parti et qui sont
fiers de leur vice.

Mais en voici une autre adroitement cachée dans un porte-allu-
mettes de poche : à côté d'elle vous voyez un petit flacon qui contient la dose de poison nécessaire pour l'après-midi.

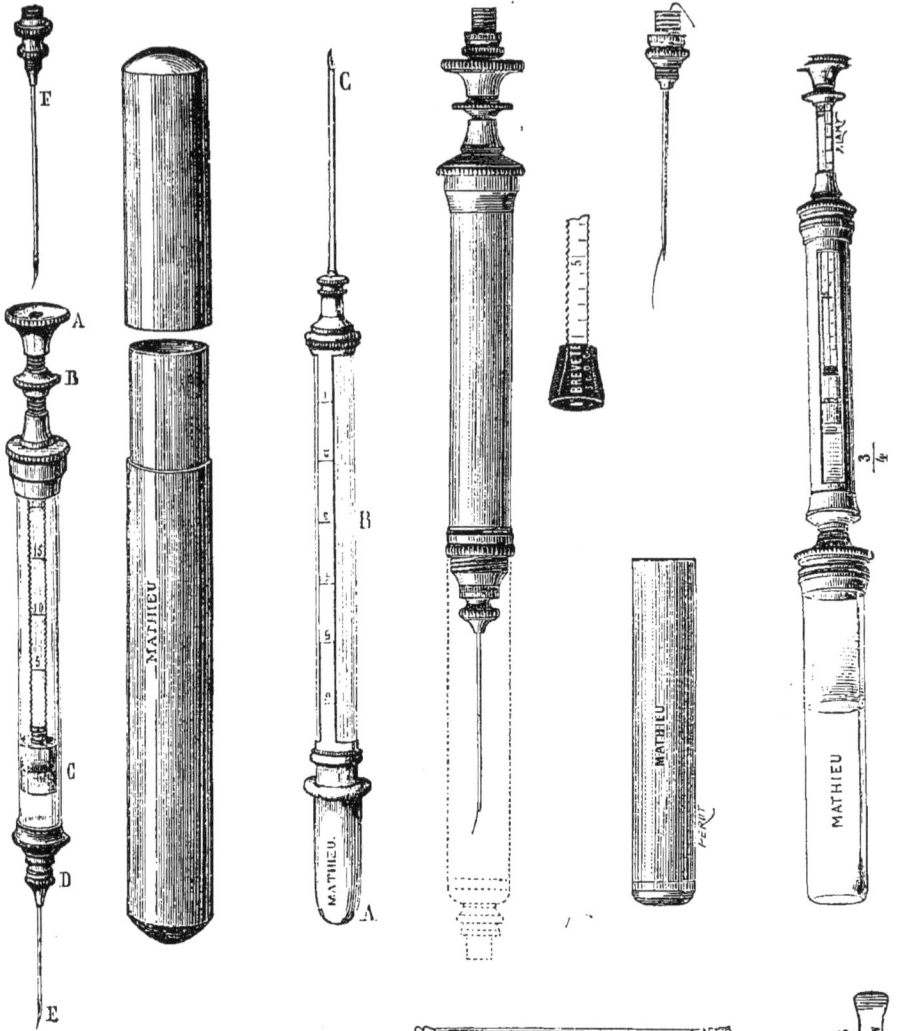

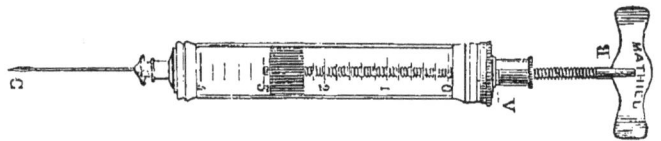

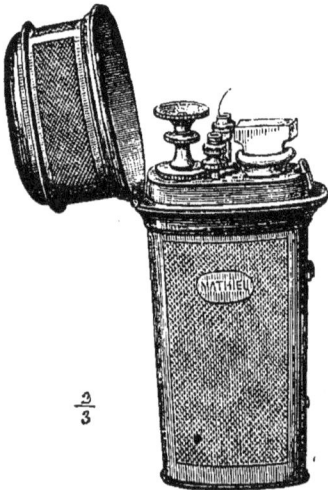

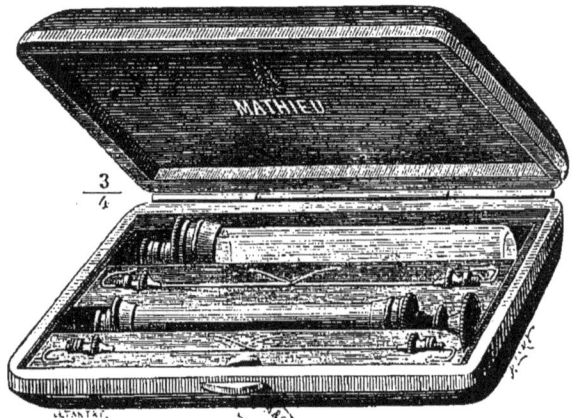

ARSENAL DE MORPHINOMANIE

Ici, c'est un faux porte-cigares qui contient tout ce qu'il faut pour injecter le poison.

Ce long étui est un raffinement. Il est peu commode au milieu d'une réunion d'aspirer la morphine dans la seringue avant de se

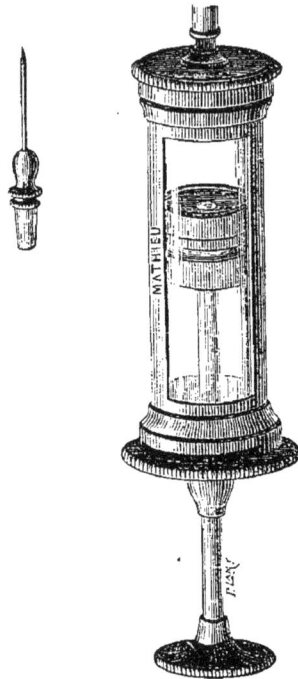

ÉNORME SERINGUE A INJECTIONS
HYPODERMIQUES.

faire une piqûre : les morphinomanes ont inventé de remplir d'avance une seringue très-longue qu'ils portent tout amorcée dans leur poche; de temps en temps ils se font une piqûre, et n'ont qu'à pousser un peu le piston chaque fois, jusqu'à ce que, le soir, la seringue se trouve vidée.

J'ai vu de petites seringues en or contenues dans un flacon à sels anglais; voici un étui en argent qu'on dirait destiné à renfermer un nécessaire à broder : ouvrons-le, il contient une adorable petite seringue en or et un flacon de poison. Entre morphino-

manes du grand monde, on se fait des cadeaux selon ses goûts, et
il se fabrique aux environs du jour de l'an des seringues et des
flacons à morphine émaillés, couverts d'emblèmes et de gravures,
dans des étuis chiffrés et armoriés ; l'un de ces bijoux, commandé
l'année dernière par une riche morphinomane, pour une de ses
collègues en toxicomanie, à atteint le prix de 350 francs.

Je ferais une énumération incomplète, si, en terminant cette
revue, je ne vous montrais une seringue énorme qui peut conte-
nir un centilitre de poison : elle est aux bijoux des dilettanti de
la morphine ce qu'une pièce de marine est à un petit canon de
montagne : celle-ci sert à un malade que je connais et dont je vous
parlerai longuement.

Ainsi, la morphinomanie n'est pas toujours le résultat de la douleur ou du chagrin ; bien des gens se morphinisent comme d'autres
fument, boivent ou font de la musique : pour tuer le temps, pour
se désennuyer, pour remplir par des rêvasseries vagues le vide
que laisse l'oisiveté dans l'existence des inutiles : c'est de cette
manière qu'au moment même où je vous parle, s'empoisonne
paisiblement le fameux *Tout-Paris,* et probablement aussi le Tout-
Londres et le Tout-Berlin.

Après cet exposé des causes de la monomanie morphinique, et
avant de vous en montrer les terribles effets, il me semble logique
d'examiner encore quelques points d'étiologie.

Et d'abord, les hommes sont-ils plus souvent morphinomanes
que les femmes ? A s'en tenir aux statistiques imprimées, oui. Sur
cent morphinomanes, on ne rencontre guère que vingt-cinq
femmes. Mais que celles-ci ne se hâtent pas de triompher. Tous
les praticiens disent, d'accord, qu'elles sont plus nombreuses,
seulement elles sont plus dissimulées ; un auteur que j'ai là sur ma
table dit plus menteuses ; je n'aurai garde de le citer. La vérité
est qu'une fois adonnées à leur vice, elles se laissent aller absolu-

ment; l'état de trouble intellectuel où elles tombent n'entrave pas leur existence comme celle d'un homme obligé de gagner sa vie; elles ne consultent pas de médecin, et alors on ne les compte pas dans les statistiques.

Une chose curieuse, c'est que sur cent morphinomanes, on trouve cinquante et une personnes touchant à l'exercice de la médecine : docteurs, étudiants, infirmières, Sœurs de charité ou diaconesses; cela s'explique assez bien, étant donnée la facilité qu'ont ces gens à se procurer l'attirail nécessaire aux injections de morphine.

Il est donc bien agréable de vivre sous l'influence de ce poison, puisque tant de gens s'exposent pour cela aux périls les plus graves? A cela, je réponds non, au début. Il en est de ce vice comme des autres, les commencements en sont pénibles. Qui ne se souvient avec amertume de son premier cigare? Quel ivrogne n'a pas grimacé à son premier verre d'absinthe, qui, depuis...! Eh bien, Messieurs, pour la morphine il en est de même; les premières injections font mal; la piqûre est douloureuse; souvent il survient des nausées, des vomissements, et cela est fort heureux, car bien des gens s'en tiennent là.

Mais, il faut bien l'avouer, l'accoutumance se fait assez vite, le *mithridatisme* s'établit, et les effets désagréables du poison s'atténuent et disparaissent. La pénétration de la morphine produit presque immédiatement alors une sorte de vague général et délicieux, un anéantissement de l'être qui fait instantanément disparaître les réalités extérieures et les remplace par une rêverie béate; au début même, l'esprit semble plus vif, plus acéré. C'est là, vous concevez, un état comparable à celui que peut donner à un homme d'esprit et à un causeur agréable une légère pointe de vin.

Les douleurs physiques et morales disparaissent, les chagrins sont oubliés pour un temps. « Vous connaissez, dit M. Ball, le

fameux monologue d'Hamlet et le passage où le prince s'écrie que,
sans la crainte de l'inconnu, personne n'hésiterait à se soustraire
aux chagrins de la vie quand il suffit, pour entrer dans le repos,
d'une pointe acérée. Eh bien, cette pointe acérée dont parle Shakespeare, cette aiguille libératrice, nous la possédons : c'est la seringue de Pravaz. D'un coup d'aiguille vous pouvez effacer les
souffrances de l'esprit, les injustices des hommes et celles de la
fortune, et l'on comprend dès lors l'empire irrésistible de ce merveilleux poison. »

Malheureusement il en est, vous ai-je déjà dit, de la morphine
comme de l'opium; il faut sans cesse augmenter les doses pour
obtenir les mêmes effets. On débute par un centigramme par jour,
mais il faut bientôt doubler, puis tripler, sinon l'effet est fugace.
Au bout de quelques semaines, deux ou trois mois au plus, la
morphinomanie est établie, on ne peut plus lui échapper.

C'est à tout instant qu'il faut injecter le poison, sinon le bien-
être est remplacé par un affreux supplice. C'est alors que les malheureux maniaques sont obligés d'avoir toujours sur eux la seringue et la fiole, et tout cet arsenal que je vous montrais. Au milieu
d'une promenade, saisis par leur rage ou leur malaise, on les voit
s'arrêter et s'en aller dans quelque massif. D'autres prennent subitement une voiture pour pouvoir faire leur injection.

Telle grande dame se retire au fond de sa loge en pleine représentation, à l'Opéra; elle se sent s'alourdir, son esprit s'empâte,
sa parole s'embarrasse, il lui faut sa morphine.

Un homme d'État, ministre d'une grande puissance européenne,
se voit obligé, chaque fois qu'il y a conseil, d'emporter son nécessaire à morphine : il s'administre aussi une injection chaque
fois qu'il doit prendre la parole.

Un médecin très-occupé, qui a pris la malheureuse habitude de
se morphiner, est obligé de prendre de grandes précautions le
jour de sa consultation, sinon il se met à se lamenter et à larmoyer

sur les maux que lui content ses malades, ce qui ne doit être pour eux ni une consolation, ni un encouragement.

Un morphinomane, que j'ai eu longtemps entre les mains et dont j'avais même fait mon secrétaire, s'administrait quelques centigrammes de morphine sous mes yeux chaque fois que je lui donnais quelque chose à copier ou à lire.

Toutes les classes de la société sont ainsi ravagées, même les inférieures. Je me souviens d'un service d'hôpital auquel je fus attaché quelque temps comme interne, et dans lequel, à l'insu des chefs, on avait pris l'habitude de calmer les moindres douleurs par une injection de morphine : le hasard me rendit témoin du fait, et je ne pus déraciner cette déplorable habitude qu'en résistant chaque soir aux supplications et en éloignant les malades les plus atteints.

D'un autre côté, et dans un tout autre monde, qui ne se souvient d'une pauvre duchesse morte misérablement à vingt-cinq ans, pour avoir cherché dans la morphine l'oubli des chagrins et des outrages dont on l'abreuvait?

Plutôt que de faire devant vous le tableau méthodique de l'état où tombent les morphinomanes, j'aime mieux vous exposer quelques observations qui vous montreront à quel point peut être poussé l'abus et quelle déchéance intellectuelle finit par frapper ceux qui le commettent.

M. C..., employé à l'Hôtel de ville de Paris, eut, vers 1869, une affection difficile à définir, mais qui ne devait être qu'une névralgie viscérale, peut-être une simple gastralgie; son médecin, pour le soulager, lui prescrivit quelques injections de morphine au creux de l'estomac. Le malade prit l'habitude de les faire lui-même, et naturellement il en abusa. Quand je connus M. C..., il se faisait environ trente-cinq injections par jour, chacune de dix centigrammes de chlorhydrate de morphine, en tout trois grammes cinquante. Or dix centigrammes constituent une dose toxique

qui tuerait d'un coup quiconque essayerait de la prendre d'emblée.
Les trois grammes et demi de morphine étaient dissous dans cent
cinquante de liquide, si bien que le malheureux était obligé de se
passer dans la peau une masse d'eau énorme qui formait sous elle
des bosses grosses comme des oranges. Pour éviter les nombreuses
piqûres que nécessitaient de pareilles manœuvres, M. C... se servait d'une seringue énorme que je vous ai montrée. La dépense
que M. C... était obligé de faire chaque jour était telle qu'il avait
épuisé toute sa petite fortune, et que ses appointements mêmes devenaient insuffisants, le prix pharmaceutique de la morphine étant
d'environ deux francs pour une solution d'un gramme, soit environ trois mille francs pour la quantité colossale d'un kilogramme
et demi de poison que consommait par an ce malheureux. Or, ses
appointements étaient de douze cents francs, et il n'avait plus
que cela. Il dut, dans ces conditions, entrer à l'Hôtel-Dieu, où il
était placé dans une petite chambre à part. Son instruction relative,
et surtout une superbe écriture, le faisaient employer par beaucoup de médecins ou d'étudiants à des travaux de copie ou de cor-
rection, grâce auxquels il pouvait adoucir un peu sa misère. C'est
dans ces conditions qu'il travailla pour moi une année entière.
Sur sa table étaient sans cesse la morphine et la seringue de Pravaz; au milieu même de ses écritures, on le voyait se troubler,
puis, subitement, il se faisait une piqûre. Alors il semblait allégé
d'un poids, et il se remettait à l'ouvrage pour une heure ou deux,
au bout desquelles il recommençait.

Vous concevez qu'à un semblable métier son corps ne devait
plus être qu'une plaie. Et ceci n'est pas une exception : chez tous
les morphinomanes il en est de même, et, chez beaucoup d'entre eux, des éruptions spéciales, des érysipèles viennent encore
compliquer le mal. Quand ce ne serait que par une bien juste co-
quetterie, on devrait s'arrêter. Je ne connais rien de plus répugnant
que ces ulcères que nos morphinomanes cachent soigneusement.

Je mets sous vos yeux l'aspect véritablement navrant du bras d'un de ces individus : les piqûres sont tellement rapprochées les unes des autres qu'elles se confondent; elles ont donné lieu à des phlegmons, puis à des abcès qui ont laissé après eux des cicatrices et des noyaux indurés, si bien que la peau ressemble plus à celle d'un reptile qu'à la peau d'un être humain.

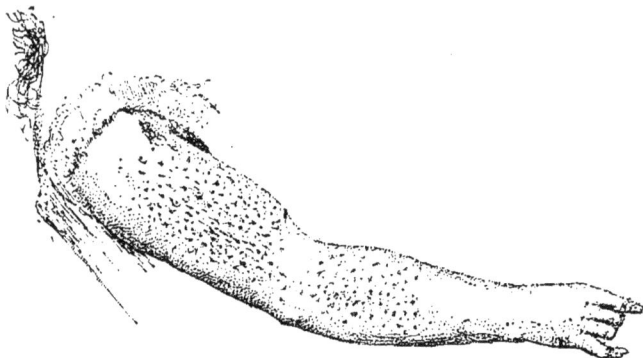

BRAS D'UNE MORPHINOMANE.
D'après nature.

Il arrivait quelquefois que la pharmacie ne servait pas assez vite M. C... Alors j'observais sur lui, portés au maximum, les effets de la privation de la morphine qui constituent un véritable supplice. Ses yeux devenaient vagues, voilés, il tombait dans une sorte d'hébétude, ses mains tremblaient, il était incapable de continuer aucun travail. S'il se levait, il trébuchait, marchait comme à tâtons, se jetant dans tous les meubles. Le peu de pensée qui lui restait se portait sur la morphine.

D'autres jours, l'attente du poison ne jetait pas M. C... dans la tristesse et l'abattement. Il devenait au contraire querelleur, insupportable, hargneux, semblable à ces thériakis de Constantinople qui se trouvent accidentellemnt privés de leur opium.

Quand, par expérience, je retardais encore l'arrivée de la morphine, le malheureux était quelquefois frappé d'hallucination; il voyait passer des éclairs, il lui était impossible de s'endormir : son agitation devenait telle qu'il se mettait à errer en trébuchant à chaque pas, mais sans s'arrêter.

Il déclarait alors sentir des douleurs pareilles à des secousses électriques, ou bien il ne sentait plus ses pieds, il lui semblait qu'il nageait dans l'air; le moindre bruit le faisait tressaillir; enfin, s'il n'avait pas été enfermé dans un hôpital, il serait sorti, et vous voyez à quoi il eût été exposé dans la rue.

Mais, au milieu de cette affreuse torture, arrive la bouteille bénie : le malade se jette dessus avec gloutonnerie, il concentre ce qui lui reste de force intellectuelle et physique sur la manœuvre de la piqûre; il l'exécute, et, cinq minutes après, il est redevenu l'homme aimable, facile et travailleur que l'on connaît; il se remet à sa besogne et l'exécute fort convenablement.

Il y a cinq ans que je n'emploie plus M. C...; sa malheureuse manie est telle qu'il a dû entrer à l'hospice des Incurables, où il finira ses jours, car toutes les tentatives de traitement ont échoué.

Si je vous ai si longuement développé cette histoire, c'est qu'elle est typique, et qu'elle nous montre parfaitement dans quelle situation se trouve le malheureux qui a laissé la morphine prendre empire sur lui.

Vous comprenez que, quand, pour faire cesser l'horrible état, cette angoisse qu'amène la privation du poison, on n'a qu'à faire une injection, on n'hésite pas, on n'attend même pas, et l'on en arrive vite aux abus les plus effroyables.

Écoutez d'ailleurs l'histoire de cet autre malade :

Le docteur L..., nous raconte Zambaco, était médecin d'hôpital; il avait longtemps vécu à Vienne en étudiant, et là, il avait pris l'habitude fâcheuse de fumer beaucoup et de boire de la bière à profusion. Il en était résulté pour lui une gastralgie très-douloureuse, pour laquelle il commença par se faire quelques injections de morphine au creux de l'estomac. Comme les crises douloureuses qui cessaient après l'injection revenaient toujours le lendemain, le docteur avait fini par prendre l'habitude de se morphiniser avant chaque repas. Extérieurement, sa santé semblait devenir meilleure. Mais, pour se maintenir dans cet état de prospérité apparente, le malheureux était obligé d'augmenter sans cesse la quantité de poison ; il en était, après un an, arrivé à prendre plus de dix centigrammes de chlorhydrate de morphine par jour.

A partir de ce moment, ses collègues remarquèrent qu'il maigrissait beaucoup ; ses yeux étaient caves, ses pupilles resserrées, son teint terreux et son humeur sombre. Il demeurait quelquefois des heures entières sans parler, ayant l'intelligence vide, le regard éteint. Son corps était aussi paresseux que son esprit, il restait souvent couché une grande partie de la journée. Son appétit était éteint, il avait horreur des repas de famille ; il ne mangeait plus que de la salade, des fruits acides et un peu de lait.

Un de ses confrères, alarmé, interrogea sa femme et apprit que la pratique des injections de morphine était devenue l'unique but de la vie du docteur, et que le matin, à ses repas, le soir, sans cesse en un mot, il puisait sans poids ni mesure dans un grand flacon qu'il avait près de lui. Interrogé sur ces faits, le malheureux avoua, mais en déclarant qu'il lui était désormais impossible de se débarrasser de sa monomanie.

En effet, dit-il, quand arrive l'heure de l'injection, il est pris de fourmillements, il est brisé de fatigue, anéanti par une lassitude générale : sa respiration est anxieuse, son pouls petit et agité, il a des palpitations, il entend bourdonner ses oreilles. Si quelque circonstance s'oppose à ce qu'il satisfasse sa passion, il devient furieux, fou de colère ; un jour il alla jusqu'à frapper sa femme et ses enfants.

Si, au contraire, l'injection de morphine a lieu, la scène change, le docteur redevient aimable, enjoué, causeur délicat.....

mais pour quelques instants seulement, et il faut reprendre du poison, sinon l'état lamentable reparaît.

Un jour, le malheureux se fit une injection qui dépassait sans
doute les limites du possible, il s'empoisonna et faillit mourir.
Zambaco, qui le vit et le soigna, le supplia de cesser ses déplo-
rables pratiques. Le docteur jura que depuis longtemps il ne prenait plus de morphine ; il mentait comme tous les morphinomanes ;
il ne fut pas difficile de l'en convaincre : le tiroir de sa table de
nuit renfermait plusieurs seringues de Pravaz et dix grammes de
poison. Les remontrances de son collègue l'émurent jusqu'aux
larmes ; il jura qu'il abandonnerait sa terrible passion qui le menait
à la ruine et à la folie. Six jours après, il se faisait une nouvelle
injection exagérée et tombait mort.

Voilà, Messieurs, une observation qui vous montre que l'abus
de la morphine ne détruit pas seulement le corps, mais qu'il per-
vertit l'esprit et la conscience. Le docteur, homme bien élevé,
instruit, haut placé, mentait comme un écolier en défaut, et bat-
tait sa femme comme un ivrogne.

Mais voici d'autres cas où la perversion est plus forte encore.
Une espèce qui devient commune, c'est le morphinomane voleur
et assassin, le frère de ces fumeurs d'opium qui parcourent les
rues de Shang-haï en frappant tout sur leur route.

En 1882, une dame C..., femme d'un dentiste de Paris, était
arrêtée en flagrant délit de vol aux *Magasins du Louvre*. Exami-
née par M. Brouardel, elle racontait son délit sans la moindre
gêne, sans inquiétude ; elle avouait que depuis plusieurs années
elle prenait de la morphine dans le cabinet de son mari, et qu'elle
était arrivée à en consommer un gramme par jour. Elle était
tombée dans un état tel de stupidité qu'elle n'avait même pas pris
de précautions pendant qu'elle commettait son vol.

A propos de ce cas, M. Lunier en faisait connaître un autre.
Une lingère, habitant Paris, volait des dentelles à ses patrons. On

l'arrêta, et l'on s'aperçut dans l'instruction qu'elle se servait du produit de ses vols pour acheter du laudanum au litre. Elle en prenait 50 grammes par jour et dépensait pour cela 1,200 francs par an.

Mais un autre fait bien caractéristique étonnait dernièrement tout Paris. Les journaux nous apprenaient que madame J..., femme du meilleur monde, venait d'être arrêtée pour vol dans les *Magasins de la Ville de Saint-Denis*. Elle avait acheté pour 120 francs de lingerie, et, pendant que le commis faisait le paquet, elle s'était approchée d'une caisse, le porte-monnaie à la main, comme pour payer, mais elle était revenue au rayon après avoir donné un faux nom et une fausse adresse, et en disant qu'on lui envoyât ses achats. Elle avait réclamé à l'employé son paquet, comme si elle l'avait soldé; puis elle était partie. Quelques jours après, elle revenait au magasin rapportant les objets dérobés, disant qu'ils ne lui convenaient plus, et réclamant son argent. Mais elle avait été reconnue, on l'arrêtait et on la livrait à la police.

Celle-là volait pour acheter de la morphine.

Madame J... était fille de M. de Saint-X... : elle était restée orpheline de bonne heure, et on l'avait placée dans un couvent où, dit-elle, elle était fort malheureuse. Revenue vers vingt ans chez son tuteur, elle s'était bien mariée et selon ses goûts. C'était une femme nerveuse que la moindre contrariété jetait dans des états tels, qu'il fallut plusieurs fois l'enfermer. En 1879, les névralgies dont elle souffrait furent traitées par son médecin au moyen du chlorhydrate de morphine ; les douleurs disparurent instantanément. Ravie de cette trouvaille, elle se procura une seringue de Pravaz, rédigea de fausses ordonnances, et se mit à se faire des injections avec une véritable gloutonnerie.

En six mois, elle en était arrivée à 40 centigrammes par jour. Pour payer tout cela, elle vendait les livres de la bibliothèque de son mari et l'argenterie non usuelle de son ménage : elle avait appris la route du Mont-de-piété et s'y rendait souvent.

Elle était néanmoins fort gênée, quand elle rencontra un pharmacien complaisant qui la servit à crédit et qui, du 29 mai 1881 au 27 octobre 1882, lui livra 3,475 paquets de 20 centigrammes de chlorhydrate de morphine, représentant une somme de 1,600 francs et une totalité de 70,000 injections hypodermiques de 1 centigramme. Le crédit ouvert devant elle lui fit perdre toute prudence; mais un jour le pharmacien réclama sa facture et menaça de prévenir le mari. La pauvre femme emprunta 200 francs à une amie; le terrible créancier voulait le reste; c'est alors que la malheureuse alla voler. Je ne vous décrirai pas son état, il est celui de toutes les morphiniques : maigreur, absence d'appétit, alternatives d'hébétude et de folie furieuse. Pendant l'instruction même de son affaire, madame J... a encore été voler aux *Magasins du Louvre,* où on l'a prise sur le fait.

Acquittée comme irresponsable, elle est rentrée chez elle. Elle a un peu diminué ses doses de morphine, mais elle s'est mise à boire. Son mari a découvert un jour une immense note de vin de Madère chez un marchand du voisinage. On dut enfermer madame J... dans une maison de santé, où elle est dans une sorte de démence et où l'on est obligé de la nourrir à la sonde.

Cette triste aventure a un épilogue, qui, lui, au moins, satisfait la morale.

Le pharmacien qui avait fourni sans ordonnance 70,000 injections de morphine a été condamné à huit jours de prison, 1,000 francs d'amende et 2,000 francs de dommages-intérèts, sans préjudice de ce que pourra un jour lui réclamer M. J..., si l'état de sa femme le force à de nouvelles dépenses.

Le public a applaudi, tout en trouvant le tribunal indulgent.

Après les voleurs, un assassin. Il y a quelques mois, le bourreau de Londres pendait un médecin, le docteur Lamson, qui avait empoisonné son beau-frère. C'était, dit M. Ball, un original qui traitait toutes les maladies par les injections hypodermiques. Il avait fini par passer pour fou et avait perdu sa clientèle. Or il avait un beau-frère très-riche : un jour il vient à lui, lui montre des pilules et lui persuade d'en avaler une. Dix minutes après, le jeune homme expirait : il avait pris une forte dose d'aconitine.

Lamson s'était sauvé à Paris; il apprend que la police le cherche; il part pour Londres et se livre lui-même. On le met en prison; il avoue son crime; il est condamné et exécuté. Or Lamson était un morphinomane de premier ordre : son avocat s'appuya sur ce fait pour demander l'indulgence; mais il ne l'obtint ni du jury, ni de la Reine.

Avant d'en venir au traitement des morphinomanes et de vous dire ce qu'on peut tenter pour les tirer d'affaire, laissez-moi vous entretenir en quelques mots d'autres pervertis très-analogues et pour lesquels les mêmes mesures sont applicables. Je veux parler des éthéromanes.

On devient éthéromane pour les mêmes raisons qui font qu'on devient morphinomane : parce qu'on veut soulager quelque douleur, puis parce qu'on trouve du plaisir à se jeter dans une demi-ivresse où l'on oublie ses chagrins, ses peines, ses préoccupations.

J'en appelle à vos souvenirs, Messieurs, je suis certain que, dans vos connaissances, vous avez des gens qui, pour la moindre migraine, se mettent sous le nez un mouchoir imprégné d'éther et aspirent avec délices. Ceux-là sont sur la route de l'éthéromanie, comme celui-là est sur la route de la morphinomanie qui se fait des piqûres pour quelque névralgie rebelle.

Pourtant, il faut l'avouer, le danger est moins grand, et bien plus de gens s'arrêtent en route.

Au début de l'inhalation d'éther, on ressent une grande fraîcheur sur la face et dans les voies respiratoires, puis la vue se trouble un peu, les oreilles bourdonnent, on est pris d'une sorte de vertige qui n'a rien de désagréable, les conceptions intellectuelles deviennent gaies, charmantes, quelques hallucinations se développent, en général assez aimables. Il ne faut pas alors augmenter la dose d'éther, car on arriverait à une période d'excitation et même à un sommeil anesthésique absolu, tel que le produisent les chirurgiens. Les gens qui s'éthérisent le savent bien et modèrent le poison pour faire durer le plaisir plus longtemps. Après l'inhalation, le sujet revient à son état naturel : il a seulement la tête lourde et l'esprit un peu obtus. Si pourtant les inhalations se prolongent, elles peuvent être suivies d'un vrai délire. Je me souviens d'avoir vu souvent des femmes hystériques à qui l'on donnait de l'éther pour faire cesser leurs crises : elles étaient prises quelquefois, après ces inhalations, de vraies attaques de folie, mais d'une folie gaie, exubérante et rieuse, qui doit n'avoir rien de pénible, puisque, en dehors de leur période de maladie, elles tâchaient de dérober de l'éther pour se faire à elles-mêmes des inhalations et se procurer cet état particulier d'ivresse.

Le morphinomane peut se livrer à son vice dans le plus grand secret, ses pratiques sont faciles et silencieuses. Mais il n'en est plus de même pour celui qui s'éthérise. L'éther, en effet, émet une odeur pénétrante; j'en répandrais ici quelques gouttes qu'elles suffiraient à infecter la salle pendant des heures. Dans nos appartements parisiens, si petits, si tassés, une inhalation d'éther se sent partout, et il ne faut pas beaucoup la prolonger pour empester les escaliers et les logements voisins. C'est fort heureux, et cette publicité arrête bien des gens. Les plus endurcis sortent, et vont dans des voitures, à la campagne, se livrer à leurs inhalations favorites. A Londres, où l'éthéromanie est bien plus fréquente que chez nous, les gardiens des squares et des grands parcs trouvent souvent dans les massifs des flacons vides portant invariablement l'étiquette : *éther sulfurique.* Ils ont été jetés là par des maniaques qui ont fui leur domicile pour se livrer au grand air à leur passion favorite. Montalte nous raconte qu'à Epsom, après les courses, on rencontre aussi des flacons d'éther au milieu des bouteilles de champagne restées vides sur la place.

A Draperstown, bourgade du comté de Londonderry, il existe de véritables cabarets d'éther. On y fait un mélange de cette substance avec de l'alcool, et le litre en revient à trois francs. Quatorze grammes suffisent pour plonger un individu dans une profonde ivresse.

La manière dont cette terrible passion a envahi l'Angleterre est vraiment trop curieuse pour que je ne vous en dise pas un mot.

En 1847, Simpson eut l'idée d'employer l'anesthésie par l'éther pour supprimer la douleur dans l'accouchement. Vous savez, Messieurs, quel admirable succès il obtint ; nous en profitons encore tous les jours. Les pasteurs protestants s'élevèrent violemment contre lui. Ils le considéraient comme un impie. Dieu n'avait-il pas dit à la femme : « Tu accoucheras dans la douleur. » Or supprimer la douleur, c'était braver la volonté de Dieu. Simpson, qui aurait pu simplement hausser les épaules, répondit qu'au Paradis terrestre Dieu avait « plongé Adam dans un profond sommeil » pour lui enlever sa côte, et qu'il était par conséquent le premier inventeur de l'anesthésie.

Cette discussion grotesque fit rire les bons esprits, mais elle eut un inconvénient ; à force de parler des extases produites par l'éther, on donna aux gens l'envie d'en goûter, et l'éthéromanie fut créée.

Bien plus, l'éther devint un instrument d'opposition et de lutte religieuse. Le clergé catholique irlandais imagina, à la même époque, une croisade contre le wisky, et il réussit si bien que ses ouailles abandonnèrent l'alcool ; mais elles le remplacèrent par l'éther, qu'on ne songeait pas à interdire. Et c'est à ce point que Richardson et Draper nous disent qu'en Irlande on reconnaît facilement la religion d'un ivrogne. S'il sent l'éther, c'est un catholique; s'il pue le gin, c'est un anglican.

Mais revenons à la monomanie de l'éther, telle qu'on l'observe chez les gens du monde.

On commence par respirer de l'éther, puis on en boit quelques gouttes, puis des quantités considérables; ce liquide brûlant devient un besoin. Ceux qui en arrivent là ne sont pas nombreux; ils ont une prédestination morbide terrible; mais enfin ils méritent qu'on les compte.

Ils rentrent dans la classe des dipsomanes, de ces gens pour qui les excitants alcooliques ordinaires ne sont plus suffisants et qui finissent par boire de l'eau de Cologne, de l'eau de Botot, de l'éther et même du chloroforme, un véritable caustique.

Quelques observations vous feront comprendre, je l'espère, les dangers de ces fatales passions aussi bien à leur début que quand elles en arrivent au point dont je viens de parler.

Le docteur X..., homme très-connu, savant remarquable, auteur d'un livre qui est encore aujourd'hui entre les mains de tous, venait d'être nommé médecin d'hôpital, quand il dut affronter encore un de ces grands concours publics par lesquels s'obtiennent les situations médicales élevées. Ses épreuves furent, paraît-il, excellentes : le jury partageait l'avis de l'auditoire au point que le président, dans une conversation avec le candidat, lui laissa entendre que sa nomination était certaine. Malheureusement les autres concurrents n'étaient pas moins méritants; ils étaient plus âgés, et, par un revirement comme on en voit souvent ici-bas, à la dernière séance, quand on vota, le docteur X... arriva le premier après ceux qu'on nommait.

En entendant ce résultat, il fut comme atterré, et son désespoir fut si intense que le bruit en vint jusqu'au ministre d'alors, qui appela le candidat malheureux, le consola de son mieux et lui confirma qu'au concours suivant sa nomination était certaine.

Malheureusement le concours suivant ne venait que dans trois ans.

Le docteur X..., tout en faisant son service, se mit à boire ; ses amis, ses élèves le virent changer avec inquiétude ; il passait du désespoir à des alternatives de gaieté exagérée. On fut bientôt certain qu'il s'enfermait pour s'enivrer seul. Aux liqueurs il fit succéder l'éther ; il en respira, puis il en but ; il en vint à ce point d'être obligé quelquefois d'interrompre sa visite d'hôpital pour aller seul dans la salle où les médecins laissent leurs habits de ville, et là, il se mettait à respirer son flacon d'éther pour se remettre en état de continuer sa leçon.

Cette vie dura trois ans : le concours arriva, le docteur se présenta, et deux de ceux qui luttèrent alors avec lui me racontaient, il y a quelques jours, qu'il fit toutes ses épreuves sous l'excitation de l'éther : il fut nommé, mais il ne put jouir longtemps de son triomphe ; il continua de se livrer à sa terrible passion, et il mourut quelque temps après dans la folie et l'abrutissement.

J'ai connu un jeune pharmacien qui avait pris l'habitude de respirer de l'éther, d'abord pour calmer ses migraines, ensuite pour se procurer la douce ivresse dont je vous parlais tout à l'heure. Pour cela, une fois couché, il couvrait sa figure d'un mouchoir qu'il avait imbibé d'éther, il respirait jusqu'à ce que tout le liquide fût évaporé. Avait-il forcé la dose ? était-il mal disposé ? un matin on le trouva mort sur son lit, la figure couverte de son mouchoir, et un flacon vide près de lui.

Une dame de la haute société parisienne respirait, elle aussi, de l'éther ; un jour on la trouva morte dans un fauteuil de sa chambre à coucher : elle tenait encore son mouchoir et son flacon.

Béluze nous raconte qu'un morphinomane de sa connaissance ne trouvait pas le mouchoir suffisant ; il mettait de l'éther dans une cuvette et se plaçait la tête au-dessus. On le trouva un soir mort, le nez plongé dans le liquide.

Un malade de Frerichs parcourait les rues de Berlin avec un tampon imbibé d'éther sous son nez. Il sentait tellement mauvais qu'on le fuyait partout. Le propriétaire de sa maison le mit dehors, parce qu'il incommodait les voisins.

L'abus des inhalations d'éther peut amener un véritable état de folie furieuse et une perversion du sens moral analogue à celle des morphinomanes. En voici un exemple frappant :

M. Z... est connu de tous les agents de police de Paris sous le nom de l'homme à l'éther : c'est un grand jeune homme, portant un fort beau nom. Il a fait de très-médiocres études, qui ont pu aboutir péniblement à un diplôme de bachelier ès lettres. Au moment de la guerre il avait vingt ans : il entra dans les ambulances, et c'est là qu'il sentit l'odeur de cet éther qui devait lui être si fatal.

A la paix, il se fit séminariste, mais pour peu de temps ; il vint alors à Paris et se mit au droit.

On s'aperçut à ce moment que, depuis quelque temps, il avait pris l'habitude de respirer de l'éther ; il dépensait à cela des sommes importantes : ses excentricités étaient déjà célèbres parmi ses camarades ; elles avaient une tournure spéciale, provoquée par son éducation ; en quelques jours il acheta pour 30,000 francs d'objets religieux.

Ce zèle parut excessif à sa famille, qui le pourvut d'un conseil judiciaire.

Surveillé de près, sans argent, Z... dut s'arranger d'une manière spéciale pour se livrer à sa terrible passion.

Il prenait un fiacre, le soir, et se faisait conduire à une pharmacie quelconque : en descendant, il empruntait, sous quelque prétexte, 5 francs à son cocher, puis il achetait un flacon d'éther, remontait et se faisait voiturer sur quelque promenade, respirant sa drogue jusqu'à complète ivresse. Il descendait alors, refusait de payer (et pour cause) et répondait aux réclamations du cocher par des coups de canne. La police arrivait et conduisait tout le monde au poste. Il fallait que la malheureuse mère de M. Z... vînt réclamer son fils, et, dans les discussions qui suivaient, il répondait à ses remontrances par de véritables outrages. Dès qu'il pouvait s'échapper, il prenait une autre voiture, allait dans un autre quartier, recommençait la scène, et passait la nuit dans un autre poste, si bien qu'il se fit rapidement dans le monde des commissariats une véritable notoriété.

Il fallait en finir : sur les conseils des médecins, la famille se décida à l'embarquer pour deux ans sur un navire qui allait au delà du cap Horn; au moment du départ, au milieu des déchirement de la séparation, il réclama avec instance un piano.

Dès que le navire entrait dans un port, le capitaine faisait soigneusement enfermer son prisonnier et ne le relâchait qu'une fois en pleine mer. Néanmoins, à Valparaiso, il parvint à s'échapper et à s'embarquer sur un navire en partance pour la France. Il revint à Paris, et, le lendemain, il recommençait les inhalations d'éther. Sa malheureuse mère envoya une circulaire à tous les pharmaciens, leur demandant de refuser à son fils le terrible poison. Ce fut peine perdue, il s'adressa aux droguistes.

En quinze jours, il fut arrêté cinq fois et subit deux condamnations correctionnelles.

Sa vie n'est plus, depuis lors, qu'une longue odyssée à travers les maisons de fous; il les connaît toutes; il s'est échappé de toutes; il a fallu l'interner à Charenton, où il habite le quartier de force. Il a le génie de l'évasion, car il s'en est déjà sauvé plusieurs fois. La cour de Paris a prononcé son interdiction.

Madame D..., habitant un château dans le centre de la France, avait pris, elle aussi, l'habitude de l'éther. Comme dans ses béatitudes il lui était pénible de tenir son mouchoir sur sa figure, elle avait trouvé commode de verser son poison favori sur son corsage et sur sa jupe.

Un jour, la vapeur d'éther, si combustible, gagna le feu de la cheminée. En une minute, la malheureuse fut couverte de flammes et brûlée vive.

Ces quelques exemples, que j'abrége à dessein, vous montrent ce que doit craindre le buveur d'éther : la folie, la démoralisation, la démence, d'une part, et, d'autre part, la mort subite par action directe sur les centres nerveux ou même l'incendie et la mort horrible qui en résulte.

On me dira que ces extrêmes sont rares, je l'accorde ; mais les autres, plus bénins, pour être peu connus, parce qu'ils demeurent des secrets de famille, n'en sont pas moins trop habituels. Que d'hommes intellectuellement abaissés, que de femmes nerveuses, divagantes, insupportables à elles-mêmes et aux autres, ne doivent leur malheureuse situation qu'à leur propre faute et à l'abus de l'éther ou de la morphine!

Que peut-on faire pour eux? Peut-on traiter les morphinomanes et les éthéromanes? Oui, certes; mais à une condition, c'est qu'ils le veuillent bien. La meilleure manière d'échapper au poison, c'est de cesser d'en prendre.

Cela a l'air bien simple : c'est extrêmement difficile. Souvenez-vous de ce que souffre un fumeur qui veut se corriger, un buveur qui veut faire pénitence; que de fois ne retombent-ils pas dans leur terrible habitude!

Néanmoins, comme il ne faut jamais désespérer, on devra prodiguer au toxicomane les bons conseils, lui montrer où il marche, ne pas noircir le tableau, car il cesserait de croire; en un mot, agir par persuasion. Dans l'immense majorité des cas, il écoutera avec condescendance, et, aussitôt après votre départ, il courra à sa seringue ou à son flacon pour chercher dans son ivresse habituelle l'oubli de vos paroles troublantes.

Le mieux, quand l'état morbide est bien confirmé, est de séparer brusquement, instantanément, le malade de sa famille, de le

placer dans un établissement où tous ses mouvements seront sur-
veillés, où on le privera subitement ou successivement de son
poison, suivant ce qu'on jugera utile.

Les Américains, gens pratiques, ont fondé déjà des maisons de
santé pour le traitement des morphinomanes. Les Allemands viennent d'en créer deux, l'une à Marienberg, sous la direction de
Levinstein; l'autre à Schonberg, sous l'autorité du docteur
Burkart.

Malheureusement notre loi française sur les aliénés ne nous
permet guère d'agir ainsi : nous ne pouvons interner que des
toxicomanes déjà fous ou stupides, et, par conséquent, incurables.

Si nous sommes désarmés contre la morphinomanie déclarée,
le mieux est évidemment de la prévenir.

Pour cela, la première chose à faire, c'est d'empêcher le malade
de se procurer facilement le poison, c'est d'en réglementer la
vente, de sorte qu'il soit impossible d'en avoir des quantités et de
faire servir deux fois une même ordonnance. L'empereur d'Allemagne, sur la proposition du prince de Bismarck, a déjà rendu
un décret sur ce point : nous pourrions peut-être faire aussi
quelque tentative dans ce sens.

Puis c'est au médecin à ne jamais commencer l'usage de la
morphine sans une absolue nécessité, à ne jamais en tolérer
l'usage habituel, sauf peut-être dans ces maladies douloureuses
où le patient est condamné à bref délai, et où le devoir est d'assoupir les douleurs de ses derniers jours.

C'est aux malades eux-mêmes à se rendre compte de l'état vers
lequel ils marchent. La lecture des livres de médecine est généralement pernicieuse pour les gens du monde. Je leur permettrais
pourtant de lire les mémoires récents sur l'abus de la morphine.
S'ils n'en étaient pas émus, c'est qu'ils seraient décidément incurables.

Messieurs, c'est un fait que connaissent bien les magistrats que, toutes les fois que quelque crime a été commis, le coupable rôde autour du lieu sinistre, et que souvent il se mêle à la foule curieuse qui assiste aux constatations. Les malades font un peu de même, et l'on ne m'étonnerait pas beaucoup si l'on m'apprenait qu'aux auditeurs ordinaires de ces conférences se sont mêlées, ce soir, quelques personnes amenées par une curiosité anxieuse et intéressée. A ceux-là, je dirai : Je vous affirme que je n'ai rien exagéré ; jugez.

Mais soyez-en bien certains, Messieurs, c'est aux familles des malades, c'est à tous qu'il appartient d'empêcher l'apparition des terribles vésanies dont nous venons de nous entretenir. C'est en arrêtant les siens sur la pente qu'on y peut parvenir, c'est en leur enlevant le moyen de se nuire à eux-mêmes, en les surveillant, et en leur arrachant impitoyablement l'outillage de leur folie.

Vous le ferez, si j'ai pu vous communiquer ma croyance et si vous partez d'ici persuadés, comme je le suis moi-même, que, si nouveaux qu'ils soient, les poisons à la mode ont déjà fait plus de victimes parmi nous qu'en tout un siècle les poisons des assassins.

LE DÉLIRE DES GRANDEURS

LE DÉLIRE DES GRANDEURS[1]

MESDAMES, MESSIEURS,

Si l'on admet que les sociétés, comme les individus, peuvent être frappées de maladie, on reconnaîtra sans peine que le mal de notre époque, c'est l'amour exagéré du succès et de la puissance, l'envie d'arriver quand même, le désir immodéré des grandeurs.

Ce qui n'est chez quelques-uns qu'un travers de l'esprit peut atteindre chez d'autres les proportions d'une folie, et c'est ainsi que se trouve constituée une des formes de délire des plus communes et aussi des plus redoutables, puisqu'elle est le symptôme ordinaire d'une incurable démence et d'une dégénérescence prochaine de tout l'individu.

Je dis que cette folie est relativement nouvelle ; en effet, les auteurs anciens en parlent peu, et pendant que la manie ou la mélancolie sont, de leur part, le sujet de longs développements, c'est à peine s'ils nous signalent le délire ambitieux, qui pourtant est un des plus frappants par son incohérence et son invraisemblance prodigieuses.

Nous pouvons attribuer à ce silence relatif deux raisons.

D'abord, dans l'antiquité et chez tous les peuples, beaucoup de ces hommes que nous enfermerions aujourd'hui sur la demande d'un commissaire de police, beaucoup de ces délirants, de ces

[1] Conférence faite à la Sorbonne (Association scientifique de France) le 10 avril 1886.

vaticinateurs qui, s'affirmant inspirés des dieux, annonçaient les
événements futurs et menaçaient les rois, ces êtres qui se prétendaient supérieurs à l'humanité et l'intermédiaire entre elle et les
puissances d'en haut, ces êtres, dis-je, inspiraient au peuple une
sorte de terreur sainte, de respect superstitieux, qui les défendaient
de l'accusation de démence. Il ne faudrait pas aller bien loin encore aujourd'hui pour trouver au milieu des populations ignorantes
de l'Afrique des hommes entourés de la plus respectueuse vénération, des hommes remuant quelquefois les masses, suscitant des
révoltes, tenant en échec les armées des plus grandes nations, et
qui ne sont que des maniaques ambitieux ou même des paralytiques
au début.

Si les fous ambitieux étaient peu connus, c'est donc tout d'abord
parce qu'on ne les croyait pas fous et qu'on leur attribuait au contraire une valeur intellectuelle supérieure.

La seconde raison, c'est que le délire des grandeurs est bien
l'œuvre et la caractéristique de notre siècle.

Physiologiquement et philosophiquement, la folie est une; mais
les formes en sont déterminées par les circonstances extérieures
ou par l'éducation même de l'esprit qui succombe.

Si nous jetons un coup d'œil en arrière (et si vous me permettez
de rappeler brièvement les points qui nous ont déjà occupés dans
nos précédentes réunions), nous voyons que, chez les anciens, la
folie prophétique dominait; au moyen âge et à la renaissance, la
peur du diable, la possession du malin esprit hantaient les cerveaux.
Au dix-huitième siècle, nous avons eu les jansénistes et la folie des
miracles, puis Mesmer et l'amour du merveilleux. Il n'y a pas
quarante ans, nos grand'mères faisaient tourner des tables et des
corbeilles, interrogeant sur leurs affaires particulières les Pères de
l'Église ou les auteurs du grand siècle, qui ne répondaient pas toujours en termes fort congrus.

Aujourd'hui, je vous l'ai déjà dit, entrez dans un asile d'aliénés,

vous n'y entendrez guère parler de Satan et de sa troupe, on ne
sait plus ce que c'est que le sabbat. On ignore le diacre Pâris et
les discussions sur la grâce, et l'œuvre même d'Allan Kardec n'a
laissé que de rares vestiges.

En revanche, on y tremble devant trois choses mystérieuses et
terribles : l'électricité, la police et les Jésuites. C'est la forme actuelle; que sera celle de demain? Je l'ignore et je ne puis le savoir, puisque je ne sais ce que seront les conditions d'existence de
nos descendants.

J'ai tenu, Messieurs, à revenir un peu sur ces faits, parce qu'ils
dominent l'histoire du délire des grandeurs et qu'ils vous donnent
la cause de sa fréquence aujourd'hui.

C'est maintenant une expression commune en littérature, que
celle de *fiévreuse* appliquée à notre existence; arriver, dominer,
marcher vite, voilà le but de bien des hommes, qui ne sont peut-
être pas des mieux avisés pour la réalisation de leur bonheur.

Les conditions étaient bien différentes naguère encore; l'esprit
de caste cantonnait chacun dans un milieu fixé d'avance et d'où il
avait peine à sortir. L'instruction manquant aux masses ne leur
laissait guère l'espoir d'arriver à quelque dignité; les charges de
l'État, enfin, étaient héréditairement dévolues à certaines familles
qui ne s'en laissaient pas dessaisir. Aussi l'ambition était-elle chose
peu connue, en raison même de l'impossibilité évidente où l'on se
trouvait de la satisfaire.

Aujourd'hui, le régime social même sous lequel nous vivons
autorise les prétentions de tous. Aucun obstacle matériel ne se
dresse entre le plus humble et le pouvoir. La fortune inouïe
d'hommes de génie qui, partis de ce qu'on appelle les derniers
échelons de l'échelle sociale, sont montés à la suprême puissance,
et, d'autre part, l'élévation subite et souvent incompréhensible
d'hommes sans situation et sans valeur; la possibilité d'arriver
d'un seul coup aux honneurs et aux dignités les plus hautes sans

franchir les degrés de la hiérarchie ; n'y a-t-il pas là plus qu'il n'en faut, sinon pour tourner des têtes, du moins pour donner au délire une forme et une direction particulières?

Il convient d'ajouter à cette étiologie spéciale le besoin de jouir qui domine aujourd'hui.

A l'esprit d'économie, souvent un peu strict, de la génération qui s'en va, a succédé un amour du luxe, un goût du faste qui se rencontre du haut en bas.

Nos pères aimaient l'argent pour le garder, aujourd'hui nous aimons l'argent pour nous en servir tout de suite.

Dans nos classes ouvrières, l'épargne n'existe plus.

Ajoutez à tous ces facteurs l'alcoolisme qui ruine notre race et qui prépare le terrain à toutes les attaques de la démence.

Il semble donc que je me range à l'opinion si brillamment soutenue par Brierre de Boismont, et que j'accuse surtout la civilisation d'avoir donné naissance au délire qui nous occupe. Ne me croyez pourtant pas à ce point ennemi du progrès ; je reconnais que, dans l'espèce, le rôle de la civilisation a été double.

Certes, avec les nouvelles ressources qu'elle a fournies, elle a fait naître de nouveaux besoins; elle a développé, non plus la lutte pour la vie comme chez les peuples primitifs, mais la lutte pour la jouissance.

La fièvre des affaires, l'élévation et l'écroulement subits des fortunes ont produit une sorte de surchauffement intellectuel, de vie à haute pression, d'existence à vapeur où les faibles ont dû succomber plus facilement que par le passé.

Mais à côté de cela, comme l'a si bien remarqué Foville, la civilisation a fait disparaître ces disettes épouvantables qui laissaient l'esprit des populations sans défense contre les suggestions les plus fâcheuses ; elle a aussi détruit les superstitions, les croyances au surnaturel sans cesse imminent, et par cela, elle a rétabli quelque équilibre.

Parchappe me semble avoir résumé la discussion dans cette formule : « Les progrès de la civilisation ont une influence complexe sur le nombre des aliénés qu'ils tendent à accroître par certains de leurs éléments et à diminuer par d'autres. »

Où s'arrêtera la lutte entre ces deux influences? de quel côté penchera définitivement la balance? C'est ce que l'avenir seul fera savoir à ceux qui nous succéderont.

Il ne faudrait pas, Messieurs, s'en tenir à ces considérations un peu vagues et générales, pour apprécier les causes du délire des grandeurs. Outre les conditions générales qui planent sur notre race entière, chacun de nous a en lui-même des causes spéciales et personnelles qui le prédisposent à la maladie ou qui l'en dispensent.

En tête nous devons placer l'hérédité. Un aliéniste de grand talent, Marcé, disait que 90 pour 100 des aliénés étaient fils d'aliénés : aujourd'hui l'on est moins sévère; mais il n'en reste pas moins acquis que rien n'est plus redoutable que cet héritage, et, pour le délire des grandeurs, il est plus habituel encore que pour les autres formes de folie.

Les hommes sont bien plus souvent atteints que les femmes, et il n'y a pas lieu de s'en étonner : leur existence, leurs inquiétudes, leurs ambitions sont plus souvent mises en mouvement. C'est sur eux que dans notre état social repose le sort de la famille.

Chose curieuse, les célibataires sont beaucoup plus frappés que les gens mariés : ceci semble contradictoire avec ce que je viens de dire, puisqu'ils sont dispensés des soucis du foyer. Mais on voudra bien remarquer que l'absence d'intérieur les prédispose davantage aux irrégularités de vie, aux dangers de l'alcoolisme, aux abus de toute nature.

Les veufs et surtout les veuves sont les plus exposés; cela se conçoit sans peine; n'ont-ils pas de la vie toute l'âpreté sans les

douceurs, les charges, les chagrins cuisants sans les consolations?

Si nous consultons les statistiques, nous voyons que les professions libérales sont plus frappées que les autres, et parmi elles
se placent, en première ligne, celles qui comportent le plus d'aléa,
le plus de lutte.

En tête les artistes, puis les avocats, les uns tendant sans cesse
vers l'œuvre géniale, les autres attirés vers les succès rapides que
comporte la politique.

Immédiatement après viennent les ecclésiastiques, qui, paraît-il,
ne sont pas toujours dénués d'ambition; ensuite les professeurs
et les gens de lettres.

C'est, très-heureusement pour eux, tout en bas de cette fatale
échelle que nous rencontrons les placides employés de nos admi-
nistrations publiques. La sévère discipline, la rigueur inéluctable
de la hiérarchie ne permet pas à l'imagination d'un bureaucrate
de dévergonder et de s'abandonner au délire des grandeurs.

Il est presque sans exemple que nos braves laboureurs aient
succombé à la folie du jour. La tranquillité de leur vie, la simplicité de leurs appétits, le calme de leurs désirs les en ont su
défendre jusqu'à présent.

Ceci dit des causes, voyons les effets. Le nombre des délirants
est-il nombreux? dans quelle proportion se rencontrent-ils parmi
nous?

Il est à priori fort difficile de répondre à cette question, parce
qu'il n'est pas facile de dire où commence le délire, où finit la
raison. Les frontières de la folie ne sont pas nettement délimi-
tées; tel paraît fou aux uns qui n'est pour d'autres qu'excentrique, tel conçoit des projets qui semblent fantastiques et qui
pourtant se réalisent. C'est au point que dans la conversation
banale, dire de quelqu'un : C'est un fou, n'est pas affirmer absolument que c'est un aliéné. C'est un terme qu'on emploie souvent

pour désigner quelqu'un qui ne pense pas absolument comme on le désirerait. C'est ce qu'exprimait Maury quand il disait : « Nul n'est, à proprement parler, sain de corps et d'esprit ; il n'est personne qui ne soit sujet aux maladies comme à l'erreur. Mais quand le trouble de l'intelligence devient assez considérable pour que la somme d'erreurs auxquelles il donne lieu soit beaucoup plus grande que cela n'arrive pour le commun des hommes, alors seulement on regarde l'intelligence comme lésée ; de même que, lorsque le trouble de l'économie devient assez grave pour altérer notablement une ou plusieurs fonctions physiques, on dit qu'il y a maladie. »

C'est pour le délire des grandeurs plus que pour toute autre forme que cette ambiguïté se présente et qu'il faut le plus tenir compte des conditions contingentes tenant à la personnalité même de l'individu. Est-ce une conception délirante que de vouloir séparer l'Afrique de l'Asie ou couper l'Amérique en deux? Incontestablement pour la plupart, et pourtant c'est un fait à peu près accompli. N'est-ce pas une idée folle que de vouloir se faire payer 15,000 francs pour chanter moins d'une heure sur un théâtre? Cela serait pour tout le monde, et pourtant la chose s'est passée il n'y a pas bien longtemps.

Le délire des grandeurs n'est donc souvent un délire que si l'on tient compte de la situation même du délirant.

Dans d'autres cas, il est pour ainsi dire larvé, dissimulé ; il faut fouiller dans l'esprit et les actes d'un individu pour trouver le point blessé. N'est-ce pas un peu un délirant ambitieux que l'homme qui, pour attirer quand même l'attention sur lui, braque un revolver (d'ailleurs chargé à blanc) sur un ministre qui passe, que celui qui pénètre dans une grande assemblée législative et qui en interrompt la séance à coups de pistolet, sans raison, sans animosité contre qui que ce soit, ou bien cet autre encore qu'empêchent de dormir les lauriers de ses prédécesseurs et qui, après avoir inutilement tenté d'allumer un feu d'artifice dans une réunion nombreuse, joue encore du revolver pour être vu, arrêté, imprimé tout vif dans les journaux, pour occuper le monde de sa personnalité, pour être quelqu'un dans le mal, puisqu'il est si difficile d'être quelqu'un dans le bien?

Maintenant, je dois prendre les précautions oratoires les plus minutieuses, car vous allez certainement me taxer d'exagération.

Vous auriez raison si moi-même je prenais très à la lettre ce que je vais dire et si je tenais beaucoup à l'idée que je vais vous soumettre. Mais notre société mondaine tout entière n'est-elle pas un peu emportée par le souffle vaniteux? N'y a-t-il pas quelque chose d'un peu maladif dans cet amour de briller par des choses qui comportent pourtant si peu de talent? L'un satisfait son ambition en payant très-cher ce qui manifestement ne vaut pas son prix; un autre fera de grands sacrifices pour assister à une *première* du théâtre ou de la cour d'assises, à une répétition générale. Tel croit briller par les chevaux, les voitures qu'il a eu tout juste le mérite d'acheter; cet autre ne va dans certains endroits que *le jour* convenu et à la mode. Voir avant les autres, être vu, passer pour être dans les secrets des dieux, être plus n'importe quoi que n'importe qui, voilà le désir ardent, l'ambition perpétuelle de nos mondains.

L'expression et l'intensité de ce singulier état d'esprit peuvent se prendre dans la cohue du *vernissage*. A ce compte l'amour du *chic* (que la Sorbonne me pardonne ce mot) ne serait que la forme la plus atténuée du délire des grandeurs.

J'en ai dit assez sur cette étiologie, et j'ai hâte, Messieurs, de quitter les considérations générales pour en venir à l'exposé même de mon sujet.

Il y a deux espèces de fous qui manifestent leur maladie par de la folie vaniteuse, et leur manière de procéder est si différente, la terminaison de leur maladie si opposée, que je dois dès l'abord les séparer nettement.

Les uns sont de simples monomanes, qui tantôt guérissent, tantôt finissent une longue et pénible existence dans une démence plus ou moins prononcée.

Les autres, bien plus frappants, évoluent en quelques mois. Bruyants, violents, sans suite dans leurs idées, ils marchent rapidement vers une déchéance morale et physique qui se termine toujours par la mort : ce sont les paralytiques généraux.

Les premiers ont un délire raisonné, conséquent, suivi, pas toujours évidemment absurde. Ils arrivent à en imposer aux autres, à se faire quelque temps prendre au sérieux, jusqu'à ce qu'un jour ils dépassent la mesure.

Les autres sont d'emblée incohérents, ridicules, exagérés au point de ne pouvoir tromper l'interlocuteur le plus naïf.

Le début des deux formes est également très-dissemblable.

Voyons d'abord comment se développe la simple monomanie vaniteuse. On ne s'attendrait guère à cela ; mais elle est la suite habituelle, logique et presque nécessaire d'une période de folie mélancolique, d'une croyance à la persécution. Foville et Magnan ont beaucoup insisté sur ce singulier *processus*.

Pendant une période que les auteurs appellent incubation, et qui peut durer fort longtemps, le malade est seulement inquiet. Il change de caractère, il est irascible, il attribue aux événements qui se passent autour de lui une importance qu'ils sont loin d'avoir. La famille ne soupçonne guère ce qui va survenir, et s'étonne seulement de la versatilité ou de la singularité des idées qu'elle entend professer.

Bientôt un phénomène nouveau se produit, c'est l'hallucination : le malade entend des injures que personne n'a dites ; il trouve à ses aliments des odeurs, des goûts qui, en réalité, n'existent pas. Je me souviens d'avoir vu dans un restaurant, il y a quelques années, un monsieur qui alla brusquement souffleter un de ses voisins qu'il ne connaissait pas. Il venait d'entendre cette personne proférer contre lui une injure déshonorante : il était pourtant constant que personne n'avait rien dit. Les journaux fourmillent de faits analogues.

Bien souvent c'est à travers les murs que l'aliéné entend des voix : il devient alors persuadé que des gens sont cachés autour de sa maison, qui lui en veulent, le guettent et vont lui nuire. Le goût amer que l'hallucination lui faisait trouver à ses aliments devient bien simple; on met dans ses aliments du poison, ou pis encore.

Le malheureux, pourchassé par des ennemis imaginaires, par la police, les mouchards, quelquefois par l'électricité ou le magnétisme, comme nous le montrait encore un procès récent, ne sait où donner de la tête. Il soupçonne les siens, le gouvernement, et, un beau jour, il s'en va au parquet faire quelque dénonciation ridicule qui ouvre enfin les yeux de son entourage.

D'autres fois, l'esprit malade suit une autre voie. Pour que tant de choses injustes puissent se passer, se dit l'aliéné, pour que dans notre état social un homme puisse être tourmenté comme je le suis, il faut que des gens bien haut placés s'en mêlent, que des personnages bien puissants soient dans tout cela.

Vous le voyez, Messieurs, voilà le délire vaniteux qui se crée.

Mais si des personnages influents s'occupent de moi, continue logiquement le malade, c'est donc que j'en vaux la peine; je ne suis donc pas le simple bourgeois que je croyais être. L'importance même de ma personne résulte évidemment de l'importance de mes chagrins et de ceux qui me les infligent, et si je vis humblement, c'est qu'on m'a dépouillé des apanages auxquels j'avais droit. Laissez aller l'imagination malade, et voilà notre homme qui se croit le fils de Louis XVI, le duc de Reichstadt, un Roth-

schild déshérité. Les plus modestes se disent députés irréguliè-
rement invalidés.

A partir de ce moment, la folie prend un caractère très-net ;
c'est un mélange de vanité et de persécution, les hallucinations
continuent et s'accommodent à cette tournure nouvelle.

L'aliéné marche la tête haute ; il a l'air fier, le ton protecteur ;
il répond lentement aux questions qu'on lui adresse ; ou bien, au
contraire, il est bavard, loquace ; il expose à tout venant sa situation, ses projets, ses systèmes.

Mais ce qui frappe surtout, c'est la logique étonnante avec
laquelle il arrange ses inventions. Si absurdes qu'elles soient, il
les rassemble, les coordonne ; le prend-on en flagrant délit de
mensonge, il trouve des raisons quelquefois fort ingénieuses pour
se retourner. Il y a une suite réelle dans ses absurdités ; son
délire est systématisé ; ses actions, de tous les instants, en sont le
résultat nécessaire ; il accommode son costume, sa nourriture, à
son nouvel état.

La plus étonnante création qui nous ait été donnée de ce type,
c'est l'immortel don Quichotte. Il est chevalier, il lui faut une
armure ; il la fait en carton ; qu'importe, il la voit brillante et
solide ; l'armet de Membrin n'est qu'un plat à barbe, mais il l'a
dénommé une première fois autrement, et cela lui suffit. Il réta-
blira la justice dans le monde, battra les géants et restera invinciblement fidèle à la beauté imaginaire d'une servante du Toboso.
La première idée délirante admise, tout s'enchaîne forcément,
et il n'y a pas jusqu'à ce pauvre Sancho qui attend son île et qui,
avec des moments de retour à la raison, ne nous donne un modèle
frappant de cette contagion par approche de la folie, dont nous
retrouvons de si fréquents exemples.

On peut dire que c'est à Cervantes que nous devons la plus
admirable description de la monomanie vaniteuse : l'aliéniste le
plus scrupuleux ne la renierait pas.

Pour vous donner une idée même incomplète de l'extraordinaire activité de l'intelligence de l'aliéné ambitieux, pour vous faire saisir toutes les formes que peuvent prendre ses conceptions extravagantes, il me faudrait vous faire l'histoire de chacun d'eux.

Cela est impossible, et je dois me résoudre à vous citer quelques cas que j'ai moi-même observés ou qui m'ont été obligeamment communiqués par M. Luys, médecin de la Salpêtrière, et par M. Magnan, médecin de l'asile Sainte-Anne.

Chez le délirant chronique ou chez l'aliéné héréditaire, le délire vaniteux est le plus souvent artistique, scientifique, littéraire ou politique. L'aliéné a tout d'abord bien trop la possession de lui-même pour se prétendre roi, empereur ou riche à millions; avec de pareilles folies, les faits ne pourraient se mettre en série, les contradictions seraient beaucoup trop frappantes. Au contraire, il est toujours possible au plus humble de se croire et de se dire un génie méconnu, un poëte incompris, un homme politique injustement délaissé. Une fois cette première donnée acceptée, le reste va de soi.

Vous allez vous en apercevoir, du reste, par l'exposé de quelques faits.

J'ai connu, il y a dix ans, une femme qui, de son métier, était épicière à Montrouge. A la suite de mauvaises affaires, elle en vint à se faire brocanteuse et marchande de méchants tableaux. Ces deux professions furent le point de départ d'un délire des plus singuliers. Elle s'imagina qu'elle était un grand sculpteur et qu'elle avait inventé un procédé nouveau, la sculpture en sucre. En effet, le but de ses efforts était de se procurer un gros morceau de cette substance, et, au moyen d'un canif ébréché, elle arrivait à lui donner l'apparence plus ou moins lointaine d'une tête, d'un torse.

Vous comprenez qu'une telle innovation n'avait pu être faite

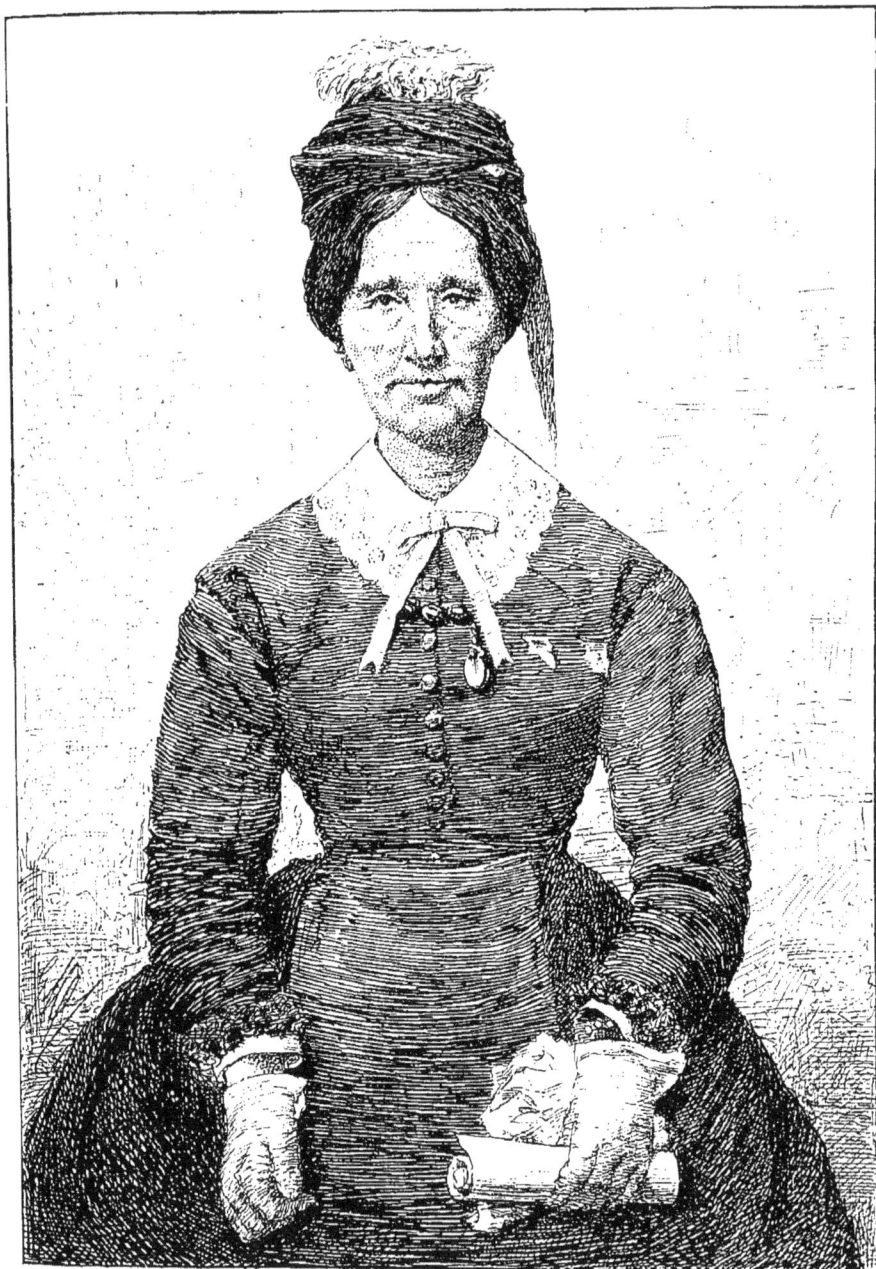

UNE MONOMANE AMBITIEUSE.

L'après une photographie de l'auteur.

sans attirer l'attention du public ; aussi madame E... avait-elle reçu de différents souverains de nombreuses décorations qu'elle portait sur sa poitrine. Elle avait aux doigts des bagues en fil de fer, dans lesquelles elle avait soigneusement enchâssé des morceaux de verre ou des billes ; elle était coiffée d'un chapeau à grandes plumes ; à son cou pendait un collier de marrons d'Inde enfilés dans un cordon. Je vous présente, d'ailleurs, son portrait tel qu'elle a bien voulu me l'offrir. Madame E... se croyait aussi un grand peintre ; malheureusement je ne puis rien vous montrer d'elle, car elle ne peignait qu'à fresque. Elle charbonnait sur tous les murs, et comme elle manquait de couleurs, elle les remplaçait par de l'encre, du vin et de la boue. L'architecte de la maison la considérait comme une plaie.

Un jour, désireux de conserver un de ses ouvrages, je lui apportai le sommet d'un pain de sucre. Elle en tailla un vase, qu'elle eut la délicatesse de m'offrir rempli de fleurs cueillies dans le jardin de la section. Dans la crainte de voir ces fleurs se faner, elle eut la malencontreuse idée d'y mettre de l'eau, et c'est ainsi que périt en quelques minutes une œuvre magistrale.

Madame E... était artiste. Écoutez maintenant l'histoire d'un savant.

M. Gustave H... est à la fois un épileptique et un délirant, car, hélas! dans cet ordre d'idées, le cumul n'est pas interdit. C'est un grand astronome : depuis sept ans, il étudie la structure du soleil et des astres ; aussi loge-t-il toujours sous les toits, pour pouvoir observer la nuit, et de façon à être plus près de la voûte céleste. Il ne s'exprime d'ailleurs que par paraboles. « La justice est juste, dit-il ; le plus petit est le plus grand, le plus bas le plus haut, le plus malheureux le plus heureux. »

Depuis sept générations, une somme d'argent énorme s'accumule à son intention, et afin de l'indemniser de ses travaux.

Il a construit un télescope, qui n'est autre chose qu'une pomme de faîtage en zinc dont la pointe est percée d'un petit trou. Il passe ses journées à observer : il voit derrière le soleil, il cherche *le point de centre qui lui permettra de tirer dans un carré autant de points que dans une boule.* Il compte arriver à l'Académie française.

Il a des hallucinations de l'ouïe, et, chose à la fois curieuse et rare, elles sont différentes suivant l'oreille par où elles lui arrivent. Par son oreille droite, un mauvais génie l'appelle sans cesse : *Tête de cochon, hure de cochon,* pendant qu'à gauche un bon génie lui dit : *Prends patience, continue; c'est très-bien, ce que tu fais,* etc.

Les poëtes ne sont pas rares parmi les aliénés chroniques et les héréditaires : il n'est pas de jour où un directeur d'asile ne reçoive quelque hommage ou quelque cantate en son honneur. On en trouve quelques-unes qui ne sont pas absolument déraisonnables, et, à côté d'elles, on en rencontre qui portent les traces de la plus absurde démence.

Voici, d'abord, une lettre écrite à la vierge Marie par un droguiste enfermé à Sainte-Anne :

                                        Sainte-Anne, le 26 février 1880.

MADAME,

    Veuillez agréer l'hommage
    De ce modeste sonnet
    Et le tenir comme un gage
    De mon sincère respect.

                    SONNET.

    Souvenez-vous, reine des dieux,
    Vierge des vierges, notre mère,
    Que vous êtes sur cette terre
    L'ange gardien mystérieux.

    Soyez le mien dans tous les lieux,
    Ayez pitié de ma misère ;
    Que sous votre aile tutélaire
    Je goûte vos dons précieux.

Ainsi sous votre sainte égide
De mes jours la trame rapide
S'effilera dans le bonheur.

Et mon âme, à vous consacrée,
Entrant dans la voûte sacrée,
Paraîtra plus pure au Seigneur.

Le même adresse à M. Magnan une longue pièce de vers sur
une représentation dramatique qui vient d'avoir lieu. Il l'accompagne de ce gracieux envoi :

VÉNÉRÉ DOCTEUR,

L'estime et la reconnaissance
Sont la seule monnaie du cœur
Dont votre pauvre serviteur
Dispose pour la récompense
Qu'il doit à vos soins pleins d'honneur.

Recevez donc cet humble hommage,
Docteur admiré, révéré,
Et j'ajouterai bien-aimé,
Si vous vouliez tenir pour gage
Qu'en cela du moins J'AI PAYÉ.

Un autre semble avoir pour son médecin beaucoup moins de
vénération et de reconnaissance. Il a composé une satire de
cent vingt alexandrins dont je vous fais grâce, mais dont quelques
vers sont assez bien tournés.

Les médicastres sans vergogne
Qui changent en sale besogne
Le plus sublime des mandats,
Ces infâmes aliénistes,
Qui, reconnus pour moralistes,
Sont les pires des scélérats !
Ils détruisent les écritures
Pour maintenir les impostures.
Des ennemis du bien public.
Ils prostituent leur justice
Pour se gorger du bénéfice
De leur satanique trafic.

Ces écrits des aliénés sont intéressants. Ceux que je viens de vous faire connaître sont médiocres, mais il n'est pas rare de voir la surexcitation même des facultés intellectuelles donner naissance, chez ceux qui semblent le plus abaissés, à des œuvres souvent remarquables.

Il y a des poëtes, des artistes qui sont fous, il y a aussi des fous qui sont poëtes, il n'est pas toujours très-facile de distinguer les uns des autres.

J'ai eu l'honneur et la chance d'être un des derniers élèves de Moreau de Tours, et bien souvent je l'ai entendu soutenir son fameux aphorisme de l'identité du génie et de la folie, la surexcitation de telle ou telle faculté décidant seule de la tournure que prennent les choses.

Un aliéniste de talent, H. Sentoux, a eu l'idée de recueillir à Charenton une certaine quantité d'œuvres d'aliénés, et le résultat auquel il est arrivé est si remarquable, il a fait une si curieuse collection que je vais lui emprunter beaucoup, certain qu'au milieu des aberrations que je suis forcé de vous exposer, vous verrez avec plaisir quelques productions ingénieuses.

M. X..., à la suite de travaux intellectuels excessifs pendant un été très-chaud, fut pris subitement de maux de tête insupportables. Bientôt il se sentit assailli de remords sans objet défini, si bien que, n'ayant pourtant commis aucune faute, il se persuada qu'il allait être l'objet d'un châtiment céleste : peu de jours après il crut que Dieu l'avait changé en bête, comme autrefois Nabuchodonosor.

A partir de ce moment, la terre lui parut différente, tout lui semblait vert ; quand il parlait, il lui paraissait que les bêtes le comprenaient. Quand il croisait un cheval ou un âne, il pensait rencontrer un collègue ; la vue d'un pré lui donnait envie de brouter, et s'il ne le faisait pas, c'était par orgueil, à cause de ses parents et de ses amis.

C'est au milieu de ce singulier état d'esprit qu'il se mit à faire quelques vers, qu'il destinait à un concours de province. Il passa toute une journée la tête nue en plein soleil, à la recherche de la rime, et le soir, celle-ci se montrant rebelle, il perdit complétement la tête, fit une scène affreuse à sa mère et à sa femme, jeta son chapeau dans le ruisseau et le piétina vigoureusement. Puis, s'échappant brusquement des mains de ceux qui le retenaient, il grimpa au dernier étage de sa maison, enfonça d'un coup d'épaule la porte d'une mansarde, et se précipitant sur la bonne qui y était couchée, il essaya de l'étrangler.

On l'arrêta enfin, et on l'entraîna dans une maison de santé. En route, il ne cessait de dire : Je suis un misérable. En arrivant chez le médecin, il aperçut un portrait de l'Empereur et il lui fit un discours à mi-voix, puis il demanda solennellement à quelle heure il serait guillotiné le lendemain. Il passa une nuit très-agitée, écrivant fiévreusement sur du papier qu'on lui avait laissé, demandant à chaque instant ce qu'on comptait faire de l'assassin Dumolard. Il cacheta enfin sa lettre et l'adressa à l'empereur Napoléon III.

Puis il se mit à s'arracher les poils de la barbe un à un en s'écriant : Je cherche mon dernier helminthe.

Quelque temps après, ce malheureux avait recouvré la raison; il était même assez calme pour que le directeur l'invitât à dîner à sa propre table.

Dans la conversation, l'un des médecins lui dit :

Dites-nous donc pourquoi, l'autre jour, quand vous étiez malade, vous vous intéressiez tant à Dumolard. Expliquez-nous le sens de cette réponse que vous avez faite si tragiquement : — Je cherche mon dernier helminthe. — Enfin, racontez-nous, si vous le savez, ce qui se passait alors dans votre esprit.

Je copie textuellement sa réponse, telle que la recueillit Sentoux:

« Au début de ma maladie, on m'avait donné un chapeau

dont la forme particulière m'avait frappé. Tout alors me portait ombrage. Je me figurai que ce chapeau était un insigne de prostitution; c'est pourquoi je le foulai aux pieds, et quand ma mère insista et voulut elle-même me le placer sur la tête, j'en fus tellement indigné que je l'aurais tuée.

« Le soir, du premier étage où je me trouvais à table avec ma famille, j'entendis qu'on arrêtait les gens et qu'on parlait de moi sur le trottoir. Pour échapper à cette honte, je me précipitai hors de l'appartement, et, dans ma fuite, j'entrai dans un cabinet où était en train de se coucher la bonne de la maison. A sa vue, stupéfait, je me demandai ce que je venais faire chez cette bonne; la bonne éveilla dans mon esprit l'idée de Dumolard, et, sans transition, la conviction que j'étais moi-même Dumolard; étant Dumolard, je devais violer et assassiner la bonne. On m'arrêta, on me conduisit ici. Je vis au cabinet du médecin, non pas le portrait de l'Empereur, mais l'Empereur lui-même, qui m'interpella pour me reprocher mes crimes et m'annoncer un châtiment terrible. Arrivé dans ma division, je me crus en prison au milieu de malfaiteurs de toute espèce. Quand on m'administra un lavement, je crus que ce lavement était empoisonné, que c'était là le supplice, l'expiation de mes forfaits, si grands que ma tête eût sali la guillotine dont le couperet était trop noble pour moi. Bientôt je sentis l'effet du poison; je vis mon corps entier se couvrir de vers; j'en étais rongé; mes chairs tombaient en pourriture. Quand je vous dis : je cherche mon dernier helminthe! je cherchais à prendre vivant un des vers qui me dévoraient. Mais tous s'écrasaient sous mes doigts. Me sentant mourir, je voulais arriver devant l'Éternel avec un de ces vers, instruments de mon supplice, afin de pouvoir lui dire : Il est vrai que je n'ai été qu'un affreux scélérat, mais mon châtiment a été terrible; vois ce ver hideux et infect, c'est lui qui a achevé de me ronger. Que mon supplice excite ta compassion et ton indulgence! Quand, le soir, on m'ap-

porta une potion, je la bus avec empressement, parce que je crus
que ce breuvage devait activer ma fin. La potion me fit dormir ;
je m'éveillai tout étonné de n'être point mort, et d'être débarrassé
de mes vers. On veut sans doute, pensai-je, prolonger mon
supplice. C'est alors que je songeai à mes enfants, que je les vis
errants et misérables, repoussés de tous à cause du nom de leur
père, et la pensée me vint de les recommander à l'Empereur
avant de mourir. Pour mieux le toucher, je voulus lui parler de
l'Orphelinat du prince impérial ; je le fis du mieux que je pus,
espérant qu'on placerait peut-être mes enfants dans cet asile.
Cela fait, j'attendis la mort avec plus de calme. On me mit des
sangsues ; mes idées perdirent de leur trouble ; je commençais à
voir ce qui se passait autour de moi ; je reconnus, aux extrava-
gances des hommes qui m'entouraient, que ce n'étaient point des
forçats, mais des aliénés. Ce fut comme une lueur qui commença
à m'éclairer sur ma situation. »

A la suite de cette conversation, on alla chercher la lettre que
le malheureux avait écrite à l'Empereur. C'était une pièce de
vers, et la voici :

I

Malheur à l'enfant de la rue !
Il boit plus de pleurs que de lait !
Le froid mord son épaule nue,
Et toute grâce est disparue
De son front au pâle reflet !
Il grandit sans jamais connaître
Le frais sourire du bonheur,
Sans entendre la voix du prêtre,
A sa droite sans voir paraître
Le guide qu'on nomme l'Honneur !

Il grandit... comme un ver dans l'ombre !
Et, serpent au soleil d'été,
Il se glisse et se mêle au nombre
Des hydres dont la haine sombre
Envenime chaque cité.

Ignoble héros de guinguette,
Faux mendiant des carrefours,
Escroc portant un masque honnête,
Hideux détrousseur qui vous guette,

C'est lui partout! c'est lui toujours!
C'est au bagne, infâme victime,
Quand ce n'est point sous le couteau,
Que roulant d'abîme en abîme
Va s'engloutir l'enfant du crime
Qui n'eut pas d'ange à son berceau!

II

Paix! bénédiction à l'enfant de la rue!
Il ne grandira point pâle, déshérité!
Une mère à ses cris du ciel est accourue!
Et sur son front maudit la grâce est reparue
    Au lait pur de la Charité.

La Misère et le Vice, implacables génies,
Autour de son chevet ne se pencheront plus
Pour infecter son cœur comme ses chairs ternies!
Il s'endort maintenant entre des mains bénies
    Et sous le souffle des Vertus!

Le Dévouement le berce, et la Foi le caresse!
Et quand dans son esprit l'âge glisse le jour,
Son cœur ainsi formé s'entr'ouvre avec ivresse,
Et, riche en dons reçus, il paye avec largesse
    La dette immense de l'Amour!

Aussi plus de jeunesse oisive et vagabonde!
C'est vers un atelier qu'il prendra son essor;
Et celui qui rampait comme un reptile immonde
Ira porter son miel à la ruche du monde,
    Utile abeille aux ailes d'or!

III

Quel sage bienfaiteur, quel Lycurgue intrépide
Réchauffant dans son sein la vile chrysalide
Ouvre le ciel à qui vivait dans le limon,
Et réalise ainsi la sublime chimère
D'inspirer de l'amour à qui n'a pas de mère,
Le culte de l'honneur à qui n'a pas de nom?

Oh! non, ce n'est aucun de ces songeurs superbes
Qui, se mettant au front les rayonnantes gerbes,
En Moïses nouveaux prétendent s'ériger;
Le dévouement jamais n'embrasa leur poitrine,
Leur orgueil si fécond en menteuse doctrine
Sait irriter le pauvre et non le soulager.

Celui qui le fonda, cet asile qui s'ouvre,
C'est celui qui d'un mot a couronné le Louvre,
Ce rêve des Valois et de Louis le Grand!
C'est celui qui, deux fois père de la patrie,
A de son bras puissant chassé la barbarie
Et d'un peuple abaissé fait un peuple géant!

Car il faut que ton nom, Napoléon, se pose
Du palais à la crèche au bout de toute chose,
Et que, dans ton manteau d'abeilles parsemé
Qui porte dans ses plis les destins de l'Europe,
Comme ton propre fils l'orphelin s'enveloppe
Sans plus craindre le froid, sans plus être affamé.

Mais non, tu n'es pas seul dans cette œuvre modeste,
Un ange, de grandeur et de bonté céleste,
En inspira la gloire à ton cœur de lion,
Et c'est avec l'accord de vos âmes pareilles
Que vous effacerez les antiques merveilles,
Car un simple Hôtel-Dieu vaut mieux qu'un Parthénon!

Et vous voilà dans cet asile,
Vagabonds sauvés par César;
Un cœur droit, une âme virile
Seront désormais votre part;
Vous pourrez fièrement répondre
A ceux qui croiraient vous confondre
En vous demandant *votre nom* :
Cessez toute ironie amère,
Car la France fut notre mère,
Notre père, Napoléon!

M. A... guérit complétement, mais jamais il ne put arriver à faire des vers qui valussent ceux qu'il a composés dans cette nuit terrible où il se croyait un Dumolard rongé vivant par les vers.

Au moment même où M. A... se trouvait à Charenton, il s'y

passait un événement considérable pour les malades. Deux ou trois d'entre eux venaient de décider la fondation d'un journal, et voici dans quelles circonstances.

Un M. Z..., atteint de folie orgueilleuse, avec idées singulières de persécutions, était à la maison de santé; c'était un homme des plus dangereux, car il avait juré de se défaire de la première personne qui se présenterait devant lui. Pour y arriver, avec une force inouïe, il descella une barre de fer énorme encastrée dans un mur, et se mettant en faction derrière une porte, il attendit, prêt à assommer quiconque passerait à sa portée. Fort heureusement, il fut aperçu à temps et désarmé.

Cette agitation excessive finit par céder, et le malade, sauf qu'il refusait opiniâtrément d'écrire à sa famille et de changer de linge, semblait revenu à un état assez normal. Il passait ses journées à lire et à traduire les romans de Ch. Dickens.

En même temps que lui, et dans sa section, se trouvait un officier qui se distrayait à faire de l'aquarelle. Un jour, ce militaire reproduisit assez heureusement la porte principale de l'asile. M. Z... vit le dessin, et, frappé subitement d'une idée, il écrivit au dessous :

ROUTE DE MADOPOLIS.

« La route de Madopolis n'est point une chaussée avec son empierrement, ses fossés et ses accotements; c'est une route sphérique, grande comme la terre, épaisse comme la hauteur de la plus grande des pyramides d'Égypte.

« C'est en naissant qu'on entre sur la route de Madopolis, c'est en mourant qu'on en sort.

« Chose bizarre, c'est peut-être en dormant qu'on y chemine le plus vite, et c'est souvent quand on s'en doute le moins qu'on franchit les portes de cette ville célèbre.

« Madopolis est habité par des hommes et des dames : c'est une grave erreur que celle qui court le monde, d'après laquelle Madopolis serait habité par des hommes tombés de la lune. C'est bien plus en dehors de Madopolis que dans ses murs qu'on pourrait trouver des lunatiques. La route de Madopolis en fourmille. Pauvres gens ! ils s'en vont, ils viennent vers nous ! Si nous y reportions nos souvenirs, au milieu des lunatiques nous vous y verrions venir, ô Madopolitains, ô Madopolitaines... »

En bas de la feuille, il ajouta : *Exorde à continuer.* Puis, passant à l'officier son papier, il lui dit : « Il me faudrait tout un journal pour exprimer ma pensée. — Eh bien, lui répondit celui-ci, faisons un journal ; je me charge de l'illustrer. »

L'affaire fut convenue en quelques instants, et nos deux délirants se mirent à l'œuvre. Le titre fut vite choisi, ce n'était pas le plus difficile. On baptisa l'œuvre nouvelle :

LE GLANEUR DE MADOPOLIS [1].

M. Z..., rédacteur en chef, travaillait fiévreusement, composant jusqu'à cinq pièces de vers par jour, demandant des articles, examinant, corrigeant, coupant ceux qu'on lui apportait. Chose curieuse, il ne pouvait supporter les compliments, et envoyait brutalement promener ceux qui essayaient de le féliciter. Un jour, une surveillante lui demande fort poliment de lui prêter le *Glaneur*. Il refuse net, et s'emporte même hors de tout propos. Il le reconnaît bientôt, et il s'empresse d'envoyer à la dame le journal refusé avec cet envoi :

A MADAME LA MUSICIENNE.

Vous avez désiré, Madame,
Lire notre premier *Glaneur*,

---

[1] Pour plus de détails sur le *Glaneur de Madopolis*, voyez le travail de Senteux. Paris, 1867.

Et pour nous tout désir de femme
    Est un honneur :
Aussi dimanche, à la soirée,
J'enrageais de vous refuser
Notre prose trop admirée.
    Pour m'excuser,

Hier donc, j'ai fait l'écriture
Que je vous offre en ce moment;
Et je l'ai faite, sans rature,
    En peu de temps.
Puisse ma copie illisible
Atteindre cependant le but
De celui qui fut irascible
    Dès le début!

Car ce but est d'être agréable
A qui sait charmer nos loisirs;
A qui pour chacun est aimable
    En ses plaisirs :
Et si le *Glaneur* qu'on accuse
D'avoir plus d'esprit qu'il n'en a,
Vous fait rire, ma pauvre Muse
    Aussi rira.

Cette activité exubérante n'était pas profitable, il faut l'avouer,
à M. Z... Il brutalisait tout le monde et injuriait ses collabora-
teurs; aussi les articles ne venaient-ils plus au *Glaneur*, qui, en
revanche, était rempli des siens. Il abordait tout : la prose, les
vers. Laissez-moi vous citer une pièce vraiment étonnante, qu'il
fit à un moment où il était dans un état d'effrayante excitation.
De Charenton on aperçoit le chemin de fer de Lyon et la ligne
d'Orléans : ce ne sont que sifflets, que passages de convois; c'est
une distraction pour tout le monde, le *Glaneur* ne pouvait manquer d'en parler.

LA LOCOMOTIVE [1].

Le soleil est couché. Partout dans la campagne
Les villageois nombreux suspendent leurs travaux;

[1] Th. de Sentoux. Paris, 1867.

Le bétail à pas lent descend de la montagne ;
La diligence passe au grand trot des chevaux.
   Le ciel est pur, l'air est tranquille ;
Les oiseaux gazouilleurs sont retournés au bois ;
   Dans le lointain fume la ville,
La nature d'un ton baisse sa grande voix.

   Il fera le tour de la terre,
Il roulera pour sûr un jour sous l'Océan :
   Mais ses feux rouges de l'arrière
Disent qu'il veut aussi des martyrs et du sang !

Ainsi que le Progrès, il brise les obstacles
   Qu'il rencontre sur son chemin ;
Ainsi que le Progrès, il a fait des miracles,
   Lui le plus grand miracle humain.
. . . .
Si sa trop vive ardeur n'était pas refrénée,
   Il marcherait jusqu'au trépas,
Et l'univers entier à sa course effrénée
   Ne suffirait peut-être pas.

   Pour lui la plus haute montagne
     Ouvre ses rudes flancs ;
   Pour lui la plus belle campagne
     Laisse entamer ses champs ;
   Pour lui la profonde vallée
     Porte des monuments ;
   Pour lui la rivière encaissée
     A des ponts élégants.

   Ce monstre annule les frontières
   Séparant les peuples entre eux ;
   Il ne connaît pas de barrières ;
   Il voit partout les mêmes cieux.
   Il augmente le nombre d'heures
   Que nous devons vivre ici-bas ;
Il apporte la vie aux plus humbles demeures ;
Les points les plus distants pour lui sont à deux pas.

   Il contribue à la défense
   Des pays qui sont menacés,
   Il jette les soldats de France
Sur le sol ennemi, tout frais, tout équipés.

Et lorsque après mainte victoire
Il les ramène triomphants,
Il est glorieux de leur gloire;
Son pouls a ce jour-là de plus chauds battements.

. . . .
Ce monstre dont la moindre pièce
Est le fruit d'un labeur constant
Montre chez notre humaine espèce
Le Progrès toujours persistant.

. . . .
C'est la communauté d'idées
Marchant vers un but général;
Ce sont les forces maîtrisées;
C'est le souffle de Dieu vivifiant le métal.

M. Z... ne résista pas longtemps a un pareil surmenage; ses
idées ambitieuses s'accompagnèrent d'un délire furieux. Il se mit
un jour à chanter à tue-tête. La nuit, il continua; le lendemain,
il avait la voix cassée; ses yeux étaient hagards, sa respiration
haletante, son haleine repoussante. Il mourut le soir même.

Mais revenons au *Glaneur de Madopolis* et à ses rédacteurs.
Pendant que M. Z... fondait le journal, il y avait dans la section
un jeune ingénieur qui venait à la maison pour la troisième fois
avec des idées de grandeur. Il se mêlait peu au mouvement littéraire qui se passait autour de lui; toute la journée il écrivait des
lettres à l'Empereur, à l'Impératrice, à Desbarolles, à ses parents.

Sentoux recueillit quelques-unes de ses productions, et je vous
les présente pour que vous compreniez bien à qui vous avez
affaire.

« *A M. Desbarolles* : Venez donc examiner ma main pendant
qu'elle est encore toute couverte d'ampoules et de durillons produits par la pioche et la pelle. » — « *Mon cher frère,* si tu protégeais de ta personne et de ton corps la colonne Vendôme? » —
« *Ma chère sœur,* si tu protégeais de ta personne et de ton corps
la colonne de la Bastille? Prends avec toi un cerceau, ne fût-ce

qu'un cerceau de crinoline, et regarde la forme de la balustrade. Va, ma bonne sœur, va. » — « *Ma chère nièce,* tu mettras d'accord ton oncle et ta tante », etc.

Un jour, le rédacteur en chef du *Glaneur* vint lui demander sa collaboration. Son amour-propre fut flatté par cette requête; il se mit à l'œuvre tout de suite et apporta son premier article, qui commençait ainsi :

« Qu'est-ce ?

« Le journal de la maison de santé de Charenton est destiné à recevoir le pus de nos blessures ?...

« Pusons donc !

« Quand l'homme voulut habiter le bleu, au moins après sa mort, il inventa des ficelles pour relier le ciel à la terre. Il y a quelque chose d'analogue dans les mœurs de l'autruche.

> « Ainsi font, font, font
> Les petites marionnettes,
> Ainsi font, font, font
> Trois petits tours et puis s'en vont.

« Si au lieu de m'appeler censure je m'appelais tombola. (On donnera des dessins, des broderies, des fadaises, quoi!) Tombe, ô la Censure! Or donc, messieurs et mesdames, nous vous dirons que, pour l'usage des fous sensés, quelques censés fous ont pensé à la création d'une censure. Si vous voulez faire du civet, prenez un lièvre ? Allons donc! prenez la peau d'un lièvre ; coupez-lui le poil qui aurait trop de couleur animale ou locale, faites digérer par un copiste qui supprimera les fautes d'orthographe, et vous aurez un *Parfait Journal.* . . . . Et voilà pourquoi j'apporte le ci-dessus et le ci-dessous à vos ciseaux. Ah! mais, à propos, les ciseaux de qui ? Comment vous appelez-vous, monsieur, qui avez des ciseaux ? Moi, je m'appelle Mic-Mac. »

A l'unanimité l'article fut déclaré trop incohérent et refusé.

Notre rédacteur ne se découragea pas ; la prose ne lui réussissait pas, il fit des vers.

> J'aime le feu de la Fougère
> Ne durant pas, mais pétillant;
> La fumée est âcre de goût,
> Mais des cendres de : là Fou j'erre
> On peut tirer en s'amusant
> Deux sous d'un sel qui lave tout,
> De soude, un sel qui lave tout !
>
> MIC-MAC.

Nouveau refus : le comité n'aimait pas l'esprit. Il se fâcha et écrivit à ses collègues :

« Apprenez donc à épeler votre Mic-Mac ! Je vous offre une collaboration que je vous payerai à coups de pied au derrière, si cela me fait plaisir. »

Cette colère se prolongea quelque peu, le malade, oubliant la littérature, ne parlait plus que de sauver la France de grands dangers dont il avait seul connaissance. Il se bandait les yeux pour ne plus voir les rédacteurs du journal avec qui il était forcé de vivre.

Mais il n'y a pas de si juste courroux qui ne s'apaise. Un soir, on jouait aux bouts-rimés au salon, et l'on avait proposé les mots : *terne, giberne, mors, corps*. Instantanément il fit ce quatrain :

> Madopolis d'un œil lent, terne,
> Regardait dans la giberne
> De celui qui tient le mors :
> Le *Glaneur* prenait un corps.

Le rédacteur en chef prit un papier et lui répondit aussitôt :

> L'écrivain qui, d'un style terne,
> A propos du *Glaneur* vient nous parler de mors,
> Prend-il pour un cheval le journal qui prend corps?
> Il met la politesse au fond de la giberne.

Ils étaient de nouveau frères en littérature. La paix fut faite, et pour la sceller, on demanda un article au jeune ingénieur. Il l'apporta dès le lendemain et il fut inséré. Sentoux le recueillit dans le *Glaneur*, il est curieux, et je ne puis résister au désir de vous l'offrir tout entier :

UNE AVENTURE DE VOYAGE.

« J'habitais, à Aix-la-Chapelle, un petit logement situé dans les faubourgs de la ville : mes fenêtres donnaient sur une petite place. A droite les remparts, à gauche une petite éminence sur laquelle était construite l'église de Saint-Adalbert; l'éminence faisait corps avec le rempart. En face de mes fenêtres, au fond de la place, les grilles en fer de la ville, dont j'avais tant de fois escaladé les fers de lance pendant la nuit, pour rentrer chez moi par le chemin le plus court.

« Mon petit appartement était au second étage ; on y arrivait par un escalier un peu sombre, même en plein jour ; il était composé d'un salon, d'une chambre à coucher et d'un cabinet noir pour mettre les habits.

« Le mobilier du salon, venu de Paris, donnait à ce salon, malgré sa simplicité, un cachet que n'ont pas d'ordinaire les pièces meublées à l'allemande : un grand bureau en acajou, un canapé, deux fauteuils, deux chaises en velours vert, une table ronde chargée de livres et de papier au milieu, un poêle dans le coin ; sur le bureau des flambeaux en bronze doré, de chez Barbedienne, une pendule en marbre vert des Pyrénées, surmontée d'une bonne statuette en bronze de la Diane de Gabies.

« La chambre à coucher était simplement meublée en cerisier poli et ciré : lit, commode, buffet, toilette, grande armoire comme on en trouve chez les paysans de nos campagnes françaises.

« J'allais souvent en Belgique, où m'appelaient mes affaires.

« Un soir d'été, après avoir passé toute ma journée à courir à pied dans les rues de Liége, j'avais pris l'express, qui, vers trois heures du matin, devait me ramener à Aix-la-Chapelle.

« A Pepinster, station d'embranchement de la ligne de Spa, on s'arrête quelques minutes. La locomotive avait déjà sifflé pour en repartir, lorsqu'une jeune dame monta à la hâte dans le compartiment où je me trouvais avec deux autres voyageurs.

« Mes deux compagnons de route occupant déjà les deux moitiés des banquettes du compartiment, la jeune dame s'assit en face de moi.

« Sa tournure était élégante, sa taille bien dessinée dans un manteau de drap, à grandes manches pagodes, bordé de passementeries à perles de jais. Sa robe de soie était à bandes brunes et noires, son chapeau élégant et simple. Elle pouvait avoir vingt-deux à vingt-trois ans, brune, à physionomie ouverte et agréable. A son sac de voyage en tapisserie, au fermoir du sac, à quelques autres petits détails, j'avais reconnu une Allemande.

« — Vous avez bien manqué de ne pas partir, lui dis-je en allemand.

« — C'est vrai, monsieur, me répondit-elle moitié souriante, moitié inquiète, mais j'avais presque envie de rester. J'eus sans doute l'air étonné, car ma belle interlocutrice ajouta : — Je voyageais avec mon frère, et je ne sais plus ce qu'il est devenu.

« Ma curiosité était éveillée : je pouvais peut-être rendre service ; au risque de paraître indiscret, je hasardai quelques questions. La langue que nous parlions, du reste, n'étant pas comprise de nos deux compagnons, je me trouvais plus à mon aise.

« Voici ce que j'appris : . . . . A Liége, son frère la quittant un instant, était descendu de wagon pendant les cinq minutes d'arrêt du convoi, et le convoi s'était mis en marche sans qu'elle l'eût vu revenir. A Pepinster, pensant que son frère était sans doute monté dans les derniers wagons du convoi, elle était descendue et l'avait cherché sans le trouver ;

elle n'avait pas eu le temps de regarder dans tous les wagons, et elle espérait encore le rejoindre au buffet de Verviers, où tous les voyageurs s'arrêtent au moins un quart d'heure pour passer du chemin de fer belge sur le chemin de fer rhénan.

« Une chose cependant ajoutait à son anxiété; le convoi dans lequel nous étions n'allait que jusqu'à Aix-la-Chapelle, où nous devions arriver vers trois heures du matin ; elle devait s'y arrêter avec son frère, puis continuer le lendemain sa route jusqu'à Cologne.

« Je concevais, en effet, son inquiétude : arriver seule dans une ville où l'on ne connaît personne, et être obligée de s'y arrêter sans protecteur depuis trois heures du matin jusqu'à huit heures ; avoir des bagages, être femme jeune et jolie, s'aventurer seule, pour aller réveiller les domestiques des hôtels, voire même pour demander son chemin. Je m'avouai sans fatuité que cette demoiselle pouvait tomber sur des cavaliers moins respectueux, moins aimables et moins délicats que moi.

« Je hasardai donc mes offres de service, et il fut convenu que si elle ne retrouvait pas son frère à Verviers, nous monterions dans le même compartiment sur le chemin de fer rhénan, et qu'arrivés à Aix-la-Chapelle, je la conduirais et l'installerais dans un hôtel.

« A Verviers, personne. Fatigués, tous les deux, bien installés dans un bon compartiment de premières, nous dormons tant bien que mal jusqu'à Aix-la-Chapelle. Là, je prends soin des bagages, je m'empare du sac en tapisserie, et j'offre mon bras.

« Il commençait à faire jour quand nous sortîmes de la gare.

« — Vous n'aurez guère le temps de dormir, dis-je à ma compagne.

« — Oh! je ne veux pas me coucher, répondit-elle, j'aurais peur de manquer le convoi, et je veux absolument arriver à Cologne le plus tôt possible. Mon frère a sans doute déjà télé-

graphié qu'il était resté en route, et qu'il fallait venir me chercher à la gare. Si je n'arrivais pas, ma famille serait inquiète.

« — Je pourrai dire aux domestiques de vous réveiller, et je
vous engage à dormir un peu; la fatigue.....

« — Oh! monsieur, s'écria-t-elle avec un léger tremblement
convulsif, comme s'il lui arrivait déjà une aventure désagréable,
je ne veux pas me coucher à l'hôtel : j'aurais peur.

« — Auriez-vous peur de moi? lui demandai-je en souriant.

« — Vous avez été tellement aimable et complaisant pour
moi, que.... — Et elle me regarda..... Non, monsieur, ajouta-
t-elle.

« — Eh bien, mademoiselle, voici ma proposition : nous
n'allons pas à l'hôtel, nous allons tourner par ici pour aller chez
moi; j'ai un petit appartement de deux pièces; je vous mettrai
toutes les clefs dans les mains; vous prendrez une pièce et moi
l'autre, et jusqu'à huit heures du matin je serai le domestique de
votre hôtel : c'est moi qui vous réveillerai.

« Les regards échangés, respectueux et bienveillants d'une
part, reconnaissants de l'autre, avaient conclu l'affaire.

« Je remarquai bien un peu d'hésitation quand j'agitai la son-
nette du portail; je sentis bien sa main trembler dans la mienne
quand je la guidai dans les ténèbres de mon escalier; mais enfin
nous voilà chez moi.

« Pendant que je fermais ma porte, son regard se promenait
autour de ma chambre; il devint fixe, puis comme atterré; un
sentiment d'angoisse se peignait sur sa physionomie et la clouait
sur la porte, les yeux fixés sur la terre.

« Oh! qu'elle était belle ainsi!

« Je lui pris les mains, et, en échangeant un sourire, nous
nous assîmes sur le canapé; dès lors, je sentis ma victoire sur
elle : elle était calme.

« — Mademoiselle, lui dis-je un peu brusquement, je vous engage à quitter votre manteau et votre chapeau ; moi, je suis tellement couvert de poussière que je vous demanderai la permission de changer de vêtement. Et jetant sur un meuble mon chapeau et mon paletot, j'endossai un petit saute-en-barque de tricot de laine noire, bordé de rubans verts.

« Elle ôta ses gants, son manteau et son chapeau.

« — Mademoiselle, repris-je, vous devez éprouver le même besoin que moi : quand j'arrive de voyage, j'aime l'eau.

« J'atteignis mon plus beau linge, et, tout frais débarbouillés tous les deux, nous échangeâmes en souriant un timide baiser.

« La belle inconnue avait dénoué ses cheveux pour réparer le désordre du voyage ; ils tombaient jusqu'à terre, et c'était à mon tour de me défendre contre moi-même.

« — Que vous êtes belle ! m'étais-je écrié en demandant un second baiser, qui me fut refusé d'un ton qui n'admettait pas la récidive.

« J'étais honteux et confus.

« Je rentrai seul dans mon salon.

« Quand elle vint m'y joindre, je lui exprimai mes regrets de n'avoir point dans mon ménage de garçon, des rafraîchissements ou des provisions à lui offrir.

« — Asseyons-nous, et donnez-moi mon sac de voyage, me répondit-elle. — J'obéis. Elle tira de son sac une douzaine de gâteaux secs et un volumineux flacon de cristal, plein d'excellent vin de Madère, précaution du frère au départ.

« Désormais la conversation ne pouvait plus languir, et bien que frugal, notre souper fut délicieux. Nous échangeâmes nos noms, nos cartes de visite pour en bien connaître l'orthographe ; elle m'accabla de questions sur mes occupations, mes goûts, l'emploi de mon temps, etc.

« De mon côté, voici ce que j'appris : Elle était orpheline.....

« Tout en causant, mangeant et buvant, nous avions atteint

presque cinq heures du matin. Mademoiselle X..... tombait de fatigue, et la conversation commençait à languir.

« — Mademoiselle, lui dis-je, je vous engage à dormir un peu ; vous avez encore deux heures et demie, si vous voulez vous étendre sur mon lit ; moi, je vais prendre le canapé que vous occupez en ce moment.

« — Laissez-moi le canapé, me dit-elle.

« — Vous serez beaucoup mieux sur le lit.

« — Je ne veux pas vous déranger ; fermez votre porte et couchez-vous.

« — C'est ce que je ne ferai point, car vous seriez mal ici. Allons, pas de cérémonies, mademoiselle ! Et l'enlevant dans mes bras comme un enfant, je la posai sur mon lit.

« Et nous nous mîmes à rire.

« — Allons, monsieur, me dit-elle, j'ai eu confiance en vous, je vais vous faire de la place, mais soyez sage. » Et, serrant ses crinolines contre la muraille, elle me fit une petite place vers le bord.

« Son regard affectueux commandait le respect.

« Je pris place, assez embarrassé, et pourtant nos lèvres se rencontrèrent, un baiser passionné nous troubla tous les deux...
— Bonsoir, reprit-elle, nous sommes en wagon, et vous êtes mon frère.

« Quand elle se réveilla : — Merci, monsieur, merci, me dit-elle, en me prenant la tête dans ses mains et en m'embrassant sur les deux joues ; et elle sauta à terre.

« J'étais..., j'étais..., je ne sais pas, mais mon trouble augmentait toujours ; je ne disais plus rien, je restais en place, comme hébété. Je la suivis du salon dans la chambre à coucher, et de la chambre à coucher dans le salon. A mesure que mon trouble augmentait, son geste devenait plus saccadé, son pas plus fiévreux : une crise était imminente.

« Elle s'arrêta brusquement, en face de moi. Son regard résumait toutes les émotions qu'elle avait éprouvées depuis la veille ; tout à coup, fondant en larmes, elle me jeta les bras autour du corps, et me couvrit de baisers auxquels je ne savais comment répondre.

« Enfin le calme revint, et, me tenant toujours embrassé, elle appuya sa tête sur ma poitrine. — Monsieur, me dit-elle toute confuse, je voudrais bien vous épouser !

« Un sanglot s'échappa de ma poitrine, et ce fut à mon tour de rendre baisers pour baisers. Nous pleurions et nous nous embrassions.

« — Quelle heure est-il ? dit-elle tout à coup en passant la main sur son front, comme sortant d'un rêve.

« — Vous avez encore vingt-cinq minutes, répondis-je : il en faut cinq à la gare pour les bagages, quinze pour y aller ; il nous reste cinq minutes à passer ici.

« — Monsieur, me dit-elle, écrivez mon adresse. Je m'arrête trois jours à Cologne ; venez dans cinq à..... Je vous présenterai à mon tuteur, et je me charge du reste.

« Notre retour à la gare fut embarrassé. A quoi cela tenait-il ? C'est ce que je ne saurais dire.

« Au moment de monter en wagon, nous échangeâmes un dernier et amical baiser :

« — Je vous aime !

« — Je vous aime !

« Murmurâmes-nous ensemble à l'oreille l'un de l'autre.

« Et le convoi partit ! »

Il n'y avait pas bien longtemps que M. R... avait écrit cette nouvelle quand ses idées ambitieuses prirent une tournure des plus fâcheuses : il est persuadé que ses moustaches soutiennent le monde et que son cache-nez sauve l'empire ; au milieu de ses insanités, il a écrit deux autres articles pour le *Glaneur :* les

« Aventures de Polichinelle » et le « Rêve-Oméga ». Il est l'auteur d'un projet de banque universelle. Il gifle les autres malades et prétend qu'ils ont beaucoup de plaisir à recevoir ses soufflets.

A côté de lui vivait une jeune fille, mademoiselle C..., qui se déclarait « inspectrice générale de Charenton ». Elle décorait de titres pompeux tous les gens qui la venaient voir. Elle était d'une telle violence, qu'on était obligé de la surveiller particulièrement : plusieurs fois elle faillit tuer les infirmières.

Un jour, elle se figura qu'elle était un grand personnage politique qu'on retenait prisonnier à Charenton, et, à cette occasion, elle composa les vers suivants :

COUR DES LOGES.

Lorsque dans ma cellule où parfois je sommeille
Un doux songe embellit les heures de ma nuit,
Souvent la liberté de mon rêve m'éveille :
« Suis-moi, je te fais libre! abrité sous mon aile,
On ne pourra ravir à ta mère son fruit! »
— Mais moi, faisant effort, je repousse son zèle :
« Mon Dieu ! je ne veux pas être libre à tout prix ;
Mon sort est magnifique, il est digne d'envie,
Je veux encor des fers, des fers toute ma vie,
Je veux souffrir, je veux mourir pour mon pays!!! »

Un autre aliéné vaniteux, M. I..., s'imagine qu'il vit depuis cinq cents ans. Il a été fait duc de Vincennes par Charles VII, il a remporté à cette époque une grande victoire sur les Anglais. Sous Louis XIV, il était général et habitait un hôtel rue Traversière-Saint-Antoine. Sous Louis XV, il commandait un corps d'armée.

La Révolution lui a enlevé son domaine de Vincennes et Charenton ; aussi écrit-il régulièrement des lettres de protestation au conseil municipal de ces communes. Une autre de ses idées, c'est que tout homme est double et a son égal quelque part.

Il croit à la métempsycose et pense que chacun de nous est le régénéré d'un être qui a vécu avant lui. Il a fait une grammaire

et proposé au *Glaneur* des articles de linguistique dont voici un
faible échantillon :

« L'aire ou surface est du masculin ; on doit donc dire la
soupe a *l'aire* bon, et non pas l'air bonne. D'abord l'air dans
l'atmosphère est transparent, on ne le voit pas, sait-on s'il est
bon ? Bonne se rapportant à soupe, que signifierait l'air sans épi-
thète ? il ne signifierait rien, tandis que l'aire bon signifie la surface de la soupe que vous voyez, ne pouvant distinguer que cette
surface.

« On se moque du peuple qui dit *dorénavant, dorsénavant,* et
c'est à tort. Le mot *dorénavant* est bien plus absurde. C'est de
dès lors et *avant* que dérive *dorsénavant,* dont la corruption est
moindre que *dorénavant.* Ainsi je dirai *dès lors et avant.....*

« J'ai observé que dire « je veux m'en aller » est un langage
absurde. Qu'est-ce que cela veut dire, sinon « je veux aller moi » ?
Cependant on trouve que c'est bien parler, et les académiciens ne
voudraient pas entendre raison sur cette erreur. Je prétends que
dire « je veux en aller » est parler plus correctement, parce qu'on
n'a pas besoin d'exprimer qu'on est soi-même le sujet de l'action,
puisqu'on ne pourrait dire « je veux en aller un autre ». Il suffit
donc de dire « je veux en aller ».

« Quatre conjugaisons sont inutiles, compliquent et embar-
rassent la langue. Elles se peuvent réduire en une seule dont la
déterminaison sera *er.* Ce changement nous ramène au langage
primitif tel que des provinces l'ont conservé ; ce qui prouve
l'idiome premier de la langue à l'époque où l'homme dans sa
nature grossière n'était soumis qu'à sa raison. Les lois l'ont gou-
verné quand il fut réuni en tribus, puis la religion ; qu'y a-t-il
gagné ? Donc nous dirons *finer,* au lieu de finir, *senter, couvrer,
tener ;* et on conjuguera *finer* ainsi : *je fine, je finais, je finai,
j'ai finé, j'eus finé, je finerai, j'aurais finé,* etc.

« Il est absurde d'employer le verbe *être* comme auxiliaire dans le verbe *aller,* et dans les autres verbes irréguliers comme lui ; car *être* n'y exprime pas un sens droit. « Je suis allé » est faux, il faut dire « j'ai allé » . Quand on dit *je suis allé,* on semble dire qu'on y est, puisqu'on emploie le présent de l'indicatif, tandis que *j'ai allé* exprime le parfait, qui est ce que vous voudriez dire et que vous ne dites pas avec *je suis allé.* A preuve, dans le présent du passif *je suis aimé,* vous supportez une action, tandis qu'elle est passée quand vous dites *je suis allé.* »

Voilà un malade qui avait prévu le volapück.

M. I... n'est pas seulement grammairien, il est aussi botaniste et thérapeutiste. Il a composé un traité de l'action médicinale des plantes potagères.

Ses articles de critique artistique sont célèbres ; en voici un fragment :

« Je pense que des rues tirées au cordeau, dans une grande ville surtout, ne peuvent qu'abêtir l'esprit. La vue est de suite satisfaite ; or, la vue étant destinée à agrandir l'entendement par les pensées qu'elle fait naître, la promptitude de la satisfaction visuelle doit amoindrir la réflexion. Je suis persuadé qu'une ville dont les rues serpentent donne en outre positivement plus de tranquillité au corps parce que les vents ne le contrarient pas autant, et que, par suite, l'esprit en est plus maître et reste plus capable de diriger ses pensées ou de les concentrer. Pour ces motifs, je blâme les changements que l'on fait dans Paris sous prétexte de l'aérer, ce qui est un grand tort. Je ne serais pas étonné qu'à force de l'aérer on en arrive à ruiner l'industrie, en affaiblissant l'habileté de ses ouvriers en tout genre. Je prends modèle sur les fourmis ; elles tracent des voies tortueuses et non pas alignées pour aller d'une fourmilière à une autre ; ce que j'ai observé sur le bitume. Ces insectes étant restés laborieux et infatigables depuis le commencement du monde, les ouvriers ne peuvent que gagner à les prendre pour modèles ; et, d'après leur exemple, j'ai le droit de dire que les rues serpentant en leur direction doivent être préférables à celles dont la régularité et l'uniformité satisfait tout de suite la vue, ce qui est la même chose qu'abrutir l'esprit.

« Ne sait-on pas que les ouvriers sont plus sensés, plus capables que les gens oisifs qui ne connaissent que le repos et la jouissance du bien qu'ils ont ? c'est du moins ma conviction. Il me semble même qu'à voir promener des riches dans leurs jardins, ornés et soignés de la mollesse qu'ils recherchent, on distingue dans leur extérieur et dans tout leur ensemble un dégoût profond jusque pour leurs jouissances, parce que la régularité et les agréments des lieux leur ôtent la satisfaction agreste que leur donneraient des terrains sans apprêts, distribués comme le voudrait le hasard, au fur et à mesure qu'on aurait à planter.

« De même, dans une ville régulièrement aérée, les gens auront moins d'esprit, les ouvriers seront plus mous et partant moins bons que dans une ville distribuée par le hasard des temps et la fortune des gens, où rien n'aurait été calculé que par le besoin d'y loger [1]. »

Tout cela se tient encore un peu ; mais que dire de cette œuvre d'un autre malade que ne renieraient pas nos poëtes les plus décadents, les plus déliquescents :

Corps médical universel,
Céleste partie des sciences,
Du jardin plantage solennel,
Sur notre globe qu'en notre France.

Laissant rouler ses ondes
Dans son horizon scientifique
Qui vient se fourrer dans le monde
Avec ses flots diagnostiques.

Et dès que sa matinale aube
Précède la pathologie,

---

[1] Thèse de Sentoux, 1867.

Tout à l'entour de notre globe
Se joint à la physiologie.

Et cela continue pendant quatre grandes pages.

Il semble difficile, Messieurs, de faire mieux dans le genre, et pourtant tout cela est dépassé par les actes et les œuvres d'un aliéné, célèbre aujourd'hui dans nos asiles et dont l'histoire est trop intéressante pour que je ne vous en dise pas un mot.

« Dans la matinée d'hier, dit un journal, un rassemblement s'est tout à coup produit au coin de la rue des Vinaigriers. Un homme de soixante ans environ, portant de très-longs cheveux gris et une grande barbe, coiffé d'un casque en fer-blanc, avec arabesques multicolores, inscriptions latines et flots de dentelles, portant de grandes guêtres jaunes, une aube blanche en étoffe de rideaux et une grande couverture de laine, déclamait avec une remarquable facilité. — J'arrive de Carpentras, disait-il, et je viens pour sauver la France, l'Église et le monde.

« Conduit chez le commissaire de police, il déclara s'appeler l'abbé X..., prêtre interdit depuis vingt-quatre ans. Il a été admis d'urgence dans une maison de santé. »

Né dans le Midi, l'abbé X... était d'une famille d'aliénés, ou du moins tous ses ascendants et collatéraux étaient bizarres ou excentriques; nous pouvons donc le compter parmi les héréditaires.

Dans sa jeunesse, il reçut d'un curé du voisinage quelques leçons de latin et il fut dirigé sur le grand séminaire, bien que ce ne fût pas à coup sûr sa vocation, car il y fut d'une indocilité rare. Ordonné prêtre, néanmoins, il fut placé dans une grande paroisse où il se montra insupportable : il était sans cesse en discussion, se déclarant le premier de tous, voulant toujours avoir raison. Il se livrait à des taquineries insensées contre ses collègues. Sorte de Panurge, il cachait, au moment des messes, les ornements ou les livres de l'officiant, et le laissait fort en peine.

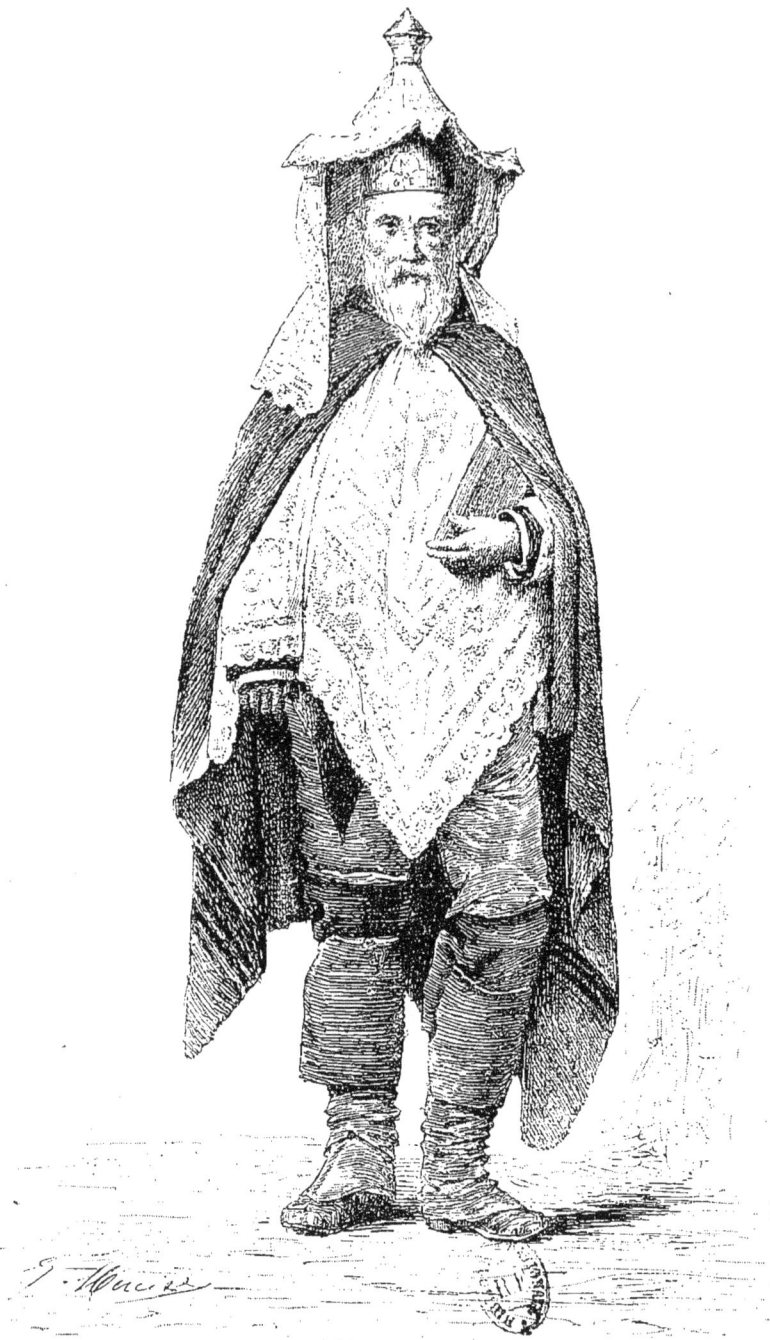

UN MONOMANE VANITEUX.

D'après une photographie.

Un jour, il revêtit ses habits sacerdotaux et, dans cette tenue, il alla danser autour de la tombe de son père, criant, hurlant et gesticulant.

C'en était trop : il fut interdit par l'archevêque et interné dans un asile. Là, son seul but fut de tout troubler ; il ne cessait d'écrire à toutes les autorités, se disant persécuté à cause de son talent, de ses opinions, envoyant des dénonciations contre tout le monde, fomentant des émeutes parmi les autres fous, organisant des évasions, puis niant effrontément quand il était pris, ce qui lui arrivait d'ailleurs souvent. Au milieu de tout cela, parlant littérature, art, théologie, traitant du haut de sa grandeur les auteurs les plus illustres, ayant sans cesse à la bouche ses sublimes poésies, son magnifique poëme, ses tableaux.

L'abbé, en effet, ne manque pas d'un certain talent : il a exécuté dans ses moments les plus lucides quelques pastels. Il compose bien, il a la notion juste de la couleur. Il connaît même les lois de la perspective, comme l'indiquent les constructions qu'il a faites dans le plan d'une église qu'il prépare.

Il est rare, d'autre part, qu'il ne commette pas quelque impertinence au milieu même d'une œuvre passable. Un grand tableau de lui représente Jésus et la Samaritaine ; dans un coin, on voit un singe, armé d'un sabre : c'est le Père Monsabré ; et à côté une oie : c'est le Père Loyson.

Une autre fois il exécute le projet d'un tableau où il se représente avec la croix de la Légion d'honneur bien en vue, à son chapeau. Des chiens jappent autour de lui, des crapauds coassent, ce sont ses ennemis ; il met lui-même en légende : Voici ce qu'a fait Campagne.

Or, Campagne est l'aliéniste qui a publié son observation et à qui j'emprunte les détails dont je vous fais part.

Depuis plus de vingt ans, l'abbé X... va de maison de santé en asile, s'échappant, repris, obtenant même sa sortie dans les

périodes de calme. Au moment où il est arrêté, rue des Vinaigriers, en costume de pape, il se croit Pie X ou encore le pape
Fulmen.

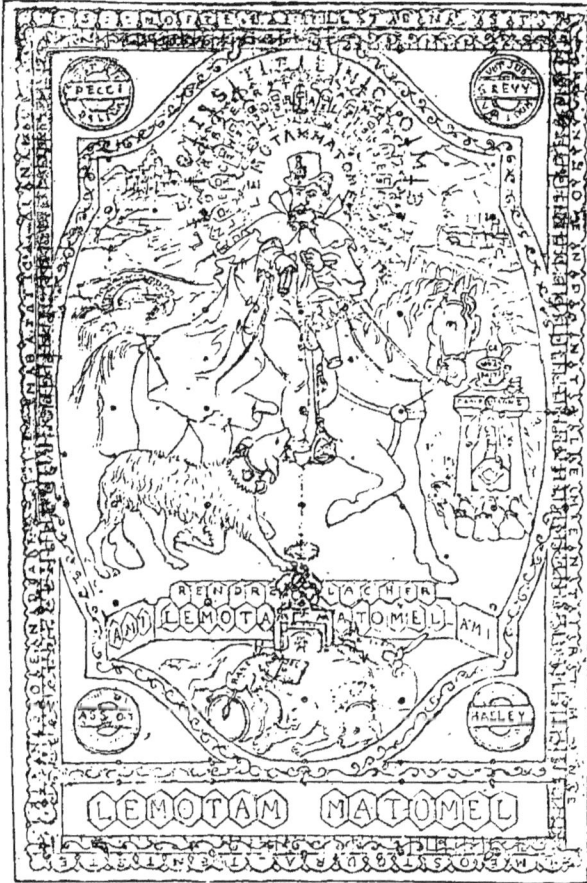

DESSIN D'UN MONOMANE VANITEUX.

Collection de M. le docteur Magnan.

Rien n'est plus curieux que le travestissement qu'il s'est fait
avec les couvertures de son lit. Certains jours, il se promène gravement, couvert d'une chasuble en papier peint qu'il a lui-même
couverte d'inscriptions latines de sa composition.

En 1885 il s'est présenté aux élections législatives dans le département de Vaucluse, et vous allez voir par quels procédés il pensait réussir.

Il s'écrit à lui-même la dépêche suivante :

« Havas Paris. — Les bouchers d'Avignon, voulant fournir au

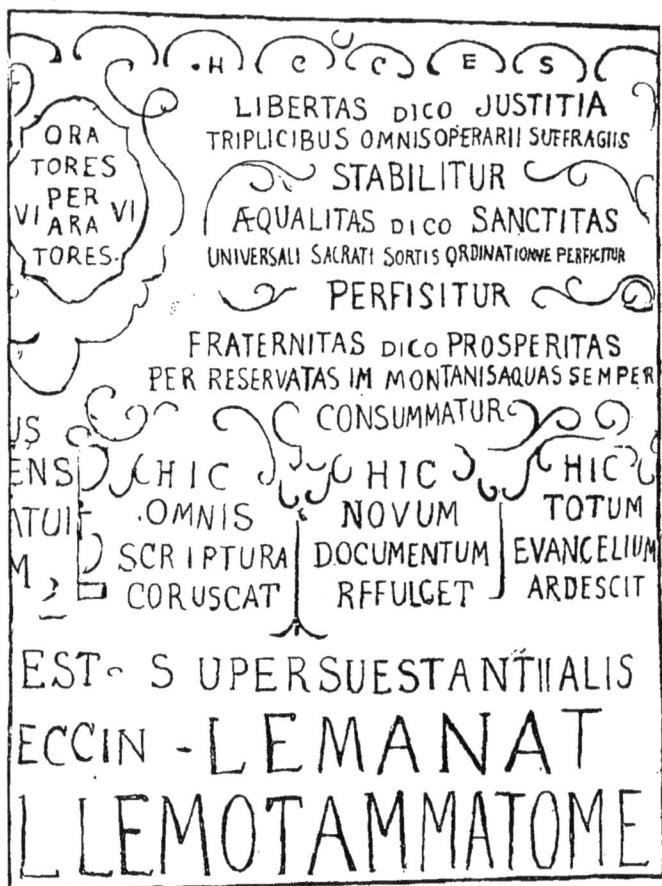

INSCRIPTIONS RECUEILLIES SUR LES VÊTEMENTS
D'UN MONOMANE AMBITIEUX.

Collection de M. Magnan.

candidat Fulmen X le nerf de la guerre, pour faire la guerre à Laguerre..... étrangère et civile, ont par une première cotisation avancé et compté la somme de 10,000 francs à Pie X, afin qu'il puisse aller décider, en lui chantant les cent quarante-quatre

premiers couplets de sa « Marseillaise » transfigurée, le prince
de Bismarck à rétrocéder l'Alsace-Lorraine sans coup férir. »

Il a, en effet, composé une « Marseillaise » particulière où il
n'est question que de lui et aussi d'autres choses dont il serait

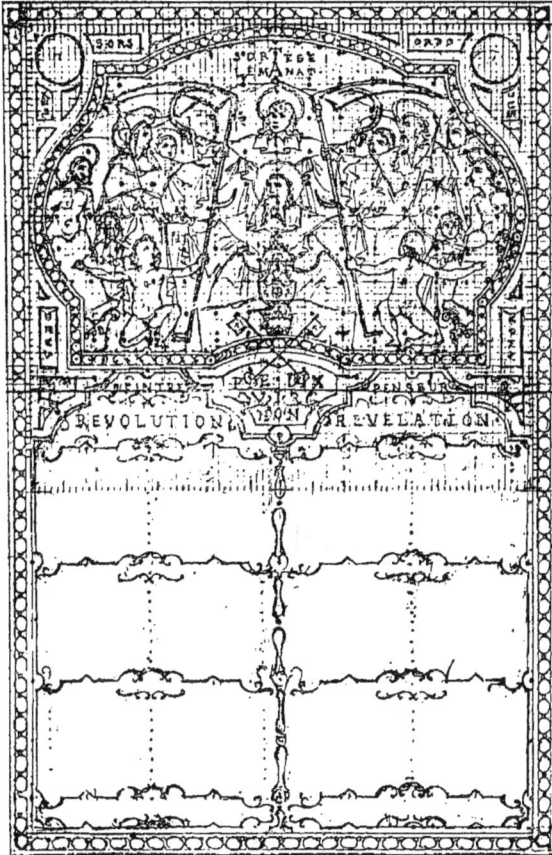

TABLEAU DESTINÉ A RECEVOIR LES COUPLETS
DE LA « MARSEILLAISE » TRANSFIGURÉE.

difficile de parler dans une assemblée comme celle-ci ; il pense
que c'est une œuvre littéraire et politique importante. Comme il
n'a pu la faire imprimer, il a eu l'extraordinaire patience de
l'écrire tout entière en lettres moulées sur un immense placard

qu'il a d'ailleurs enluminé de vignettes assez drôles. Elle a près de deux cents couplets, je ne vous en citerai qu'un seul :

Laissez décider l'invisible
Suscitateur de vos desseins :
Qu'il règne, le seul infaillible
Qui scrute les cœurs et les reins.
Laissez le sort, Dieu, le prophète,
Bénir les enfants de l'enfant
Tout radieux et triomphant
En croisant les mains sur leur tête.

Le reste est à l'avenant, et c'est signé : « Xavier Fulmen, le Cyrénéen de Jules Jésus Grévy, le supplément complémentaire de Joachim Pecci. »

A côté de la « Marseillaise », Xavier Fulmen a écrit des proclamations immenses qui ne sont qu'une longue absurdité : aussi n'a-t-il pas enlevé beaucoup de voix à ses concurrents de Vaucluse.

Furieux de n'être pas élu, il revient à Paris, causant quelque scandale dans le trajet, comme il le raconte lui-même dans une lettre qu'il envoie à M. le Président de la République:

« Oui, Monsieur le Président ! Pie X l'a crié dans toutes les gares importantes où s'arrêtait le train omnibus direct, et ses cris ont trouvé des échos qui vont se propageant dans le monde entier avant le congrès de la Chambre et du Sénat pour l'élection présidentielle. — Il n'y a pas, non, il n'y a pas de comte de Paris, de Philippe VII et de Napoléon V et de Grévy, de Brisson, de Freycinet, de Goblet, de Clémenceau, de Freppel, ni de Cassagnac, ni de Legrand du Saulle, ni même de Magnau (voulant bêtement n'être pas magnanime), il n'y a pas de potentat sur la terre qui puisse empêcher que Pie X, le suppléant complémentaire de Léon XIII, soit élu par acclamation président de la République universelle. »

C'est en cet état d'esprit que l'abbé X... est enfermé à l'asile où il est encore aujourd'hui ; il n'a pas abandonné la politique, mais il cultive la poésie.

Voici la première strophe de sa dernière production ; c'est un long acrostiche sur ces mots : *Magnan, magnifique, Valentin, Magnan*. Il est adressé au médecin de Sainte-Anne.

> ☰ agnan ! à mon souhait, médecin MAGNAN ime,
> ⋑ dore de mon sort la force qui… t'anime.
> ☉ riesinger le le crie : dans ton docte examen
> ⋝ 'écoute que d'un cœur de saint le dictamen.
> ⋑ dmirant son beau crâne… autre renard de Phèdre,
> ⋜ argue Legrand du Saulle et sois un Grand du Cèdre.

Voilà, Messieurs, à quel degré de démence peut en arriver un délirant vaniteux après vingt-cinq ans de maladie. J'ai tenu à vous faire connaître cette observation avec un peu de détail parce qu'elle est complète : elle débute par l'excentricité, elle continue par les idées ambitieuses bien systématisées, et elle finit après un long espace de temps par une épouvantable démence. Tous les malades suivent cette marche, sauf les héréditaires, chez qui le délire apparaît d'emblée et par bouffées, presque aussitôt effacées que venues.

Combien est différente l'histoire de celui qui, frappé par la paralysie générale, verra son intelligence succomber en quelques mois, tandis que son organisme entier tombera dans une profonde déchéance !

Chez celui-là le début est particulièrement obscur ; c'est ainsi que l'on voit des gens qui assez rapidement deviennent maladroits ; ils trébuchent facilement ; leurs doigts ont comme des secousses qui empêchent pour eux tout travail délicat. S'ils sont ouvriers ou artistes, leur ouvrage s'en ressent, les patrons ou le public trouvent qu'ils baissent. C'est surtout dans leur parole que ces hésitations se font sentir. Au début de chaque réplique, ils ont une façon de bégayer, une agitation du coin des lèvres qui ne trompe pas les gens exercés.

Puis, leur mémoire a des défaillances singulières, et, tout en continuant la vie commune, ils se laissent aller à des actes bizarres et inexplicables, étant donnée leur éducation. C'est ainsi qu'on a peine à comprendre que telle personne d'un milieu social élevé et d'une fortune suffisante soit prise, un jour, volant, dans un magasin de nouveautés, un objet dont elle n'a d'ailleurs nul besoin. Ou bien, on apprend qu'un homme haut placé bat sa femme, brutalise ses enfants et s'enivre chaque soir.

Il n'y a pas encore de folie à proprement parler, il n'y a qu'une chute morale effrayante ; bien souvent la suite se fait attendre assez longtemps pour que les tribunaux aient à intervenir, et, comme les experts ne peuvent encore étayer leur opinion sur aucun acte évident de folie, beaucoup d'individus sont ainsi flétris et condamnés qui sont de simples fous, comme ils en donnent rapidement la preuve par la suite.

Comme le dit Foville, ce qui caractérise cet état, « c'est l'affaiblissement de la mémoire, de la raison, du jugement, de la volonté ; c'est le changement dans le caractère, dans les sentiments, l'indifférence dans les affections ; c'est l'atténuation du sentiment du juste et de l'injuste, du sens moral, de la notion de propriété ; c'est l'oubli de tous les obstacles, de toutes les convenances ; c'est l'insouciance de la valeur des actes, des conséquences qu'ils peuvent entraîner ».

Bientôt le délire apparaît, et, tout de suite, avec une forme spéciale. Ce n'est d'abord qu'une sorte de satisfaction complète, d'optimisme universel, le malade n'invente rien d'absurde, mais il se complaît dans sa propre contemplation. Il vit dans un épanouissement général ; il s'écoute parler ; il admire ce qu'il a fait, il aime ses œuvres. Il parle avec amour de sa fortune, de son mobilier ; il raconte les perfections de sa femme et les hauts faits de ses enfants. Lui-même, il se trouve remarquable. Il vous fait admirer sa figure, ses bras, ses muscles, bien heureux quand il s'en tient là. Si peu qu'il soit musicien, il se met au piano, joue assez ridiculement, chante et vous fait noter la finesse de son talent.

Un autre attirera votre attention sur ses dessins, sur ses aquarelles, sur ses poésies, ou bien il émettra des théories scientifiques

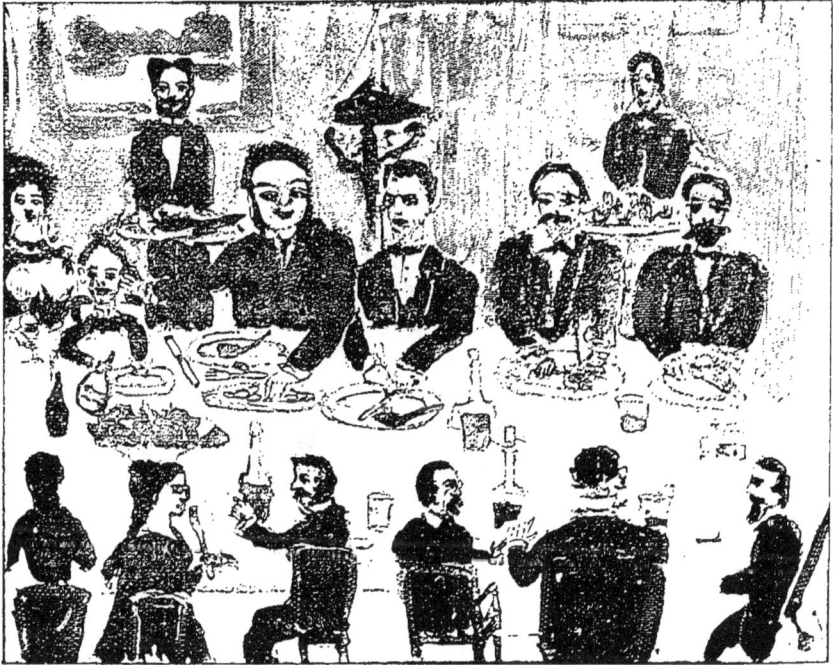

DESSIN D'UN PARALYTIQUE GÉNÉRAL.
ollection de M. le docteur Luys.

hasardées et insistera pour vous les faire partager; il se donnera comme un fin collectionneur et achètera, à l'ébahissement des siens, des choses horribles auxquelles il attribuera une valeur considérable et une origine importante. Rien ne l'arrêtera dans les projets qu'il vous confiera, il sourira de vos objections, et passera outre.

Là encore, il n'y a pas de folie proprement dite. Que de gens il faudrait enfermer si l'on isolait tous les amoureux d'eux-mêmes!

Mais voilà qu'un véritable délire survient, et il se manifeste soit par des actes, soit par des paroles.

Écoutez le récit de quelques cas. M. A... s'occupait d'agricul-

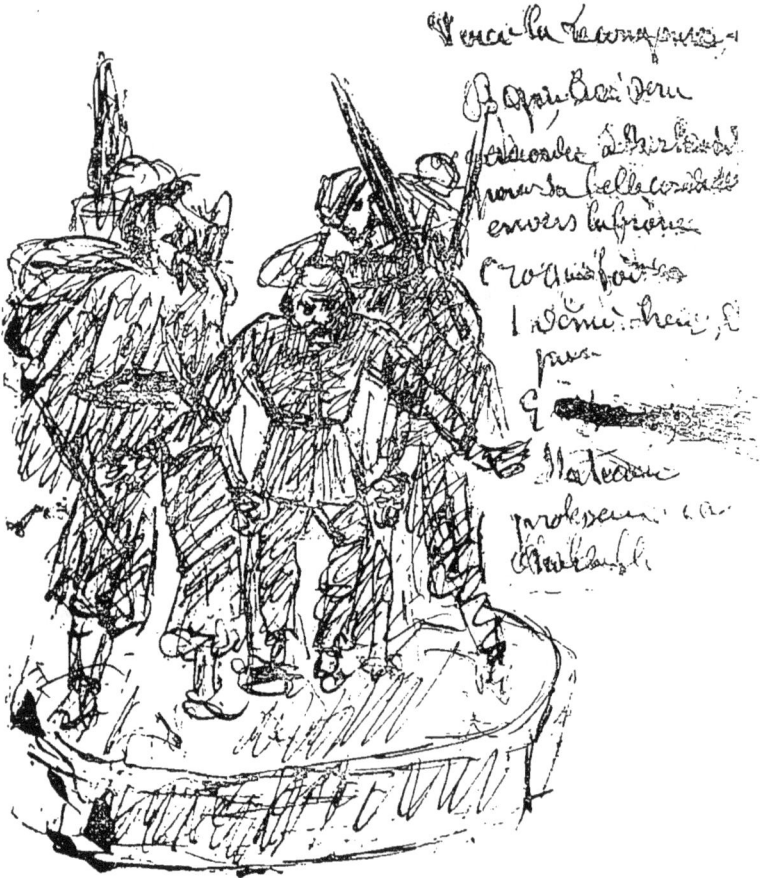

ESQUISSE FAITE PAR UN PARALYTIQUE.

ture; c'était un homme du monde des plus distingués et des plus aimables, jouissant d'une grande fortune et ayant accompli déjà de grands progrès dans son exploitation. — Un jour, il part, sans rien dire à personne; on est sans nouvelles de lui pendant près d'un mois, et l'inquiétude est d'autant plus grande qu'on apprend qu'en passant à Paris il a réalisé une grande partie de son portefeuille.

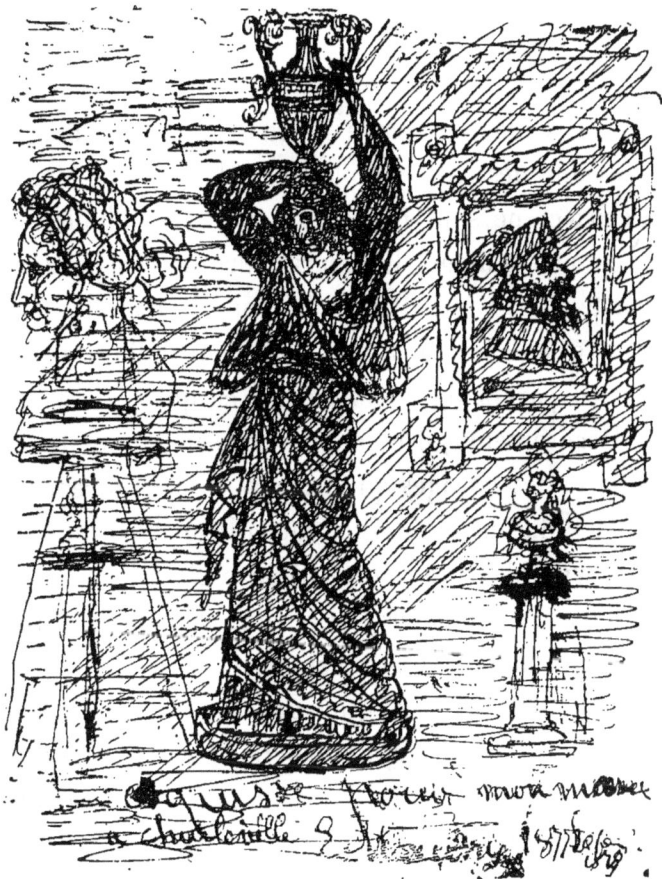

ESQUISSE FAITE PAR UN PARALYTIQUE.

Il rentrait chez lui et se remettait à vivre assez tranquillement, quand du papier timbré, arrivant de toute part, vint atterrer sa famille. Pendant son absence, il avait été en Hongrie, y avait acheté et payé près de 500 chevaux; puis, passant en Souabe, il y avait acheté une immense propriété, y avait laissé ses chevaux et était revenu chez lui, laissant tout en plan, ayant oublié à peu près ce qu'il avait fait.

C'est bien là le fait d'un paralytique général au début.

Que de fortunes disparaissent, engouffrées ainsi tout d'un coup par un acte insensé de leur possesseur !

Dans bien des cas, le malade ne se contente pas d'exagérer la vérité, il invente des faits complétement faux ; mais bien qu'imaginaires, ceux-ci ne sont pas encore invraisemblables. Tout ce qu'il dit n'est pas vrai pour lui, mais pourrait l'être pour un autre. S'il est artiste, il se vante d'avoir été couvert d'applaudissements dans les plus grands théâtres, et d'avoir 100,000 francs d'appointements. Il se parera du ruban rouge, ce qui pourra lui attirer quelques désagréments ; il racontera des campagnes qu'il n'aura jamais faites et des voyages qu'il n'aura jamais entrepris, et cela sans vergogne, devant sa famille, qui sait très-bien qu'il n'y a pas un mot de vrai dans tout cela. Il ne parlera que de banquets superbes, d'habits chamarrés, de plaques, de pierreries. Il écrira aux hommes politiques, aux souverains.

Un de ces malades, ayant quelque argent, commandait, dans un grand restaurant de Paris, des dîners somptueux, et il y invitait les présidents des Chambres, les ministres, les cardinaux et les maréchaux. Il était navré de se trouver toujours seul devant son couvert.

Un autre invite un jour tous ses amis à un grand dîner pour fêter sa décoration. Or, le lendemain, l'*Officiel* était muet, et il le resta toujours sur ce point.

M. L..., nous raconte Sentoux, était un homme exagéré en toutes choses, il vivait dans les nuages et en dehors des réalités de la vie. Il a écrit un ouvrage intitulé : *Philosophie — Photologie — Photographie.*

Bien qu'il en attendit un grand résultat, ç'a été une déception littéraire.

C'est à la suite de ce déboire et par une sorte d'opposition à ses détracteurs qu'il s'est mis à vivre dans un optimisme parfait. Il se croit l'inventeur de chemins de fer aériens, il a acheté l'hôtel Pontalba. Il chante à merveille, il a 5,687 octaves dans la voix. Il a la manie des perroquets, et il en achète pour des sommes importantes.

Chose rare chez les paralytiques, il est poëte. Jugez, Messieurs, de son talent par la description qu'il nous en donne lui-même :

> J'étais en poésie un timide embryon,
> Je connais aujourd'hui sa sublime action ;
>   J'étais comme un homme sans tête,
> Aujourd'hui de mon front je brave la tempête,
>   Et la lumière de mes yeux
>   Est égale à celle des cieux !

> J'ignorais la musique, et ma voix était fausse ;
> Maintenant j'improvise et chante un opéra,
> Ma voix de baryton vibre comme une fosse,
> Et ma voix de ténor en femme vibrera.
>   Aux deux extrêmes ma voix touche,
>   Depuis le bruit du vent
>   Jusqu'au frémissement
>   De l'aile d'une mouche.

Il n'est pas tous les jours aussi éthéré. Une nuit, par exemple, il est pris de cholérine, et le lendemain il marche au-devant de la visite, portant fièrement un récipient que l'on devine et criant : « Flairez, messieurs, et admirez, tout ce qui vient de moi a la couleur et le parfum des roses ! »

Il a inventé une machine infernale dont il attend les plus puissants effets :

> C'est cette invention qui sera ma dernière,
> Car elle fait la paix en supprimant la guerre.

Six forts canons rayés, partant en revolver,
D'eux-mêmes se chargeant entre deux murs de fer,
Tirant trente-deux coups au moins, à la minute,
C'est d'une armée entière ainsi forcer la chute !
Qui voudra donc se battre alors qu'un tel effort
A tous les combattants apporterait la mort !

Dans ce monde nouveau que mon esprit remue
Sous le souffle de Dieu, par Moi la terre mue.

Il a décidé qu'il illustrerait la Bible de dessins de sa composition, puis comme on lui faisait remarquer que ce travail avait été
fort bien réussi par Gustave Doré, il change subitement d'idée et
il écrit :

Comme question d'art la Bible est un affront
Des gens les plus vaillants faisant rougir le front.
Ce ne sont, au plus doux, que fondements d'entrailles :
Un ange vient du ciel pour livrer des batailles !
Une armée en son camp brûle du feu des cieux !!
Une autre disparaît en un trou spongieux !!!

. . . .

. . . .
Vengeance, ignominie, atrocité terrible,
Voilà, Juifs, à quel but aboutit votre Bible :
Parmi les nations en tous lieux dispersés,
Vous laissez la ruine où vous êtes passés. —
Pour un pareil bouquin faire cinq cents images,
C'est avilir l'artiste, et bafouer les sages !

Ce qu'il nous faut à nous, poètes au grand cœur,
Artistes inspirés, c'est gagner la hauteur
Du poète fécond, l'inimitable Homère,
Qui des dieux de l'Olympe absorba le tonnerre,
Et, privé de lumière, ayant perdu les yeux,
En lui-même eut l'éclat et la splendeur des cieux !

C'est donc en nobles vers que nous suivrons Homère,
Et la gravure aussi sera notre commère ;
On peut assurément y découvrir cinq cents
Sujets qui seront tous, pour le moins, ravissants.
Iliade, je veux que ta grâce païenne
Anime les doux yeux de la charmante Hélène ;

Je peindrai le serpent broyant Laocoon
Et ses fils dans ses plis, embrassement trop long !
Le beau berger Pâris, à la flèche acérée,
Le grand prêtre Calchas à la mine assurée,
Achille et son Patrocle, Ulysse, Ajax, Nestor,
Tous héros, combattant dans des armures d'or !

Madame B..., enfermée à Sainte-Anne, avait l'habitude de présenter des vœux, le jour de l'an, au Pape, au roi d'Italie, à M. Grévy et à M. Gambetta. Laissez-moi vous lire deux de ses lettres.

Voici ce qu'elle écrivait au président de la République :

« Monsieur le président,

« Ce matin, je demandais à Dieu le Fils pourquoi je ne pouvais chasser le chagrin de mon esprit ; ce père tendre m'a répondu : « Enfant du royaume, le temps vient et il est venu où nul homme « n'enseignera plus et où tout homme sera enseigné par lui-même. « Répète devant moi et devant tous les anges ce que c'est que la « religion. »

. . . .

« Voilà, cher et aimé président, ce que le chef suprême m'a recommandé de vous écrire ; vous excuserez mon brouillon, car il fait chaud et je ne suis pas à mon aise à Sainte-Anne pour écrire.

« Veuillez, je vous prie, Monsieur le président, offrir mes sentiments les plus délicats et les plus affectueux à votre famille et, pour vous, agréez les sentiments les plus respectueux de celle qui se dit sans crainte,

                                    « La République française,
                                       « MARIE B.... »

Le même jour, elle envoie la lettre suivante :

« A SA MAJESTÉ LE ROI D'ITALIE AU CHATEAU SAINT-ANGE, ROME.

« Cher fiancé,

« Quels souhaits formerai-je pour vous au commencement de

cette année? ceux de bien comprendre les devoirs que nous avons
à remplir.

« Il y a un proverbe qui dit que c'est la persévérance qui couronne l'œuvre, je m'aperçois que cela est très-vrai, car, me
trouvant le 24 décembre à l'école des trois personnes divines,
voici les conseils que j'ai reçus:

« Écris, enfant, que c'est le jour que je t'ai envoyée à Lourdes
« que j'ai fixé pour ton mariage avec le roi d'Italie, jour auquel
« je prendrai aussi des engagements sacrés avec la France. Que
« le Souverain Pontife se rassure, n'es-tu pas cet ange qui était assis
« sur la pierre du sépulcre? Écris que tu n'as plus que quelques
« semaines d'études et que tu pourras parler avec assurance; que
« le vote guidé par le Saint-Esprit pourra toujours suivre tes
« enseignements et qu'ainsi la paix promise aux hommes de
« bonne volonté leur sera donnée. »

« Cher et aimé Roi, j'espère que vous ferez vos préparatifs
pour ce jour et que je n'aurai que peu de chose à m'occuper. J'ai
été très-contente de voir votre frère le duc Amédée, ce n'est pas
la bonne volonté qui m'a manqué pour aller l'embrasser, car je ne
sais si je l'aimerai comme un père ou comme un frère.

« Veuillez faire part de ma lettre au Saint-Père; dites-lui que je
n'ai pas permission de lui écrire, étant à Sainte-Anne, mais que
j'attends de lui ce qu'un enfant, une fille peut espérer de son père.
En attendant, cher et majestueux Roi, en attendant le jour que
vous viendrez, croyez à l'affection d'un ange qui veut son
château.

« Votre amie et fiancée,
« MARIE B.... »

C'est à dessein, Messieurs, que je vous ai lu ces lettres, bien
qu'elles soient un peu longues; vous y voyez un caractère bien
net du délire des paralytiques. Il n'est pas systématisé.

Voilà une femme qui écrit aux souverains, qui veut les épouser et qui a très-bien la conscience qu'elle habite un dortoir de Sainte-Anne, qui le leur dit; un monomane le cacherait avec soin. Demandez à un paralytique ce qu'il possède; il vous dira qu'il est banquier et qu'il a 50 millions! Demandez-lui ce qu'est sa femme, il vous répondra tranquillement qu'elle fait des ménages ou qu'elle est fruitière. Il ne ment que pour lui, que pour exalter sa personnalité.

M. C..., âgé de trente-six ans, est corroyeur de son état; il a des millions, la terre est couverte de ses châteaux, mais ce dont il est le plus fier, c'est son appétit : il mange un bœuf à chaque repas et vide d'une gorgée un baril de cidre. Il a aussi ses prétentions artistiques, compose, fait des roulades, danse des pas et reste des heures dans des poses et des attitudes de théâtre.

Nous voici arrivés à l'absurde. Il caractérise la troisième période du délire paralytique des grandeurs.

Ici, plus rien n'arrête le malade; il est au milieu des exagérations les plus colossales, les plus invraisemblables. Il s'attribue sans limite les honneurs, les joyaux, les trônes; il est roi, pape, empereur, Dieu lui-même ou maître de Dieu.

Il justifie bien la description du poëte :

> J'étais le riche Eucrate
> Et je nageais dans des flots d'or;
> De l'or partout sur ma robe écarlate,
> Dans mes cheveux tressés et dans ma barbe encor,
> Mes bains, mes celliers et mes caves,
> Tout était d'or; dans l'or je buvais, je mangeais;
> Sur un lit d'or je me couchais,
> Avec un sceptre d'or je battais mes esclaves [1].

Ici encore, il me faudrait vous raconter l'histoire de chaque individu pour vous donner une idée de la variété des absurdités grandioses dans lesquelles peut tomber notre malheureuse intelligence.

---

[1] Nyon et Trianon, le Coq de Mycille, 1838.

Un artiste de quarante-huit ans, ancien acteur de province, a été tellement sifflé qu'il en a perdu la tête. — Il est ténor à l'Opéra et y touche 100,000 francs par jour : ses costumes de théâtre sont en diamant, et M. de Rothschild est uniquement occupé à gérer sa fortune.

Un simple huissier est directeur de tous les journaux du monde. Il va faire un pont par-dessus l'Atlantique, entre le Havre et New-York.

Un cordonnier est général, empereur et roi; il est le cousin du Czar et le frère de la reine Victoria. — Il avoue pourtant qu'il est bottier, mais il ne chausse que M. Coquelin et madame Sarah Bernhardt.

Un tanneur a reçu de M. Gambetta cent mitrailleuses. Il a anéanti une armée allemande de quinze cent mille hommes; il est nommé commandeur de la Légion d'honneur, député, avec deux cent mille francs d'appointements.

Un autre donne des leçons de tambour; il a cinquante mille élèves qui le payent chacun dix mille francs l'heure.

Un officier supérieur n'a plus qu'une idée : il passe sa journée à astiquer les boucles de ses bretelles.

Un autre propose de faire un grand chariot pour y mettre Paris et le transporter au bord de la mer.

Un pauvre garçon de la campagne se promet aussi de faire une voiture de quarante-cinq kilomètres de long pour y mettre successivement toutes les capitales de l'Europe et les ranger autour de son village.

Madame G..., âgée de trente-sept ans, a fait une immense collection de vieux journaux; elle les montre avec bonheur, et les considère comme des titres de la Compagnie de Suez et des billets de banque. Elle raconte qu'elle est comtesse de Téba; elle a épousé un prince de la famille d'Orléans, après avoir toutefois refusé Henri V.

Un ancien avoué, âgé de quarante-six ans, a bien le plus singulier délire que j'aie rencontré. Il se considère comme un grand
homme politique, et en même temps comme un sportsman distingué. Il a douze milliards de chevaux dans son écurie de course.
Sa principale idée fixe consiste à vouloir niveler la France en
renversant les montagnes dans les vallées et en passant la charrue
sur le tout. Il est persuadé que le centre des montagnes est tout
en or ; quand il aura ces masses prodigieuses de métal, il battra
monnaie et régnera sur le monde. Il compte opérer son nivelle-
ment au moyen de trente mille lions qu'il a recueillis en Afrique,
et qu'il a dressés à traîner sa voiture. — Un jour, son délire
change subitement ; il a pénétré par un trou dans la terre, et il
s'est trouvé dans un monde nouveau où les montagnes étaient en
chocolat, les rivières roulaient des flots de lait, de miel, de sirop
et de confiture, et il recommence avec une exagération inouïe le
concept de l'île des Plaisirs.

Un ancien colonel semble être l'homme le plus heureux du
monde ; il est toujours en joie, ravi de lui-même. Il mange vingt
cerfs à chacun de ses repas ; il a sept pieds de haut ; il est d'ailleurs tout en or. Il est très-beau ; il a un nez à la Louis XIV ; il a
six mille enfants ; il est le vénérable des vénérables, le saint des
saints, Dieu et le maître de Dieu. Il traite tout le monde d'Excel-
lence et crie : Vive l'Empereur ! à l'entrée du médecin.

Un homme du meilleur monde, financier très-riche, a inventé
des voitures qui marchent sans chevaux ; son système, appliqué
à Londres, lui rapporte cent millions par mois. Il passe sa journée
à rendre des décrets, il a nommé son infirmier colonel de cava-
lerie. Dieu lui a dit qu'il vivrait neuf siècles et qu'il aurait un
milliard d'enfants, dont les cinquante mille premiers-nés seraient
rois. Il habite un palais d'argent dans le ciel azuré.

Lasègue nous raconte qu'examinant un jour une vieille femme
sordide arrêtée pour vol, il l'entendit raconter qu'elle avait dans

sa poche un pistolet à cent coups avec lequel elle exterminerait le monde ; elle avait fondé une infirmerie pour trois cent mille malades, et elle recommandait avec sollicitude un vieux tartan et un horrible parapluie qu'on venait de lui enlever. Elle devait recevoir, le soir même, à dîner, les ministres et les ambassadeurs ; mais elle faisait elle-même sa cuisine, tant les domestiques sont désagréables.

C'est toujours la même inconséquence si caractéristique du délire des paralytiques.

Voici une lettre qu'une malheureuse remet un matin à M. Magnan :

« Adèle X... jure devant Dieu et devant les hommes qu'elle est la nourrice de l'Empereur, qu'elle fera sa cuisine, qu'elle sera sa fille fidèle. Je me débarrasserai de tout ce monde qui fait perdre la tête à l'Impératrice, je raccommoderai le linge et je ferai la couronne. »

Après les quelques exemples que je viens de vous donner, on pourrait croire que s'il y a des degrés dans l'absurde, nous sommes arrivés aux derniers. Eh bien, il n'en est rien. Il n'y a pas d'inventeurs comme les délirants, et tous les jours on entend quelque conception nouvelle qui stupéfie.

Un malade, cité par Luys, possède un prunier : les prunes en sont grosses comme des œufs d'oie, et meilleures que des reines-Claude; il va le mettre aux enchères dix mille francs; mais il montera bien à quinze mille millions. Il avoue qu'il n'a pas cinq mille livres de rente, mais il émarge sur les fonds secrets.

Un Espagnol, examiné par le même médecin, se croit le maître des mondes, et il passe sa journée à écrire le nombre même de ces univers; c'est une suite de 1 qui remplit plusieurs pages; il se plaint de n'avoir pas de corps, mais on va le transporter au centre de la terre et lui en fabriquer un comme il le mérite.

Rien n'est plus singulier que les idées hypocondriaques, quand elles viennent se mêler au délire des grandeurs. Un malade de Falret mange mal, pleure, se jette à genoux : il dépérit. A la fin, il finit par avouer qu'il a peur qu'on lui coupe la tête pour s'emparer de ses vertèbres, qui sont tout en or.

Un autre est persuadé qu'on lui a volé ses intestins, ce qui le gêne dans ses digestions ; mais, comme il est très-riche, il est en train de se faire faire un nouveau corps dans lequel on le transvasera la semaine prochaine ; il sera jeune, beau et maréchal de France.

M. F... est bossu, mais il explique que sa bosse est en diamant ; il a pour elle des soins minutieux.

Robert N... raconte que lorsqu'il fait ce que notre grand Molière appelait expulser le superflu de la boisson, ce ne sont que ruisseaux de topazes et de rubis.

M. Z... se croit ailé. Un jour qu'on le surveillait moins bien, il prend son essor de la fenêtre en agitant les bras, et, nouvel Icare, il se brise sur le pavé.

On peut quelquefois utiliser l'idée délirante du malade à son profit. Le directeur d'une de nos grandes maisons de santé suburbaines me racontait qu'il dut un jour s'emparer d'un homme politique atteint du délire le plus intense : rien n'était plus dangereux que ce malade, qui, s'il avait supposé qu'on venait l'arrêter, se serait livré certainement à de grandes violences. On lui raconta que M. de Bismarck lui demandait une audience, mais que, n'osant pénétrer dans Paris dans la crainte de quelque manifestation hostile, il l'attendait dans un château des environs ; le malade sauta de lui-même dans une voiture pour aller au rendez-vous.

Un médecin distingué fut, il y a quelque temps, frappé du délire des grandeurs ; on lui persuada qu'il venait d'être nommé sous-directeur d'une maison de santé; il s'y rendit tranquillement. On lui expliqua que ses fonctions étaient incompatibles avec des sorties; il accepta toutes les conditions, et, chose singulière, il se mit dans son rôle avec tant de zèle que, jusque vers sa mort, il rendit quelques services, consolant les autres malades, leur donnant des conseils assez sensés, et cela au milieu de la plus formidable folie.

Je voudrais, Messieurs, en terminant cet exposé déjà trop long du délire des paralytiques, vous dire un mot des écrits et des œuvres artistiques de ces aliénés. Il était à prévoir que des gens qui parlent tant doivent souvent écrire, et les choses les plus insensées. Beaucoup, en effet, de ces malheureux composent des ouvrages, décrivent leurs inventions, peignent des tableaux aussi bien que les simples monomanes délirants chroniques. Seulement, ici, l'absurde est encore plus complet, et, chose intéressante, le talent diminuant avec la puissance intellectuelle, ces œuvres, soigneusement recueillies par les médecins, deviennent une mesure de la marche de la maladie et de l'état même du malade.

La première chose qui frappe lorsqu'on a sous les yeux une œuvre d'aliéné, c'est le peu de netteté dans l'écriture : l'affaiblissement de tous les muscles s'étend à ceux de la main et des doigts.

Je mets sous vos yeux un exemple frappant de ce que je vous dis. C'est une lettre écrite par un aliéné du service de Luys. Elle est instructive par plus d'un point. Vous y constatez cet état d'optimisme si habituel chez le paralytique. Le malade est ravi de tout ce qui l'entoure, fier de sa situation; il admire sans réserve les gens qui le soignent ou qui le servent.

Une autre particularité dont on s'aperçoit quand on examine des écrits de fous, c'est l'importance que ces malheureux donnent à des mots qui, dans le langage habituel, n'en ont aucune. Ils tiennent à attirer l'attention de leur lecteur sur certaines locutions, sur certaines idées, et alors ils *soulignent*. Ils arrivent ainsi à tout souligner, parce qu'ils attribuent à tout une valeur spéciale.

C'est ce que vous montre une lettre écrite par un malade cé-

FRAGMENT D'UNE LETTRE DE PARALYTIQUE.
Collection de M. le docteur Luys.

lèbre à son médecin. Ce malheureux a souligné tous les mots jusqu'à deux et trois fois, et il ne s'est servi que de lettres majuscules.

Ce besoin d'écrire, de noircir des rames de papier 'est très-fréquent chez les paralytiques, au début. Je me souviens d'avoir vu à la Salpêtrière une femme, prophétesse de son état, qui, chaque matin, me remettait une main de papier écolier couverte de mots à peu près sans suite. Quand le temps ou les idées lui faisaient défaut, elle se contentait, pour finir la tâche qu'elle s'était imposée, de tracer des zigzags sans suite et sans aucun sens jusqu'à ce que tout le cahier fût rempli.

ÉCRITURE D'UN MONOMANE AMBITIEUX.
Collection de M. le docteur Magnan.

A ce point de vue, voici un dessin qui m'a été confié par Luys, et qui est assez instructif. Il représente une machine à voler. La navigation aérienne est une des préoccupations les plus ordinaires des aliénés vaniteux. Ce que les académies reçoivent de mémoires sur ce sujet est incalculable. Cette machine est bien spéciale, car elle est traversée par des jockeys. Pourquoi? Je l'ignore. Mais je vous prie de regarder surtout cette quantité énorme de noms géographiques, historiques, ces dates dont l'au-

teur a surchargé son ouvrage. Cela n'a aucun sens, et seul il sait
ce qu'il a voulu faire, et encore n'est-ce pas certain.

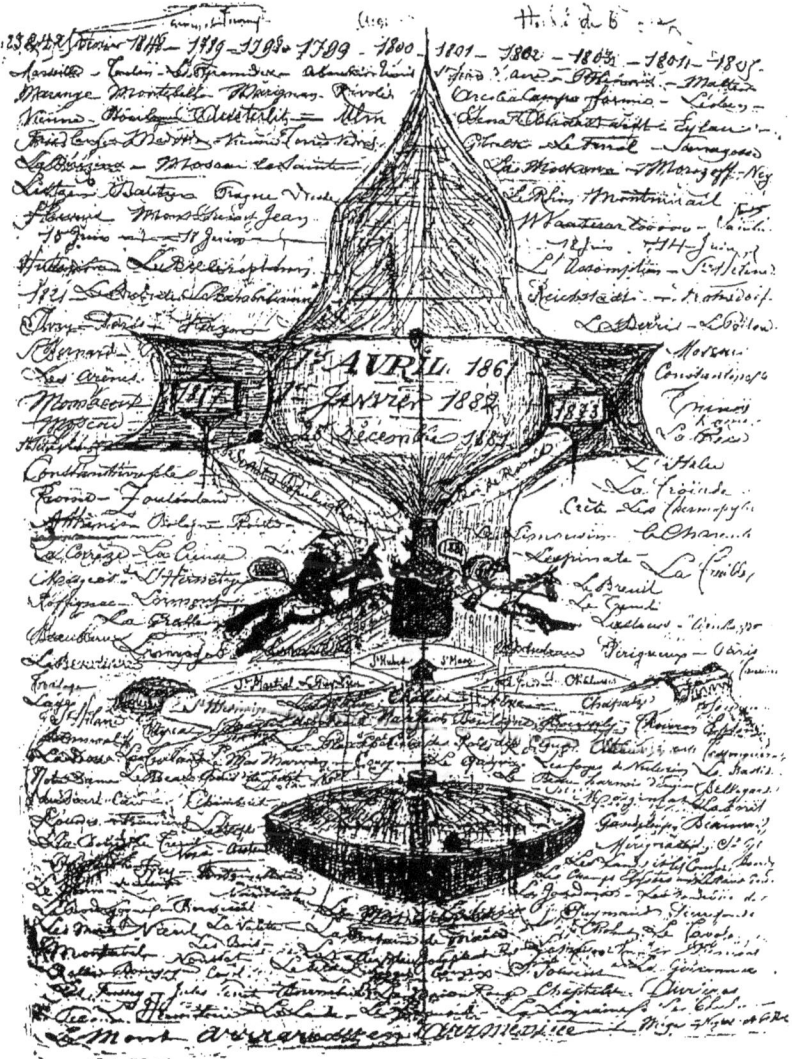

UNE MACHINE A VOLER.
Collection de M. le docteur Luys.

Quand l'état de démence arrive, la manie d'écrire ne cesse
pas, et l'on voit des malheureux qui passent leur journée à tracer
des traits, des jambages sans aucune signification.

Les vaniteux ne font pas qu'écrire, ils dessinent beaucoup ; je vous l'ai dit. On retrouve, dans leurs conceptions artistiques, leurs préoccupations habituelles dans tout ce qu'elles ont d'exagéré et d'insensé. On dirait que la main de l'artiste (s'il est vraiment possible de se servir de cette expression) reproduit ses idées dans ce qu'elles ont de plus absurde.

DERNIERS VESTIGES DE L'ÉCRITURE CHEZ LE PARALYTIQUE GÉNÉRAL.

Un malheureux paralytique, tombé en démence, jette sur le papier des figures incohérentes. Ce sont des armures, des chevaliers qui correspondent à ses idées, à ses inventions journalières, mais dont il nous est impossible de comprendre la signification.

Un autre malade de Luys, assiégé par la préoccupation d'un départ, d'une évasion, d'une fuite à l'étranger, ne cesse de représenter les moyens dont il pense se servir pour l'effectuer, et voici sa chaise de poste, ses chevaux, ses laquais.

Un autre, soigné aussi par le même médecin, a des imaginations fantastiques. Un cimetière, une vieille cathédrale, des tombes, des apparitions, telles sont les visions lugubres qui l'as-

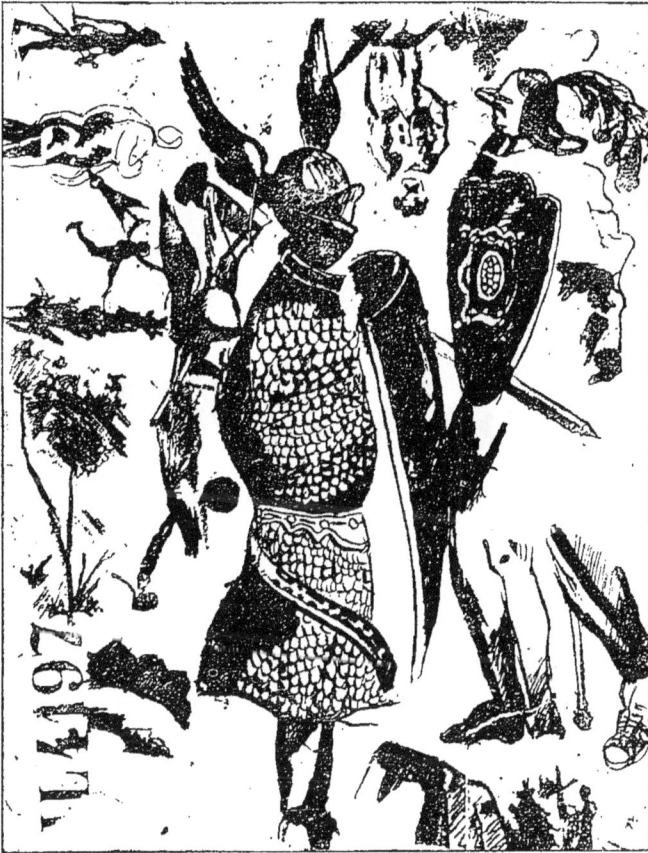

DESSIN D'UN PARALYTIQUE GÉNÉRAL.

Collection de M. le docteur Luys.

siégent. Son crayon les traduit, et rien n'est plus triste que ce qu'il dessine.

Un autre se croit grand musicien. Il joue du violon mieux que personne; mais il n'y a pas que son talent qui soit prodigieux, l'instrument dont il se sert ne l'est pas moins. Il charme les

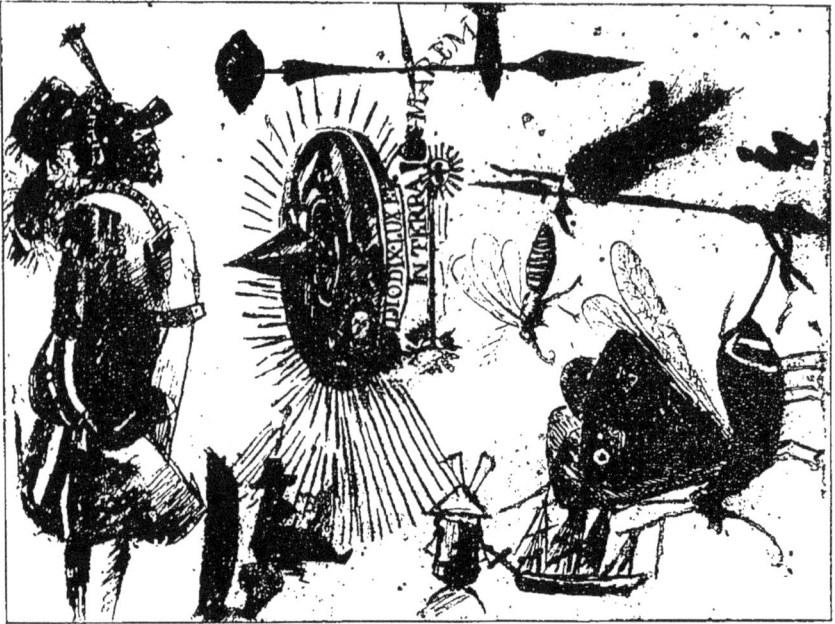

DESSIN D'UN PARALYTIQUE GÉNÉRAL.
Collection de M. le docteur Luys.

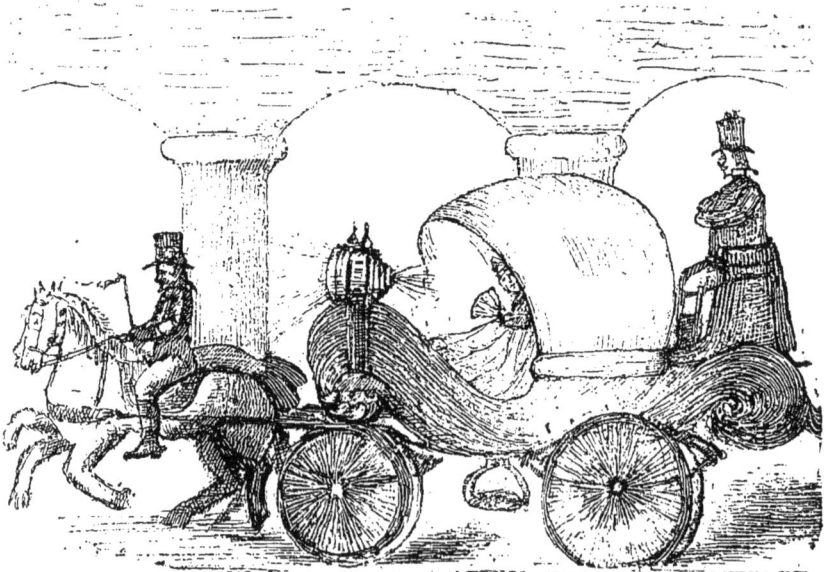

LA CHAISE DE POSTE D'UNE PARALYTIQUE GÉNÉRALE.
Collection de M. le docteur Luys.

Muses par son jeu délicat. J'attire votre attention, Messieurs, sur
ce dessin, recueilli par Luys; il est vraiment caractéristique; à
lui seul il contient toute l'histoire du malade, et, hélas! la certitude de son avenir.

Ce qui est particulier au dessin du paralytique, c'est donc
l'exagération inouïe, insensée, invraisemblable, l'expression de
l'impossible.

Je vous montre encore le *fac-simile* de l'œuvre d'un de ses

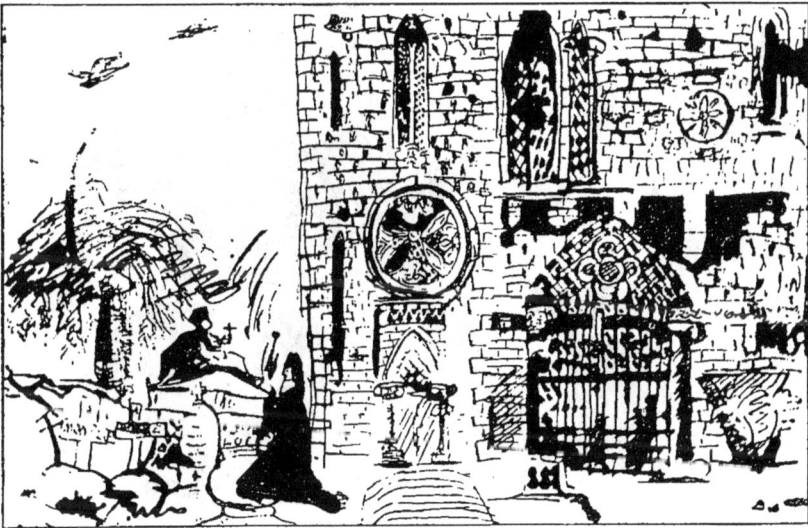

CONCEPTION D'UN PARALYTIQUE GÉNÉRAL MÉLANCOLIQUE.
Collection de M. le docteur Luys.

malades. Le personnage qu'il a voulu représenter touche aux
nues par sa tête, pendant que ses pieds reposent sur notre sol.
Il émet des rayons éblouissants, et ressemble assez aux concepts
fantastiques de l'art indien et de l'art chinois.

Les inventeurs dessinent aussi leurs plans, ils illustrent leurs
ouvrages. Luys, dont la collection est fort belle, m'a confié, pour
que je vous le montre, ce croquis curieux. Il s'agit sans doute
d'une entreprise de ramonage. Un homme colossal s'appuie contre

une cheminée non moins grande. Sur la pente du toit, un ouvrier descend une brouette; il doit emporter de la suie. A côté et à droite, une voiture traînée par une foule infinie de chevaux. Ce ne peut être que le char triomphal qui emporte l'heureux inventeur. Au-dessous, une légende difficile à comprendre; elle

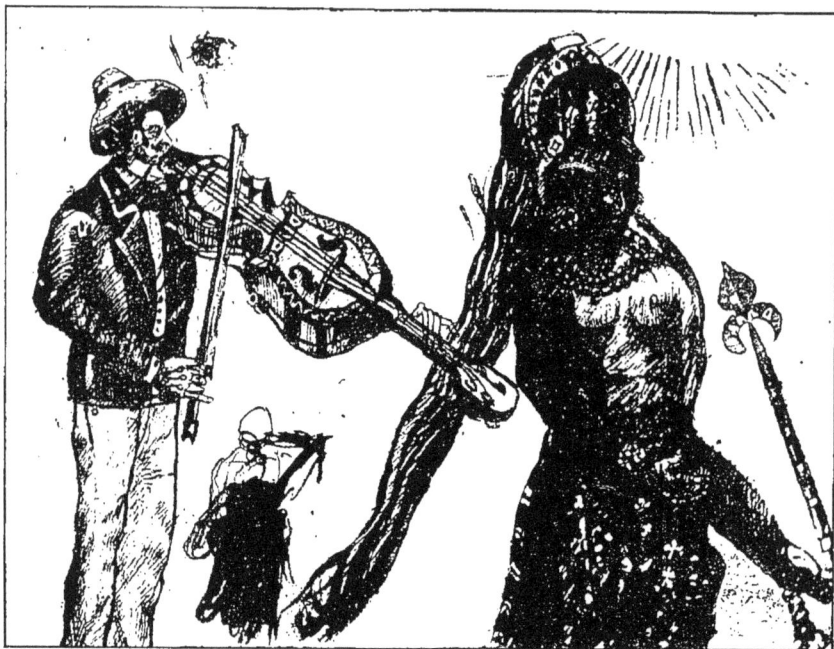

EXAGÉRATION DANS L'EXPRESSION GRAPHIQUE DES IDÉES
CHEZ UN PARALYTIQUE GÉNÉRAL.

Collection de M. le docteur Luys.

est formée de mots ayant la même consonnance et produisant des sortes de calembours.

Il est à remarquer, en effet, que, pour le cerveau frappé de maladie ou de démence, le son d'un mot appelle un autre mot analogue comme aspect, mais n'ayant aucune analogie comme sens et comme valeur dans le langage.

Rien n'est plus triste, Messieurs, que le dernier acte de la

paralysie générale; c'est par cette période même que vous comprendrez pourquoi ce nom lui a été donné, car jusqu'ici je ne vous
ai fait connaître que des phénomènes d'excitation intellectuelle

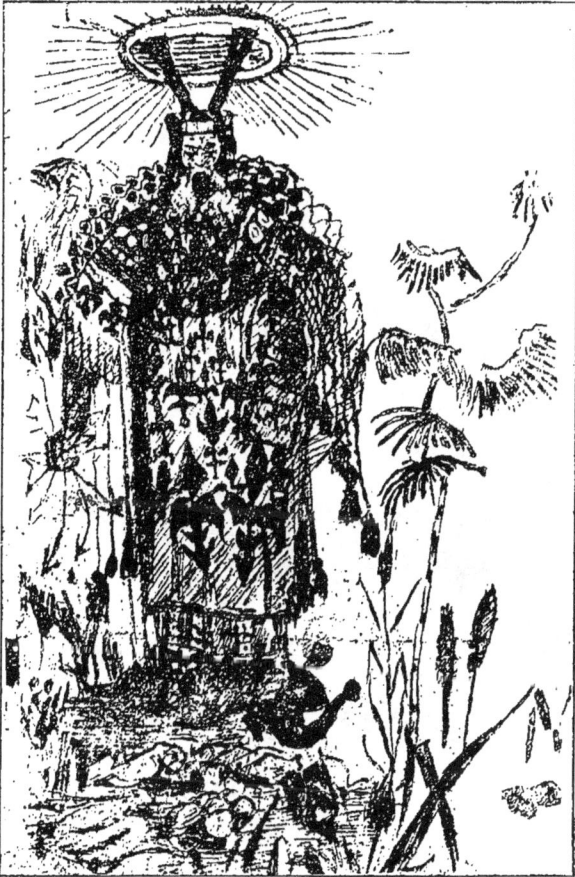

EXAGÉRATION DES PROPORTIONS. — DESSIN D'UN
PARALYTIQUE GÉNÉRAL.
Collection de M. le docteur Luys.

et physique bien éloignés de ce qu'on a coutume d'entendre par
paralysie.

Mais après que le délire exubérant de la vanité et de l'ambition
a duré quelques mois, un an au plus, le malade devient taciturne;

les hésitations de ses paroles sont telles qu'il bredouille; à peine
s'il peut marcher, il trébuche, il se montre d'une inconcevable
maladresse. Il n'a plus ce port altier qu'il conformait à ses discours, il marche courbé sur lui-même; ses pupilles sont inégales,
sa vue troublée. Il mange salement et n'a plus aucun soin de sa
personne.

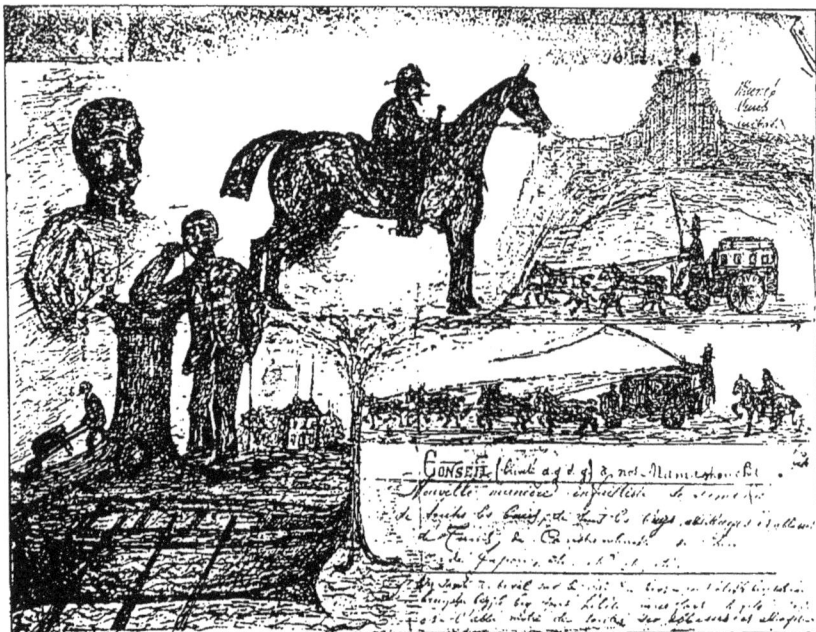

EXAGÉRATION DANS L'EXPRESSION DES IDÉES CHEZ
UN PARALYTIQUE GÉNÉRAL.

Collection de M. le docteur Luys.

Si on l'interroge, il répond à peine, et il faut insister beaucoup
pour retrouver quelques bribes du brillant délire d'autrefois; il
affirme ses folies, mais machinalement, sans y tenir.

La mémoire disparaît; l'aliéné ne reconnaît plus personne, il
est au-dessous de la bête. Ses jambes ne le portent bientôt plus;
il reste au lit, devient gâteux et ne garde de son ancien état qu'un
appétit prodigieux qu'il satisfait avec gloutonnerie, au point, s'il

n'est pas bien surveillé, de s'étouffer et de mourir subitement étranglé par les morceaux énormes qu'il enfonce dans sa bouche coup sur coup.

La paralysie augmente, les escarres surviennent. Des attaques épileptiques secouent sans cesse le malheureux ; des pertes de connaissance, des congestions arrivent à chaque instant, jusqu'à ce qu'un jour, jour heureux, quelque pneumonie, quelque érysipèle, viennent mettre fin à cet abominable état.

Cette mort terrible est-elle inévitable? La plupart des aliénistes le pensent, et, quand la guérison survient, ils préfèrent dire qu'ils s'étaient trompés et qu'ils avaient affaire à une simple monomanie. Ce qui est certain, c'est que rien n'est plus rare qu'une heureuse issue; rien même n'est moins ordinaire qu'un arrêt dans la marche de la maladie. Deux ans, trois au plus, séparent la première atteinte de la terminaison fatale.

Il me semble intéressant de rechercher maintenant les lésions qui, dans l'encéphale, ont pu produire des troubles si intenses. Tranquillisez-vous, nous ne ferons pas l'autopsie complète, et je ne viens pas, comme Thomas Diafoirus, vous prier d'assister à une dissection. Vous admettrez pourtant que notre exposé serait incomplet si nous ne tâchions de nous rendre compte des causes intimes d'une maladie aussi horrible que celle que nous venons de décrire. Supposons donc que nous ouvrions le crâne d'un aliéné mégalomane après sa mort. Nous trouverons dans son cerveau des lésions bien différentes si ce malheureux était un simple délirant chronique ou un paralytique général.

Dans le premier cas, on voit le plus souvent un épaississement des os du crâne, puis au-dessous une congestion plus ou moins intense des enveloppes cérébrales et du cerveau lui-même. Au fond, il n'y a rien là de bien essentiel, ce sont les lésions un peu banales qui se voient chez presque tous les aliénés.

Chez un paralytique général, au contraire, les lésions sont

particulières, spéciales, et, autant que la marche et la terminaison habituelle, elles en font une maladie bien à part.

Quand on a ouvert le crâne, on ne rencontre pas une diffluence générale de tout le cerveau; on voit que les méninges, les enveloppes du système nerveux, sont adhérentes à la surface nerveuse; en beaucoup de points, il est impossible de les séparer sans déchirures. Au-dessous, on trouve le cerveau un peu plus mou, au point qu'un filet d'eau creuse un trou dans tous les endroits où il y avait adhérence.

C'est là, entre plusieurs, la lésion caractéristique de la paralysie générale.

Si, maintenant, nous armons notre œil du microscope, et si nous regardons un petit fragment du cerveau malade, nous voyons qu'à une certaine période les éléments nerveux sont comme tuméfiés, augmentés de volume, en même temps que les vaisseaux sont gonflés de sang. A ce moment correspondrait le délire exubérant des grandeurs, les millions, l'or, les pierreries. Plus tard, et dans les autopsies de beaucoup les plus nombreuses, on trouve, au contraire, la cellule cérébrale atrophiée pendant qu'autour d'elle a crû un élément qui, d'ordinaire, n'a d'autre but que de la soutenir : la névroglie. Une comparaison vous fera sentir ce qui s'est passé. La cellule nerveuse, élément actif, a été étouffée par la prolifération démesurée de la cellule conjonctive, comme des herbes utiles peuvent être détruites dans nos champs par le développement exagéré du chiendent, de la cuscute et d'autres végétaux redoutables.

Ce que je viens de vous dire doit vous faire prévoir que la médecine est bien désarmée contre de pareilles lésions; et en effet, après tout ce qu'on a tenté en thérapeutique, les statistiques sont demeurées les mêmes. On a essayé de juguler les accès violents de manie par les poisons stupéfiants, on a tenté d'entraver la congestion intense du cerveau par des émissions sanguines, des sétons; je ne sais vraiment ce qu'on n'a pas fait, et la maladie a continué son cours régulier sans être arrêtée le moins du monde dans son évolution lente, progressive et fatale.

Si nous sommes sans puissance pour sauver le malade, va-t-il donc falloir demeurer inactif, l'abandonner, le laisser à sa famille pendant les quelques années qui lui restent à traîner une misérable vie?

Ici se pose une des questions les plus importantes et les plus douloureuses de la sociologie. Il est certain que si l'aliéné a le droit de vivre, ceux qui l'entourent l'ont aussi, ce droit. Or un dément, un paralytique, un monomane ambitieux, sont un empêchement absolu à l'existence et à l'évolution d'une famille.

Bien plus, ils constituent à chaque instant un danger pour eux-mêmes, pour leur voisinage, pour la sécurité et la fortune publiques.

Un délirant se croit oiseau, il s'envole par la fenêtre et se tue; il se croit le droit de vie et de mort sur l'humanité, il tue sa femme, ses enfants avec une véritable sérénité. Il incendie les maisons, compromet sa fortune, détruit celle des autres avec une tranquillité, un calme d'autant plus grands, qu'il croit remplir en cela une véritable mission, quelquefois un sacerdoce.

Il faut donc absolument, et plus que pour tout autre, pratiquer l'isolement du malade ambitieux. Je sais que rien n'est plus cruel que d'emprisonner et de séparer des siens un père de famille; mais vaut-il mieux le laisser les assassiner, les ruiner, et souvent les déshonorer par quelque acte honteux?

Beaucoup de personnes sont philosophiquement opposées à l'internement des fous. Il arrive quelquefois qu'un cas d'aliénation survient dans leur famille; il est alors assez piquant de voir avec quelle rapidité se modifie leur opinion.

D'ailleurs, il faut bien le dire, le séjour de l'asile n'est pas longtemps pénible au délirant ambitieux. Il l'a bientôt transformé en palais, et la grande quantité des habitants lui fait une cour qu'il hésiterait à quitter.

Et puis, s'il y a quelque chance pour lui de guérir, il la tirera de l'éloignement de ses préoccupations habituelles, de ses haines ou de ses désirs quotidiens.

Le calme absolu, l'inaction complète, la nourriture régulière, voilà le seul traitement qui ait produit quelques rares guérisons.

Ajoutez à cela la surveillance minutieuse de tous les instants du jour et de la nuit, l'impossibilité des suicides et des violences, et il y aura assez, j'espère, pour justifier l'isolement.

Au fond, nous n'avons que bien peu de choses à tenter contre le délire des grandeurs acquis et définitivement établi.

Ce qu'il faudrait, ce serait en réduire la fréquence et arrêter l'humanité sur la pente fatale où elle glisse.

Il faudrait, pour cela, que chacun, content de son sort, ne regardât pas toujours en haut, et surtout trop haut.

Il faudrait que nos ambitions consentissent à ne se satisfaire que lentement.

Il faudrait que chacun réduisît ses désirs aux choses possibles, que la fièvre de jouissance s'apaisât.

Il faudrait perdre l'envie de dominer et d'en imposer.

Beaucoup pensent qu'au surplus, on retrouverait ainsi le bonheur devenu si rare. Mais il est à croire que rien de tout cela n'arrivera.

VINGTIÈME SIÈCLE

ÉPILOGUE

ÉPILOGUE

Ce serait manquer au principe même qui a nous guidé dans la rédaction de cet ouvrage que d'essayer de prophétiser et de dire ce qui sera la maladie intellectuelle du vingtième siècle, si tant est qu'il en doive avoir une.

N'avons-nous pas répété sans cesse que ce qui déterminait les grandes déviations de l'esprit public, ce qui arrivait à faire dominer la saine raison par quelque maladie du système nerveux chez des populations entières, c'étaient les circonstances extérieures et le milieu moral ambiant?

Or, il peut survenir tels événements, dès le début du siècle qui va succéder au nôtre, qui viennent modifier complétement les prévisions que nous pourrions faire dès maintenant.

Pourtant, comme on aime souvent voir un résultat pratique au bout de chaque recherche, fût-elle philosophique; comme, d'autre part, on est convenu d'admettre que l'histoire du passé est faite pour éclairer l'avenir, on nous permettra peut-être de nous demander si ce que nous savons des âges précédents peut nous faire prévoir ce qui va survenir.

Aussi bien quatorze ans seulement nous séparent du siècle prochain, et les conditions au milieu desquelles il va s'ouvrir nous sont déjà à peu près connues.

Si nous voulons être logique, nous devrons examiner ces conditions déterminantes chez l'Individu, dans la Famille, dans l'État

et dans la Société. Nous prions le lecteur de vouloir bien consi-
dérer que nous n'avons pas l'intention de faire ici le procès de
notre temps, non plus que sa critique. Si dans ce qui va suivre
nous n'en disons que du mal, si nous oublions à dessein ses merveilleuses qualités, c'est que nous sommes pathologiste, c'est
que nous cherchons les causes d'une maladie possible et probable, et que nous ne la trouverons que dans les germes mauvais
qui, déjà versés dans notre société, pourront s'anéantir ou se
développer.

Or, le vice qui domine chez l'homme de la fin du dix-neuvième
siècle, j'entends chez l'homme ordinaire, c'est l'égoïsme. Nous ne
sommes plus au temps où, pour lutter contre la nature, on avait
besoin de se serrer les uns contre les autres ; nous ne sommes plus
à l'époque où les incursions de peuplades contre peuplades obli-
geaient à fusionner les intérêts pour la résistance. Aujourd'hui,
tout est si bien arrangé que la sécurité personnelle est complète ;
on n'y pense jamais, et quand quelque grand crime ou quelque
terrible catastrophe vient rappeler que le danger existe toujours un
peu, c'est avec étonnement qu'on en reçoit la nouvelle, et, avec un
certain scepticisme, on se félicite de n'être pas parmi les victimes.

Ainsi, l'excès même de la civilisation tend à dissocier moralement la race humaine, à en séparer les éléments d'une manière
latente. La charité elle-même tend à s'effacer, non pas la charité
bruyante ou officielle qui entasse les millions dans les hôpitaux,
non pas même la charité mondaine qui multiplie les ventes, les
concerts, les bals et les bénéfices, mais la charité vraie, celle qui
succède à une émotion, et qui en donne ensuite de si douces.

Cette merveilleuse vertu s'est particularisée ; elle est devenue
un peu sectaire, et les gens ne sont pas rares qui, devant les
souffrances, la maladie ou la misère, tiennent à savoir, avant de
délier leur bourse, s'ils vont soulager quelqu'un dont les opinions
sur toutes choses se trouvent conformes aux leurs. Nous avons

aujourd'hui une charité religieuse et une bienfaisance laïque.
On se bat jusque sur ce terrain-là.

Aussi, je serais bien étonné si la maladie du vingtième siècle
venait de quelque développement démesuré de l'esprit d'altruisme.
Ce n'est pas là qu'il faut chercher.

Nous ne sommes pas non plus au temps où l'on mourait pour
une idée; de nos jours, les Macchabées mangeraient de la char-
cuterie en face du bourreau, et rentré dans sa maison, Régulus
rirait au nez des Carthaginois.

C'est qu'en effet, la conscience morale est fort amoindrie chez
la masse des hommes. Nous avons eu trop de fois l'occasion de
le dire au courant de ces conférences, cela tient à l'exagération,
chez nous, de la concurrence vitale.

Je me souviens qu'un criminel qui avait lu Darwin, et qui en
avait appliqué les doctrines avec une logique que n'avait guère
prévue le grand et honnête savant anglais, disait devant moi au
président de la cour d'assises : « J'ai tué, tuez-moi; j'avais le
droit de le faire, vous l'avez également; je ne suis qu'un vaincu,
et vous un vainqueur; il n'y a ni morale ni principes sociaux, il
n'y a qu'une lutte pour l'existence, et le succès est au plus fort. »
Ce monstre exagérait ce qui est la manière de voir de bien des
gens, qui ne s'en croient pas plus malhonnêtes pour cela.

Aussi, ce qui caractérise l'esprit public de la fin de notre siècle,
c'est la voracité avec laquelle la masse se lance à la conquête de
l'argent, et s'il reste dans un coin quelques poëtes, quelques amis
désintéressés de l'art ou de la science, il faut voir avec quel joli
dédain le *monde* se rit de leur naïveté et de leur misère.

Lisez nos journaux, écoutez la conversation de nos salons : le
grand peintre est celui qui vend cher; le grand savant est celui
dont la découverte est en commandite; le grand romancier, celui
qui tire son cinquantième mille, son œuvre fût-elle la description
d'un tas d'ordures ou d'une latrine.

Et sur tout cela naît, comme sur un fumier, la plus étonnante des littératures. N'avons-nous pas vu paraître récemment encore, et avec un grand succès, un livre voué pendant trois cents pages à l'exaltation d'un moutard de dix ans déjà pourri de vices, pendant qu'un autre ouvrage de même volée nous présentait une fille de vingt ans, hystérique, non d'hôpital, mais de salon, étonnant son mari, qui n'a pourtant pas l'air d'un néophyte?

Ah! pourvu que petit Bob et Paulette ne soient pas les héros des romans du vingtième siècle! J'aime encore mieux Coupeau et l'éternelle famille des Rougon-Macquart.

C'est dans ce milieu que se passe la vie de famille. Quels éléments peut-elle nous fournir pour arriver à soupçonner la maladie qui menace nos descendants?

La base de la famille est le mariage. Y a-t-il une institution sociale plus menacée? Si l'on veut bien jeter un coup d'œil sur ce qui se passe dans les classes inférieures, on verra que le mariage en a presque disparu, au moins dans les villes. On s'en passe purement et simplement : il naît des enfants, et la tendance de certains sociologistes serait de les faire élever tous par l'État, de revenir aux vieilles lois de la Grèce. Sans aller si loin, on remarquera que, sans cesse, les naissances illégitimes augmentent, et ceci ne saurait même être une mesure du mal, la plupart des ménages irréguliers n'ayant pas d'enfants. Dans la classe bourgeoise, l'union libre n'existe pas; le mariage règne en maître! mais comment se pratique-t-il? La recherche de deux êtres qui s'aiment et s'estiment, qui se désirent physiquement et moralement, est devenue une exception telle que bien des gens refusent *à priori* d'y croire. La dot, les *espérances*, tout est là. Le mari est homme de cheval, la femme a son couturier : ces ménages-là ne durent pas deux ans; et alors s'ouvrent deux solutions, l'adultère et le divorce.

Le divorce est bruyant et mal porté; l'adultère est le retour à

l'union libre des basses classes : il est généralement silencieux,
ignoré ou tacitement toléré. Il est si fréquent, qu'il constitu e la
question à la mode. Trouvez un roman, une pièce de théâtre où
il n'y ait pas d'adultère, ils ne vous paraîtront pas intéressants.
Mais, rassurez-vous, on en a mis partout.

Dans ce qu'on pourrait encore appeler la noblesse, les choses
ne sont guère mieux. Les unions ont peut-être moins fréquemment pour règle de réunir deux fortunes ; mais alors la question
de nom et de naissance intervient, et fausse encore le but. Et puis,
que de fois ne faut-il pas redorer un blason que l'oisiveté absolue
de son titulaire a laissé un peu se détériorer ! et vous savez quel
mépris le noble seigneur éprouve pour ses nouveaux alliés !
Et c'est ainsi que va disparaître dans l'inaction et l'hébétude
une race puissante que des siècles de sélection avaient constituée,
et que l'on voyait encore parfois se réveiller quand, dans les
grandes calamités, il fallait donner ces preuves de dévouement
et de sacrifice dont l'esprit bourgeois, produit de la boutique,
sera toujours bien incapable.

Nous venons de voir trop souvent l'élément religieux entrer
dans les grandes manifestations morales épidémiques, pour ne
pas nous demander quelle sera son intervention dans le siècle
prochain. C'est un des facteurs sociaux les plus importants, et
comment en serait-il autrement? Son rôle est de promettre la
récompense éternelle du bien accompli, la répression de
fautes qu'on ne saurait atténuer ou cacher. Ainsi comprise, la
religion pèse à chaque instant sur la conscience, la dirige ou
l'arrête. Mais alors elle doit suivre l'humanité dans sa route; elle
ne doit jamais s'immobiliser, encore moins revenir en arrière.
Il ne faut pas qu'au moment où les sciences nous découvrent subitement tant de mystères de la nature, elle nous ramène à la thaumaturgie de Saint-Médard, aux béquilles de la Couronneau et aux
trémoussements de Sœur Nizette.

Je ne crois pas que le délire épidémique du vingtième siècle doive être religieux.

Voilà des éléments étiologiques d'où pourrait sortir la future maladie sociale. A notre avis, ils n'y concourront qu'indirectement.

Les symptômes pathologiques graves sont ailleurs. C'est qu'en effet, l'aspect des inégalités sociales, souvent disproportionnées, injustes bien souvent, a petit à petit amené certains hommes à rechercher les moyens de remédier à la misère des uns et à la pléthore des autres. Oubliant que l'égalité, qui ne se trouve ni dans notre force physique ou morale, ni dans notre santé, ne peut pas se retrouver dans notre situation, des théoriciens ont vainement cherché le procédé de la réaliser dans les conditions économiques de notre existence.

Et comme les difficultés se hérissaient devant eux, ils ont trouvé plus court de les supprimer et de remplacer l'idée de réforme par celle d'une destruction totale et subite de la société actuelle, quitte à rebâtir autre chose sur le sol débarrassé de ses ruines.

Une pareille œuvre ne peut être faite que par le feu, le fer et le massacre.

La préparation des classes peu fortunées à recevoir ces doctrines n'a été que trop bien réalisée par un nouvel élément morbide. L'abus des liqueurs alcooliques a pris des proportions formidables. Ces poisons de l'intelligence ont accaparé l'argent qui aurait dû nourrir la famille.

Avant le moment même où l'alcool annihile complétement les fonctions cérébrales, il se passe une longue période dans laquelle elles sont excitées à l'excès.

Quand, à la suite des libations qui terminent sa journée, l'homme tombe dans cet état d'éréthisme que provoque l'alcool, n'est-il pas bien disposé pour entendre ceux qui, dans un langage outré, lui promettent l'oisiveté et le bien-être du riche? Que faut-il pour cela? Frapper, démolir, brûler.

Et cela est déjà arrivé; les monuments que nous avaient laissés dix siècles d'art et de travail ont flambé dans une belle nuit de mai, incendiés par des alcooliques qui n'attendaient de ce crime que l'horrible réputation qu'il devait leur laisser. — A chaque instant aujourd'hui, dans certains pays, quelque explosion menace d'engloutir un quartier, d'en exterminer les habitants; des bandes viennent de parcourir un pays voisin du nôtre, ravageant tout sur leur passage, détruisant jusqu'à leur gagne-pain. Chaque jour, on entend déjà, dans nos réunions publiques, quelque illuminé qui prêche le renversement de toutes choses.

J'ai peur que la maladie épidémique de l'esprit ne soit, au vingtième siècle, le délire du carnage, la folie du sang et de la destruction.

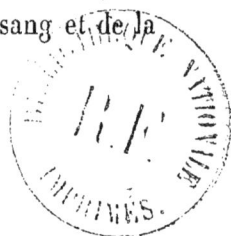

TABLE

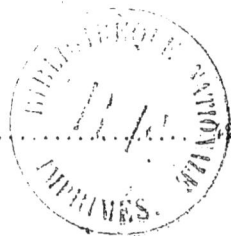

PARIS. TYPOGRAPHIE DE E. PLON, NOURRIT ET Cⁱᵉ, RUE GARANCIÈRE, 8.

www.ingramcontent.com/pod-product-compliance
Lightning Source LLC
Chambersburg PA
CBHW060523220326
41599CB00022B/3405